Reinhard Lütjen

Beziehungsdynamiken besser verstehen

Tiefenpsychologisches Wissen für die psychiatrische Arbeit

Psychiatrie Verlag

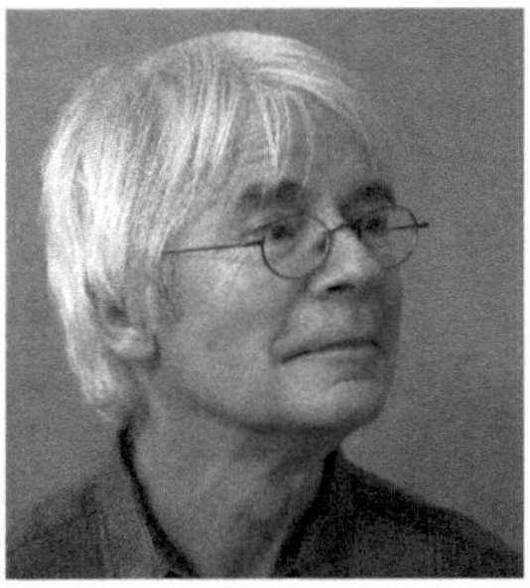

Prof. Dr. Reinhard Lütjen, Jahrgang 1954, ist Diplom-Psychologe und approbierter Psychotherapeut. Er lehrt am Fachbereich Soziale Arbeit und Gesundheit der FH Kiel.
Von 1980 bis 1995 war er in verschiedenen klinischen und gemeindepsychiatrischen Einrichtungen tätig, u.a. als Stationspsychologe im Langzeitbereich der Klinik Rickling in Schleswig-Holstein und als Projektleiter für den Aufbau gemeindepsychiatrischer Strukturen im Bereich Hamburg-Bergedorf. Zusätzlich war er von 1993 bis 2002 Fachkoordinator der Sozialpsychiatrischen Zusatzausbildung der Deutschen Gesellschaft für Soziale Psychiatrie (DGSP) in Schleswig-Holstein.
Seit 1995 ist er als Professor für Klinische Psychologie und Sozialpsychiatrie an der FH Kiel tätig. Seine Arbeits- und Forschungsschwerpunkte liegen in den Bereichen »NutzerInnenorientierung in Einrichtungen für Menschen mit psychischen Erkrankungen« und »subjektorientierte Ansätze in der Psychiatrie«. Außerdem arbeitet er in eigener Praxis als Psychotherapeut.
E-Mail: reinhard.luetjen@fh-kiel.de

Reinhard Lütjen

Beziehungsdynamiken besser verstehen

Tiefenpsychologisches Wissen für die psychiatrische Arbeit

Psychiatrie Verlag

Reinhard Lütjen
Beziehungsdynamiken besser verstehen
Tiefenpsychologisches Wissen für die psychiatrische Arbeit

1. Auflage 2020
ISBN-Print 978-3-88414-938-6
ISBN E-Book (PDF): 978-3-96605-087-6
ISBN E-Book (EPUB): 978-3-96605-095-1

Bibliografische Information der Deutschen Nationalbibliothek
Die Deutsche Nationalbibliothek verzeichnet diese Publikation
in der Deutschen Nationalbibliografie;
detaillierte bibliografische Daten sind im Internet über
https://portal.dnb.de abrufbar.

Psychiatrie Verlag GmbH
Ursulaplatz 1
50668 Köln
info@psychiatrie-verlag.de

Lektorat: Uwe Britten, Eisenach
Umschlagkonzeption: GRAFIKSCHMITZ, Köln,
unter Verwendung eines Fotos von biloba/photocase.de
Typografiekonzeption: Iga Bielejec, Nierstein
Satz: Psychiatrie Verlag
Druck und Bindung: CPI Druckdienstleistungen GmbH, Erfurt

Vorbemerkung

Das vorliegende Buch entspringt zwei persönlichen Erfahrungswelten: meiner sozialpsychiatrischen und psychotherapeutischen Tätigkeit in ambulanten und stationären Institutionen sowie meiner Lehrtätigkeit am Fachbereich Soziale Arbeit und Gesundheit der Fachhochschule Kiel. In meiner beruflichen Praxis bin ich psychischen Problematiken in vielfältiger Form begegnet. Meist in eher leichteren Formen bei Psychotherapie-Klientinnen und -Klienten, in häufig sehr schwerwiegender Form bei Menschen, die ich sozialpsychiatrisch betreute.

Zu Beginn meiner Berufstätigkeit fühlte ich mich oft in einem Zustand zwischen Heraus- und Überforderung angesichts des Spektrums psychischen Leidens, mit dem ich konfrontiert war. Mein Bedürfnis, die betroffenen Menschen in ihren Konflikten, in ihren extremen Gefühlszuspitzungen, in ihrer Verzweiflung an der Welt tiefergehend zu verstehen, war dementsprechend stark – vor allem deswegen, weil ich bei vielen Klientinnen und Klienten, die man bei oberflächlicher Betrachtung leicht als »psychotisch«, »persönlichkeitsgestört« oder einfach »verrückt« abwerten könnte, zutiefst menschliche, existenzielle Problematiken erkannte, die eigentlich jedem Menschen begegnen können.

Dem Wechsel aus der Praxis in einer Hochschullehrer-Tätigkeit habe ich es zu verdanken, dass ich genügend gedanklichen Freiraum bekam, mir ein weitergehendes Verständnis für schwierige psychische Konflikt- und Beziehungsdynamiken zu eröffnen. Geholfen hat mir dabei vor allem der tiefenpsychologische bzw. psychodynamische Ansatz. Insgesamt sind diese Ideen und Modelle, die sich aus der Psychoanalyse entwickelt haben, derzeit eher in der Gefahr, unpopulär zu werden. Angesichts dieser Tendenzen möchte ich mit diesem Buch versuchen, zu verdeutlichen, welches Potenzial in dem aktuellen psychodynamischen Wissen steckt. Die einzelnen Kapitel des Buches bauen nicht unmittelbar aufeinander auf, Quellenhinweise finden sich jeweils am Kapitelende.

Dieses Buch wäre nicht zustande gekommen ohne die Beteiligung von vielen Menschen, denen ich hier nur in allgemeiner Form danken kann: erstens den Klientinnen und Klienten, deren Lebenswege ich zum Teil nur kurz, zum Teil aber auch über viele Jahre begleiten konnte und von deren Problematiken

sich hier viele wiederfinden, natürlich in anonymisierter Form. Und zweitens den Studierenden in Kiel, die mich durch ihr Interesse an sozialpsychiatrischen und psychologischen Themen immer wieder dazu motiviert haben, theoretisches Wissen so darzubieten, dass man es für die Praxis möglichst gut nutzen kann.
Dem Psychiatrie Verlag danke ich, dass er der inhaltlichen Ausrichtung dieses Buches folgen konnte und mir durch Frau Karin Koch eine sehr wohlwollende Unterstützung geboten hat.
Ein ganz besonderer Dank geht an Herrn Dr. Theo Piegler, Hamburg, von dessen umfassendem Wissen ich seit Jahrzehnten sehr profitiere und der mich bei diesem Vorhaben freundschaftlich und fachlich äußerst differenziert begleitet und mir zu dem gesamten Text ausführliche Rückmeldungen gegeben hat.
Nicht erst zuletzt danke ich meiner Frau Doris Lütjen, die mir wie immer seit vielen Jahren eine liebevolle Basis für kreative Inspiration und ruhige Gedankenentwicklung bereitet hat.

Kiel, im März 2020
Reinhard Lütjen

1. Eingeengt zwischen Kliniksehnsucht und Selbstentlassung – zur Einführung

In der sozialpsychiatrischen Arbeit begegnet man sehr unterschiedlichen Menschen. Mit einigen kommen die Helfenden relativ schnell und unkompliziert in Kontakt, andere sind sehr zurückhaltend oder gar abweisend, sodass es schwierig ist, eine engere unterstützende Beziehung zu ihnen aufzubauen. Und dann gibt es weitere, die sich vielleicht völlig verschließen, oder auch Menschen, bei denen man glaubt, dass man gut miteinander auskomme und sich sympathisch sei – während es dann in Phasen umschlagen kann, in denen die helfende Person kritisiert, gemieden oder gar plötzlich abgewertet wird, ohne dass sie sich erklären kann, was nun eigentlich passiert ist. So kann der Umgang mit psychisch beeinträchtigten Menschen kompliziert werden.
Frau T. war so ein »komplizierter« Fall:

BEISPIEL Als ich Frau T. kennenlernte, war sie knapp vierzig Jahre alt. Sie litt zu diesem Zeitpunkt seit etwa 15 Jahren an psychotischen Episoden, die zu vielen Klinikaufenthalten, sozialpsychiatrischen Betreuungsversuchen in stationären Wohneinrichtungen und in ambulanter Form geführt hatten. Insgesamt ist es in der Zeit ihrer Erkrankung zu mindestens zwanzig unterschiedlichen Behandlungs- und Betreuungsversuchen gekommen, die von ihr meist nach relativ kurzer Zeit durch »Selbstentlassung« abgebrochen wurden.
Dabei war oft ein merkwürdiges Schema des Verlaufs ihrer akuten Krankheitsphasen zu erkennen: Es fing damit an, dass sich ihr psychisches Befinden verschlechterte, sodass es langsam zu einer krisenhaften Zuspitzung kam, die sie schließlich nicht mehr aushielt, weshalb sie sich freiwillig in die Akutpsychiatrie zur Behandlung begab. Die Aufenthalte in der stationären Behandlung oder in der Tagesklinik dauerten meistens nur etwa zwei Wochen, dann brach sie die Behandlung ab, und zwar gegen den ärztlichen Rat.
Anfangs, wenn sie psychisch sehr labil war, schien sie das Aufgefangenwerden in der Klinik akzeptieren, zum Teil sogar genießen zu können. Diese positive Haltung kippte aber schnell um. Nach etwa einer Woche wurde sie immer unzufriedener, beschimpfte das Personal und die Mitpatienten, wurde zusehends aggressiv, bis es dann zum Behandlungsabbruch ihrerseits kam.
In der ambulanten Betreuung waren die Verläufe etwas abgemildert, aber auch

hier kam es zu abrupten Beziehungsabbrüchen, Krisen und Zusammenbrüchen. Als es einmal im Tageszentrum der sozialpsychiatrischen Einrichtung zu einer Auseinandersetzung mit ihr kam, warf sie sich unversehens zu Boden, stampfte mit Armen und Beinen und schrie mit der Stimme eines dreijährigen Kindes. Beruhigungsversuche der Mitarbeiterinnen schienen sie eher noch weiter in diesen regressiven Zustand zu treiben. ×

Wie sind solche merkwürdigen bis bizarren Lebensäußerungen von Klientinnen und Klienten zu verstehen? Ist es schlichtweg psychotische Pathologie, die Außenstehenden einfach nicht zugänglich ist, bei der einem das Gegenüber einfach fremd und unverständlich bleibt? Die klassische medizinische Psychiatrie hat Psychosen in früheren Zeiten in diesem Sinne, also als nicht versteh- oder nicht einfühlbar verstanden.

Diesen Pessimismus in Bezug auf schwere psychische Erkrankungen muss man heute nicht mehr teilen. Es gibt mittlerweile vielerlei moderne Ansätze, und zwar auch auf der Basis der Psychoanalyse, die als »psychodynamische« bzw. »tiefenpsychologische« Ansätze zusammengefasst werden. Sie umfassen alle Therapieformen, die sich aus der Psychoanalyse entwickelten, wobei sie sich von den ursprünglichen Annahmen Sigmund Freuds zum Teil weit entfernt haben. Diese psychodynamischen Ansätze haben sich in den letzten Jahrzehnten mehr und mehr denjenigen psychischen Erkrankungen zugewendet, die in früheren Zeiten noch als eher unbehandelbar galten. Diesen Ansätzen möchte ich mich in diesem Buch mit der Zielsetzung widmen, sie für die alltägliche sozialpsychiatrische Arbeit nutzbar zu machen.

Psychoanalytischen bzw. psychodynamischen Theoriemodellen wird häufig eine Abgehobenheit und Lebensferne und auch immer noch Unwissenschaftlichkeit unterstellt. Dies führt dann leider dazu, dass man sich auch wenig mit ihnen beschäftigt und dass wichtige Erkenntnisse und Verständnishilfen, die man aus diesen Modellen gewinnen kann, ungenutzt bleiben. An dieser Stelle würde es zu weit führen, die wissenschaftstheoretischen Hintergründe zu analysieren, die dazu geführt haben, dass heutzutage die kognitiv-verhaltenstherapeutischen Richtungen die psychotherapeutischen Diskurse dominieren. Dazu kommt noch, dass die Psychoanalyse als therapeutisches Verfahren meist in intimeren Settings der Einzelpsychotherapie stattfindet, sodass eine Ausdehnung psychodynamischer Ansätze auf den »offeneren« sozialpsychiatrischen Bereich eher begrenzt stattgefunden hat, obwohl von ihnen eine Menge Anregungen für die alltägliche Praxis ausgehen könnte, wie die Ausführungen in diesem Buch hoffentlich zeigen werden.

Für eine gelingende sozialpsychiatrische Tätigkeit, egal, in welchem Kontext und ob in ambulanten oder stationären Einrichtungen, ist entscheidend, inwieweit es Helferinnen und Helfern gelingt, in Kontakt mit dem psychisch erkrankten Menschen zu treten, um langsam mit ihm eine unterstützende Beziehung aufzubauen, die möglichst so tragfähig ist, dass beide Seiten auch konflikthafte Situationen überstehen und einen gegenseitigen Verständnishorizont unter erschwerten Bedingungen aufzubauen in der Lage sind.

Das Beispiel von Frau T. zeigt, wie fragil solche Kontakte sein können: Anfangs sucht sie Hilfe, kann diese auch annehmen, aber dann schlägt es um, und sie lehnt es aggressiv ab, dass man sich um sie kümmert, und bricht den Klinikaufenthalt oder die ambulante Betreuung ab. Man könnte zu der naiven Schlussfolgerung kommen: »Na ja, dann will sie halt nicht, sie muss für sich selbst wissen, was gut für sie ist.« Das würde aber bedeuten, dass sich das therapeutische Gegenüber kaum um ein weitergehendes Verständnis bemüht, weshalb Frau T. so reagiert, und nicht hinterfragt, ob sie vielleicht innere »gute Gründe« für dieses nach außen hin erst einmal merkwürdige Verhalten hat. Verantwortungsvolle therapeutische Tätigkeit – und hier schließe ich jede sozialpsychiatrische Arbeit ein – bedeutet immer, dass wir versuchen müssen, die subjektive Innenwelt der Klientinnen und Klienten zu erkunden und ihr gerecht zu werden, auch wenn die betroffenen Personen erst einmal merkwürdig-unverständliche Verhaltensweisen zeigen.

Das vorliegende Buch soll Verständnismöglichkeiten für schwierige Praxissituationen, für komplizierte Beziehungsgeschehnisse und für schwer verständliche Krisenhaftigkeiten aufzeigen, denen man in der sozialpsychiatrischen Arbeit jederzeit begegnen kann. Dabei geht es nicht darum, den psychodynamischen Ansatz zur alleinigen Zugangsmöglichkeit für schwere psychische Problematiken zu verklären. Mir ist aber wichtig, die Chancen zu verdeutlichen, die dieser Ansatz für ein tiefgehendes Verstehen von Menschen mit schweren psychiatrischen Beeinträchtigungen bietet.

Was also ist nun los mit Frau T.? Wie kann man ihre Problematik verstehen?

Ihre äußerlich merkwürdig anmutenden Verhaltensweisen sind gut im Licht des »psychotischen Dilemmas Symbiose/Fusion versus Individuation« (Näheres dazu in Kapitel 9) zu verstehen. Wenn sie zu Hause ist, geht es ihr krisenhaft schlecht, weil sie sich einsam fühlt und auf keine festen Identitätsstrukturen zurückgreifen kann, die es ihr ermöglichen würden, es allein mit sich selbst auszuhalten. Wenn sie dann – immer freiwillig – in die Klinik geht, findet sie hier zunächst einen stabilisierenden fürsorglichen Rahmen, der ihr in ihrem bisherigen Leben gefehlt hat. Dort aber fühlt sie sich schon bald schlecht, weil das komplexe soziale Beziehungsgefüge in der Klinik für sie nicht zu bewältigen ist. Sie fürchtet unbewusst, sich von den therapeutischen Bezugspersonen und auch von Mitklienten nicht genügend abgrenzen zu können. Ihre innere Autonomie könnte sich lockern und somit droht »Verschmelzungs-« bzw. »Fusionsgefahr«. Dieser Auflösung kommt sie dann durch Streitsuche und schließlich mit »Selbstentlassung« zuvor, nur um dann wieder mit der anderen Seite des psychotischen Dilemmas, der mangelnden Individuation und Autonomie, konfrontiert zu werden.

BEISPIEL Frau T. mag nicht allzu viel über ihre Vergangenheit reden, aber das, was man von ihr weiß, verdeutlicht, dass ihre biografischen Umstände es ihr sehr schwer gemacht haben, eine irgendwie gefestigte psychische Struktur auszubilden: Sie hatte eine höchst ambivalente Beziehung zur Mutter, die hin- und herschwang zwischen Sich-abgelehnt-Fühlen und Überschwemmt-Werden durch sie. Den Vater verlor sie im Alter von 13 Jahren durch Suizid. Die wichtigste Bezugsperson in ihrer Kindheit war die Großmutter, die aber starb, als Frau T. neun Jahre alt war (und gerade »wegen unklarer Unfälle und ständigem Wasserlassen« in einer Klinik behandelt wurde).
Ihre aggressiven Ausbrüche führen bei manchen Mitarbeiterinnen dazu, Frau T. abzuwerten und ihr abzusprechen, dass sie überhaupt für eine Betreuung geeignet sei. Die Betreuerinnen nehmen vor allem wahr, dass sie von Frau T. abgewertet werden, nicht aber, dass Frau T. gewissermaßen »böse Beziehungspartner« braucht, um durch die negativ gefärbte Beziehung zu ihnen genügend Abgrenzung zu haben und sich in der Interaktion nicht »aufzulösen«. Ihre Streitsuche wird gewissermaßen zum Selbstrettungsversuch. Als sich dies in der Fallsupervision klärt, können die Betreuerinnen Frau T. wohlwollender und entspannter gegenübertreten.
Die Betreuerinnen können die öfter auftretenden Angriffe und Streitereien ihrer Klientin nun eher akzeptieren, weil sie ihren subjektiven Sinn verstehen und erkennen, dass es ein unbewusster Bewältigungsversuch von Frau T. ist, um ihre Identität zu retten. Frau T. wird nun zunehmend freundlicher und zugänglicher, weil sie merkt, dass man ihr mit mehr Verständnis begegnet. ×

Es kann schon paradox zugehen in den psychiatrischen Arbeitsfeldern: Man muss Streiterei und Unfreundlichkeit zulassen, um dann letzten Endes mehr Freundlichkeit und Kooperation im Umgang miteinander zu erreichen. Aber gerade darin liegen unzählige Möglichkeiten, uns Menschen in unserer ganzen Tiefe erleben zu können. Auch das lehren uns die Psychoanalyse und die heutigen psychodynamischen Ansätze.

2. Vom Triebkonflikt zum Trauma: psychodynamische Zugänge im historischen Wandel

Sigmund Freuds Analysen der Psyche des Menschen erbrachten bahnbrechende Erkenntnisse, die gegen viele damals herrschende gesellschaftliche Tabus verstießen und deswegen auch auf vehemente Kritik und Abwehr trafen. Seine Überlegungen haben sich dann aber zu einem der bekanntesten und in der Fachwelt bedeutendsten psychologischen Konzepte entwickelt – und das nicht nur in der Fachwelt. Es gibt wohl keine andere psychologische Theorie, die unter Laien so bekannt ist wie die Psychoanalyse. Begriffe wie »Verdrängung« oder »Lustgewinn« sind in die Alltagssprache eingedrungen. Diese Popularisierung hatte aber auch einen Nachteil: Auch heute noch werden mit »Psychoanalyse« hauptsächlich jene Schlagworte verbunden, die schon Freud geprägt hat, die aber inzwischen zum Teil ganz anders verstanden werden als damals: »Sexualtrieb«, »Aggressionstrieb«, »Ödipus-Konflikt«, »orale Phase« usw.
Dazu kommt, dass die frühen Erkenntnisse der Psychoanalyse vor allem durch die therapeutische Behandlung von meist gut situierten Bürgern und vor allem Bürgerinnen in westlichen Gesellschaften zu Beginn des 20. Jahrhunderts entstanden. Man könnte schlussfolgern, dass die Psychoanalyse, wenn sie immer noch durch diese Vorstellungen geprägt wäre, den Anschluss an die heutige Zeit und die Probleme und Konflikte verloren hat, wie sie in der (post-)modernen Gesellschaft vorherrschen. So hat sich etwa die Sexualmoral gravierend verändert.
Dem ist nicht so: Die historisch aus der Psychoanalyse hervorgegangenen psychodynamischen Ansätze haben sich in viele Richtungen weiterentwickelt, haben sich psychischen Problematiken und Klienten zugewandt, die früher als »unbehandelbar« galten, und haben zur Entwicklung von Behandlungskonzepten nicht nur in der isolierten Behandlungspraxis der Psychoanalytiker, sondern in psychiatrischen Kliniken, in außerklinischen sozialpsychiatrischen Betreuungseinrichtungen und in anderweitigen Therapiesettings beigetragen.
Das, was die psychodynamischen bzw. psychoanalytischen Ansätze seit ihren Anfängen vor allem ausmacht, ist die Annahme, dass wir Menschen ein

Unbewusstes haben und dass sich zwischen den Menschen unbewusste Prozesse abspielen. Dies war allerdings keine neue Erkenntnis, denn mit dem Unbewussten haben sich schon vor der Psychoanalyse Autoren wie Friedrich Nietzsche und andere beschäftigt (Piegler 2015).

Eine wirkliche Neuentdeckung Freuds bestand vor allem in der »Einsicht, dass das Innenleben des Menschen durch je individuelle Erfahrungen organisiert und in einer ganz bestimmten Weise strukturiert ist. Den Motor menschlichen Handelns sah er in den angeborenen sexuellen Triebkräften. Der Gegensatz von gesellschaftlich geprägten Forderungen und individuellen Bedürfnissen und Wünschen formt einen großen Teil der Konfliktstruktur, an der sich jeder Mensch in einer ihm eigenen individuellen Weise abarbeitet« (ebd., S. 55).

Innovativ war also, dass die Psychoanalyse die Innenwelt des Menschen, seine Gefühle und Impulse immer in ihrer Beziehung zu und in ihrer Wechselwirkung mit psychosozialen Gegebenheiten betrachtet hat – mit all den möglichen Konflikten, Ambivalenzen, Autonomie- und Identitätsproblemen usw. Aber das war noch gar nicht alles. Dass eine intensive zwischenmenschliche Interaktion, wie sie in der therapeutischen Beziehung zum Ausdruck kommt, zu einer Verbesserung oder »Heilung« von »Symptomen« beitragen kann, war ebenfalls eine neue Erkenntnis.

Psychoanalytische Störungsmodelle im kurzen Überblick

Drei wesentliche Störungsmodelle, die in der Geschichte der Psychoanalyse zur Beschreibung und Herleitung psychischer Problematiken entwickelt wurden, sollen im Folgenden zur Einführung erläutert werden: das Trieb-, das Struktur- und das Traumamodell. Die für das Verständnis schwerer psychischer Erkrankungen aktuell wichtigen Modelle, das Struktur- und das Traumamodell, werden jeweils in gesonderten Kapiteln an späterer Stelle ausführlicher behandelt – zu dieser Thematik finden sich bei Annegret Boll-Klatt und Mathias Kohrs (2018) und Gerd Rudolf (2014) gründliche Darstellungen.

Das psychodynamische Modell der konfliktbedingten Störungen

Das erste Erklärungsmodell für psychische Konflikte und manifeste psychische Störungen ist von Freud auf der Basis der oben beschriebenen Grundannahmen vom Unbewussten und von angeborenen Triebkräften in der Zeit der vorletzten Jahrhundertwende ausgearbeitet worden. Seine (vor allem weibliche) Klientel litt häufig an inneren Konflikten, die sie zur Unterdrückung jedweder Bedürftigkeiten, die als »anstößig« galten, zwang. Er »ging vom zeitspezifischen Phänomen der Hysterie aus und erkannte, dass die Hysterie [...] auf aus der Kindheit stammende psychosexuelle Konflikte zurückzuführen« ist (BOLL-KLATT & KOHRS 2018, S. 281).

Ohne dies hier umfassend ausführen zu können, sollen die wichtigsten Elemente des konfliktbedingten Störungsmodells kurz umrissen werden.

Triebe Die Gedanken, Gefühle und Handlungen eines Menschen sind, so dieses Modell, durch Triebe ausgelöst bzw. beeinflusst. Dabei handelt es sich um unbewusste emotionale Impulse oder »innerseelische motivationale Quellen« (ebd., S. 305), die sich als Sexual- und als Aggressions- bzw. Todestrieb äußern. Das Todestriebmodell spielte für Freud eine große Rolle, ist von der zeitgenössischen Psychoanalyse aber aufgegeben worden. Zudem muss der Triebbegriff heute anders ausgelegt werden.

Instanzen In den ersten 5–6 Lebensjahren entwickeln sich innere Persönlichkeitsstrukturen, die sogenannten psychischen Instanzen, in denen die Bedürfnisse (Es), aber auch die Anforderungen aus der Umwelt (Über-Ich) repräsentiert sind. Das sich entwickelnde Ich muss zwischen diesen oft gegenläufigen Tendenzen vermitteln.

Prozess der Abwehr Unangenehme, peinliche, tabuisierte Gedanken, Gefühle oder Impulse aus der Triebwelt des Individuums erzeugen Angst und werden durch Abwehrmechanismen (vor allem Verdrängung) vom Bewusstsein ferngehalten (siehe dazu Kapitel 3).

Innerpsychische Dynamik Triebe, Abwehr und Instanzen befinden sich im dauernden Wechselspiel.

Konfliktaktualisierung und Symptombildung Zwischen kindlich-altersspezifischen Bedürfnissen und Wünschen sowie den von den wichtigen Bezugspersonen an das Kind herangetragenen Normen und Verboten, aber auch Vernachlässigungen kann es zu inneren Spannungen und Belastungen kommen, die Angst erzeugen und deswegen abgewehrt, zum Beispiel verdrängt werden. Im Erwachsenenleben kann sich unter Stress und Belastung diese Abwehr aber labilisieren und zur Symptombildung führen (Rudolf 2014). Daraus können sich psychische Krankheiten in Form von Angst-, Zwangs- oder depressiven Störungen entwickeln.

Die mehr oder weniger akuten psychischen Problematiken wie Angst- und Zwangsstörungen oder Depressionen standen lange Zeit im Fokus dieses Erklärungs- und Behandlungsansatzes. Das konfliktbedingte Störungsmodell ist im Laufe der Zeit in verschiedene Richtungen spezifiziert worden, dabei wurden auch jeweils unterschiedliche Konfliktformen beschrieben (siehe Rudolf 2014).

Ein typisches Beispiel für die Herleitung eines psychischen Problems durch das Konflikt-Störungsmodell:

BEISPIEL »Eine 28-jährige Frau gerät wiederkehrend im beruflichen Kontext in Überforderungs- und Erschöpfungszustände. Anforderungen, insbesondere durch männliche ältere Chefs, muss sie immer nahezu perfektionistisch erfüllen. [...] Bewusst erlebt diese Patientin zwar Zorn und Ärger auf die äußere Überforderung; es gelingt ihr jedoch kein flexiblerer Umgang damit, da jegliche autonome Abgrenzungsreaktion letztendlich als unmöglich rationalisiert wird.

Aus der biografischen Anamnese ist erwähnenswert, dass sie schon als Vorschulkind versucht hat, sich die Zuwendung und Anerkennung ihres Vaters durch Fleiß und besondere Leistungen zu sichern, was ihr passager auch gelang. Trotzdem musste sie die Erfahrung machen, dass sie die Rivalität mit der Mutter um den Vater nicht gewinnen konnte« (entnommen aus Boll-Klatt & Kohrs 2018, S. 285). ×

Das psychodynamische Modell der strukturbedingten Störungen

Die oben erwähnten Störungsformen wie Angst, Zwang oder Depression lassen sich gut auf innerpsychische Konflikte zurückführen. »Es gibt aber ganz anders geartete Störungen, gekennzeichnet durch Orientierungs- und Identitätsprobleme, fehlendes affektives Selbstverständnis, Kontrollverluste und ausgeprägte Beziehungsschwierigkeiten, die sich nur schwer durch unbewusste Konflikte erklären lassen« (Rudolf 2014, S. 38). Betroffene können ihre Konflikte gerade nicht intrapsychisch verdrängen, wie oben im Konfliktmodell beschrieben. Es erfolgt vielmehr eine externalisierende Abwehr, bei der beispielsweise im Sinne einer »Spaltung« die Konflikte in die interpersonelle Umwelt (etwa durch das Verantwortlich-Machen anderer Personen: Du bist schuld, dass es mir so schlecht geht!) verlagert werden (siehe Kapitel 3). Für diese Störungen gelten andere Entstehungsbedingungen, die sich auf die mangelhafte innere psychische Strukturiertheit des Individuums beziehen und die deswegen auch als »strukturelle« oder »strukturbedingte Störungen« bezeichnet werden. Prägnante Beispiele dafür sind verschiedene Persönlichkeitsstörungen (narzisstische Störung, Borderline-Störung usw.).

Folgende Aspekte sind für strukturbedingte Störungen wichtig:

- belastete frühkindliche Beziehungssituationen, fehlende Verfügbarkeit von positiven Beziehungserfahrungen durch wichtige Andere;
- Erlebnisse von hilflosem Ausgeliefertsein an die schwer erträgliche Umwelt;
- eine ungünstige psychische Entwicklung, bei der wenig integrierende psychische Funktionen erlangt wurden mit der Folge von Identitätsdiffusion und spaltenden Abwehrformen;
- strukturelle Krisen und Zusammenbrüche bei situativen Anforderungen und biografischen Entwicklungsaufgaben (siehe Rudolf 2014).

Menschen mit strukturbedingten Störungen gehören wegen der Schwere und häufig auch aufgrund der Chronizität ihrer Störungen zur engeren Klientel in der sozialpsychiatrischen Arbeit. Auf dieses Thema werde ich in den Kapiteln 7 und 8 ausführlich eingehen.

Ein typisches Beispiel für die Herleitung eines psychischen Problems durch das Struktur-Störungsmodell:

BEISPIEL »Eine 23-jährige Patientin befindet sich mit der Diagnose einer Borderline-Persönlichkeitsstörung auf einer psychotherapeutischen Akutstation. Durch einen kleinen Fehler in der Terminabstimmung kommt es zu einer Überschneidung zwischen der Gruppentherapie und einer balneologischen Anwendung mit Fango und Massage. Die Patientin möchte viel lieber zur Massage als zur Gruppe gehen, weiß aber, dass laut Stationsregeln die Gruppentherapie absolut Vorrang hat. Aufgrund der Schwäche ihres Ichs kann sie diesen Es-Über-Ich-Konflikt aber intrapsychisch nicht bewältigen. [...] In projektiver Verzerrung denkt sie daran, dass sie die Gruppenmitglieder schon beim letzten Mal so feindlich angesehen hätten und sicherlich dächten, dass sie doch nur die Gruppe störe. Auch wisse sie, dass die Therapeutin sie nicht leiden könne und froh sei, wenn sie nicht an der Gruppe teilnähme. So entscheidet sich die Patientin, zur Massage zu gehen. Als die Therapeutin sie auf ihr Fehlen in der Gruppe anspricht, bricht es aggressiv-vorwurfsvoll aus ihr heraus: ›Sie und die anderen wollen mich doch gar nicht dabeihaben und jetzt machen Sie mir auch noch Schuldgefühle, dass ich nicht gekommen bin. Das ist ungerecht‹« (entnommen aus Boll-Klatt & Kohrs 2018, S. 320). ×

Das psychodynamische Modell der traumabedingten Störungen

Neben den beiden bisher dargestellten Störungsmodellen gewinnt ein weiteres zunehmend an Bedeutung: »Ausgehend von dem klinischen Bild der posttraumatischen Belastungsstörung im Gefolge von emotional überwältigenden Belastungserfahrungen, richtet sich die Aufmerksamkeit klinisch auf die vielfältigen Erscheinungsbilder der Traumafolgesymptomatik und theoretisch auf die Frage, wie Extrembelastungen psychisch verarbeitet werden« (Rudolf 2015, S. 48).

In Kapitel 5 wird das Thema »Trauma und Traumatisierung« ausführlich behandelt. Deshalb folgt hier nur eine kurze Auflistung, welche Aspekte in diesem Störungsmodell von Bedeutung sind:

- ein schwer belastendes Ereignis von akuter oder dauerhafter Einflussmacht steht am Beginn des Traumatisierungsprozesses;
- das Individuum erlebt einen Zustand von Überwältigtsein und Hilflosigkeit;
- Anzeichen einer erfolgten Traumatisierung sind plötzlich einschießende Gedanken oder Affekte (»Intrusionen«), Vermeidungsverhalten und ein »Hyperarousal« (übermäßige psychophysiologische Aktivierung);
- Folgesymptomatiken finden auf affektiver (Angst, Depression), kognitiver (dissoziative Lücken) und körperlicher Ebene (»gebahnte«, dem Bewusstsein nicht zugängliche Körperreaktionen) statt;
- weitere sogenannte Traumafolgestörungen (siehe dazu auch Kapitel 4).

Ein typisches Beispiel für die Herleitung eines psychischen Problems durch das Trauma-Störungsmodell:

BEISPIEL »Die Symptomatik eines heute vierzigjährigen Patienten (ausgeprägte Beziehungsstörung, Identitätsprobleme, Lern- und Leistungsstörungen, somatoforme Beschwerden) wird vom Therapeuten als Ausdruck einer posttraumatischen Belastungsstörung nach multipler Traumatisierung in der Kindheit eingeschätzt. Der Patient war als Sohn eines reichen Vaters aufgewachsen, der seine aus einer sozial randständigen Familie stammende Hausangestellte geheiratet hatte. Diese Mutter verließ die hochproblematische Ehe im zehnten Lebensjahr des Patienten und verschwand für immer aus seinem Leben. Der

Patient wuchs weiter beim Vater auf, bis dieser im Jugendalter des Patienten drogendelinquent wurde und zu Tode kam« (Rudolf 2014, S. 52). ×

Der intersubjektive Ansatz in den psychodynamischen Theorien

Seit etwa zwanzig Jahren spricht man von einer »intersubjektiven Wende in der Psychoanalyse« (Klöpper 2010, S. 121; Ermann 2012, S. 52 ff.). Damit ist kein weiteres Störungsmodell im Sinne der drei vorangehenden gemeint, sondern eher eine neue Vorstellung, ein neues Paradigma für die Beziehung zwischen Klient und Therapeut in der Psychoanalyse. »Glaubten wir am Beginn der 1980er-Jahre noch, dass der Therapeut seinen Patienten als Wissender begleiten kann, der vor allem eine Kompetenz für das Unbewusste seines Gegenübers hat und der dies deuten kann, so ist unser heutiges Verständnis deutlich gewandelt« (Klöpper 2010, S. 121).

Michael Klöpper sieht in der aktuellen Praxis die »Deutungsmacht des Wortes« als nicht mehr allein ausschlaggebend für das therapeutische Geschehen. Auf einer untergründigen impliziten und unbewussten Ebene spiegeln sich wechselseitige emotionale Beeinflussungen ab, die sehr viel zur Klärung beitragen können. Die Therapeutin oder der Therapeut sind nicht mehr die überlegenen Interpretatoren in der Situation. »Wir begreifen, dass der Therapeut bzw. Psychoanalytiker erst selbst in Gefühlszustände geraten muss, welche zur inneren Bühne des Patienten gehören, bevor es *beiden* möglich wird, emotional und kognitiv zu begreifen, welche Aspekte der Lebenserfahrung des Patienten im Hier und Jetzt der Behandlungssituation wiederholt werden« (ebd., S. 124). Die therapeutische Person beobachtet und deutet nicht mehr aus großer innerer Distanz die Gefühle und Impulse des Patienten – sie ist vielmehr selbst emotional sehr beteiligt an dem gemeinsamen Geschehen. Mehr noch: Dadurch, dass Therapeutin oder Therapeut erkennen und akzeptieren, dass ihre eigenen inneren Reaktionen untrennbar mit dem Erleben des Klienten verbunden sind, können sie dies als gemeinsame Bühne zur Klärung der aktuellen psychischen Situation des Klienten nutzen.

Ein kurzes Fallbeispiel von Michael Ermann mag das verdeutlichen:

BEISPIEL »In einer eigenen Behandlung sagte ich einem Patienten, der seine Behandlung bei mir aus Wut über meine Praxisverlegung abbrechen wollte, nach langem Zuhören und nachdem er ein wenig Abstand zu seiner Wut bekommen hatte: ›Es tut mir aufrichtig leid, dass ein Ereignis, das in meinem Leben eine so große Bedeutung hat und an dem ich nichts ändern kann, Ihnen so viel Kummer bereitet‹« (ERMANN 2012, S. 66 f.). ×

MERKE »Sich verstricken lassen, damit sich etwas entwickeln kann« – dieser Sinnspruch steht für das neue intersubjektive Denken in der Psychoanalyse. Damit ergeben sich neue Berührungspunkte zwischen psychodynamischem Denken und fachlich fundiertem Verstehen und Handeln in der Sozialpsychiatrie. ×

Empowerment und Subjektorientierung sind dort längst tief verankerte Konzepte (siehe LÜTJEN 2007), die das Geschehen zwischen betreuender Person und Klient immer »auf Augenhöhe« gestalten, das heißt in gleichberechtigter und intersubjektiver Perspektive.
Die intersubjektive Wende in der Psychoanalyse bietet eine der vielen Chancen, die einzelnen psychodynamischen Ansätze für die Tätigkeit in der Sozialpsychiatrie zu nutzen. In den folgenden Kapiteln werde ich das eingehender verdeutlichen.

Literatur

BOLL-KLATT, A.; KOHRS, M. (2018): Praxis der psychodynamischen Psychotherapie. Stuttgart.

ERMANN, M. (2012): Psychoanalyse heute. Stuttgart.

KLÖPPER, M. (2010): Intersubjektivität und Psychoanalyse. In: Selbstpsychologie, 40/41, S. 121–124.

LÜTJEN, R. (2007): Psychosen verstehen. Köln.

PIEGLER, T. (2015): Geschichte der Psychoanalyse. In: HEILAND, K. (Hg.): Jazz und Psychoanalyse. Gießen, S. 49–92.

RUDOLF, G. (2014): Psychodynamische Psychotherapie. Die Arbeit an Konflikt, Struktur und Trauma. Stuttgart.

3. Innerlich verdrängen oder äußerlich abspalten: Abwehr und Abwehrmechanismen

Wenn heutzutage jemand sagt: »Das habe ich wohl verdrängt«, dann kann man davon ausgehen, dass jeder etwas mit einer solchen Äußerung verbindet und weiß, dass die Person, die diese Bemerkung gemacht hat, damit ausdrücken will, dass ihr etwas aus dem Gedächtnis oder aus dem Bewusstsein entschwunden ist, also beispielsweise eine unangenehme Erinnerung, Absicht oder Äußerung einer anderen Person.

Die Verdrängung und andere Abwehrmechanismen

Verdrängung ist ein psychischer Abwehrmechanismus. Von »Abwehr« hat Freud das erste Mal in seinen *Studien über Hysterie* im Jahr 1895 gesprochen. Er bezeichnete damit das Phänomen, dass Patienten, die an unterschiedlichen körperbezogenen Problematiken litten, etwa unerklärbare Geruchsempfindungen, Sinnesausfälle, vorübergehende Taubheit oder diffuse Schmerzen, schnell gesunden konnten, wenn ihnen unter Hypnose wieder bestimmte Erinnerungen an unangenehme Erfahrungen zugänglich gemacht worden waren. Die wieder bewusst gewordenen Inhalte kreisten dabei um Themen, die für die Betroffenen unangenehm, tabuisiert oder schuldbeladen waren. Nach Freud hatten sie gegen diese einen unbewussten »Widerstand« aufgebaut. Dieser sorgt dafür, dass das Individuum sich den unangenehmen Erinnerungsstoffen nicht mehr stellen muss: »Der überdauernde Widerstand des Kranken zeigt sich darin, daß die Zusammenhänge reißen, die Lösungen ausbleiben, die erinnerten Bilder undeutlich und unvollständig kommen« (Freud 1895/1970, S. 227).
»Abwehr« und »Widerstand« sind also eng zusammenhängende Konzepte. Der Widerstand drückt die psychische Tendenz von Menschen aus, sich bestimmte Thematiken innerlich aus dem Kopf zu halten, weil sie unangenehme Gefühle wie Scham, Schuld, Traurigkeit oder Wut auslösen könnten. Der Widerstand ist

vor allem als Schutzmechanismus zu verstehen, der keinesfalls grundsätzlich pathologisch ist, weil es Situationen im Leben jedes Menschen gibt, in denen er mit schrecklichen Erfahrungen konfrontiert ist und deren Bedeutung er erst nach und nach realisieren und verarbeiten kann. Gleiches gilt für die Mechanismen, mit denen die Abwehr vollzogen wird, also den Abwehrmechanismen, die weiter unten beschrieben werden.

Allgemein kann man sagen, dass sich im psychischen Widerstand alle Kräfte bündeln, die einen Menschen »daran hindern, Einsicht zu gewinnen, sich den schmerzlichen Erlebnissen auszusetzen« (Seiffge-Krenke 2017, S. 18). Darin spiegelt sich eine Ambivalenz wider: Kurzfristig kann es durchaus sinnvoll für einen Menschen sein, sich vor überflutend-qualvollen Erkenntnissen zu schützen, sie einfach nicht wahrhaben zu wollen oder schnell vergessen zu können, sie also im »dynamischen Unbewussten« zu belassen (das ist der unbewusste Teil unserer Psyche, zu dem man prinzipiell wieder Zugang finden kann – im Gegensatz zu anderen psychischen Ebenen, die immer unbewusst bleiben). Einige Fallbeispiele sollen das illustrieren:

Beispiel 1 Herr O., 51 Jahre alt, lebt schon seit fast zwanzig Jahren in einer Wohneinrichtung für chronisch psychisch kranke Menschen. Über seine Vergangenheit ist nicht allzu viel bekannt. Während der Zeit vor etwa 25 Jahren hat er – anscheinend in verwirrtem Zustand – sein Leben mal mit, mal ohne Wohnsitz in einer Großstadt verbracht, über verschiedene psychiatrische Akut- und Langzeitstationen ist er in die Wohneinrichtung gekommen. Er spricht gelegentlich noch über seine Familie, vor allem über eine Tante, bei der er anscheinend bis zu seiner psychiatrischen Odyssee gewohnt hatte. Er weiß auch noch die Adresse und bemerkt des Öfteren, dass er in Zukunft dort wieder einziehen wolle.

Er meint, dass er im Jahr 1999 lebe, obwohl schon 2012 ist. Entsprechend gibt er sein Alter auch um zwölf Jahre jünger an. Das Haus, von dem Herr O. meint, dass seine Tante dort noch wohne, ist schon vor vielen Jahren abgerissen worden. ×

Beispiel 2 Frau M., 29 Jahre alt, wird ambulant in einer gemeindepsychiatrischen Einrichtung betreut. Sie wird wegen ihrer Dauerpräsenz im Klienten-Treffpunkt der Einrichtung und wegen ihrer vielen Anliegen von den Mitarbeiterinnen als anstrengend erlebt. An einem Tag, als besonders viel los ist und Frau M. schon eine Dreiviertelstunde darauf wartet, dass sich jemand um sie kümmert, gerät sie sehr unter Druck. Einerseits hat sie ein Anliegen, das ihr wichtig ist, aber andererseits meint sie oft, dass andere sie nicht wichtig nehmen und auch kaum auf ihre Wünsche eingingen. Neulich ist ihr von ihrer Bezugsbetreuerin

gesagt worden, dass sie viel zu sehr erwarte, dass man für sie alle Probleme löse. Seitdem weiß sie noch weniger, was sie eigentlich machen soll.
Sie sitzt noch eine Zeit lang da, ohne etwas zu sagen, wird aber immer angespannter. Sie spricht dann den Mitarbeiter Herrn Flick, der gerade mit einer anderen Klientin beschäftigt und eigentlich auch nicht für Frau M. zuständig ist, mit der Frage an: »Herr Flick, meinen Sie, dass Frau Sander (ihre Bezugsbetreuerin) Zeit für mich hat?« Herr Flick will die Angelegenheit schnell regeln, geht ins Mitarbeiterbüro und fragt Frau Sander, ob sie gerade Zeit für Frau M. habe. Diese reagiert sehr gereizt: »Nein, du siehst doch, dass ich gerade diesen blöden Bericht schreiben muss, lass mich bitte in Ruhe.« Herr Flick teilt dies der wartenden Frau M. mit, die sich ihrerseits nun sehr gereizt beklagt: »Ja, wie immer, für mich hat niemand Zeit!« Herr Flick überlegt, ob er Frau M. nun noch erklären soll, weswegen Frau Sander keine Zeit hat. Und er weiß auch nicht recht, ob er seine Kollegin noch einmal ansprechen und erläutern soll, weswegen er sie vorhin gestört hat. Er versteht darüber hinaus gar nicht, weswegen die Kollegin so heftig auf ihn reagierte. Jetzt fühlt er sich selbst sehr unwohl und ärgert sich über sich selbst, dass er auf das Anliegen der Klientin überhaupt eingegangen ist. ×

BEISPIEL 3 Die Studentin Frau R., kommt in die Beratungsstelle mit dem Problem, dass sie nicht wisse, wie sie mit einer schwierigen Situation umgehen soll. Sie hat ihr Studium so gut wie abgeschlossen und jetzt hat sich recht überraschend für sie die Gelegenheit ergeben, im Ausland noch ein Praxissemester zu machen, das sehr gut zu ihren Studieninhalten passt und das ihre Berufschancen verbessern würde. Merkwürdigerweise freue sie sich aber nicht auf diese schöne Perspektive. Im Gegenteil: Je länger sie sich damit beschäftige, desto unwohler und unsicherer fühle sie sich. Sie verstehe sich selbst überhaupt nicht mehr. Eigentlich sei das doch ganz toll und sie müsste sich doch darüber freuen.
In mehreren Beratungsgesprächen klärt sich langsam das Problem von Frau R. auf: Sie hat bisher ihren Eltern noch nicht von ihren Plänen erzählt. Diese erwarten von ihr, dass sie das Studium möglichst schnell in der Regelstudienzeit abschließt. Frau R. befindet sich in einem psychischen Konflikt, den sie bisher gar nicht wahrgenommen hat: Folgt sie ihren eigenen Neigungen, bedeutet das wegen der Verlängerung des Studiums eine Enttäuschung und Kränkung für die Eltern. Folgt sie den Vorstellungen ihrer Eltern, muss sie ihren Wunsch nach dem Auslandssemester aufgeben. Frau R. hat solche latenten Konflikte mit ihren Eltern bisher erfolgreich verdrängen können, diesmal ist ihr das nicht mehr möglich. Jetzt sind sie offen zu Tage getreten. ×

BEISPIEL 4 Frau G., 32 Jahre alt, hat schon viele stationäre Aufenthalte auf psychiatrischen Akut- und Langzeitstationen hinter sich und lebt seit kurzer Zeit in einem sozialpsychiatrischen Wohnheim. Sie ist sympathisch und beliebt in der Einrichtung, vor allem wegen ihres freundlichen Wesens, das zwischen kindlicher Anhänglichkeit und gelegentlichen Ausbrüchen in überwertige Ideen schwankt. Sie wirkt quasi »hospitalisiert«, viele ihrer Verhaltensweisen erinnern daran, wie Menschen sich verhalten, die bereits lange in einer Klinik oder anderen Langzeiteinrichtung untergebracht sind, wenn sie beispielsweise die Mitarbeiter dauernd selbst bei unwichtigen Kleinigkeiten rückversichernd fragt. Wegen ihrer kindlich anmutenden Eigenart ist es manchmal schwer zu unterscheiden, ob sie Krankheitszeichen simuliert oder ob es ihr tatsächlich schlecht geht.

Irgendwie gewinnt die Mitarbeiterschaft aber langsam den Eindruck, dass sie eigentlich mehr könne, als sie vorgibt, deswegen wird mit ihr nach einem Jahr der Versuch unternommen, ihr ein Leben in einer eigenen Wohnung zu ermöglichen. Frau G. akzeptiert diesen Vorschlag, wenn auch zögerlich. Es wird eine Art »Wohnschule« mit ihr durchgeführt, in der sie lernt, worauf man beim selbstständigen Wohnen achten muss und was für Probleme auftreten könnten. Nach etwa zwei Monaten ist alles vorbereitet und auch eine geeignete Wohnung für sie gefunden worden. Das Umzugsauto ist bereits gepackt, als Frau G. unmittelbar vor der Abfahrt in eine heftige psychische Krise gerät. Sie sei viel zu krank, um das jetzt schaffen zu können, man mute ihr zu viel zu, sie habe ein Recht darauf, in dem Wohnhaus weiter betreut zu werden.

Ihr Zusammenbruch ist so stark, dass sie wieder für drei Wochen in der Klinik stabilisiert werden muss. Die positiven Erwartungen, die die Mitarbeiterinnen an Frau G. hatten (»Sie haben sich jetzt so stabilisiert, dass Sie allein wohnen können«) haben ihre instabile Identität zu diesem Zeitpunkt überfordert. Frau G. muss diese Erwartungen abwehren, indem sie abrupt wieder (aber unbewusst) in die Rolle der hilfsbedürftigen unselbstständigen Klientin gerät. ×

Die Beispiele verdeutlichen, dass »Abwehrprozesse« meist nur einen brüchigen Schutz bieten. Was noch dazukommt: Das Verdrängte oder Abgespaltene ist nicht ausgelöscht, es ist für eine Zeit »ruhiggestellt« oder eingekapselt, aber längerfristig kann es sich dann doch wieder schmerzlich bemerkbar machen – bei schweren Traumatisierungen vielleicht erst nach Jahrzehnten.

Vom Abwehrkonzept zur Stressbewältigung

Die Frage, ob Abwehr und Abwehrmechanismen bewusst zugänglich und steuerbar sind, ist im Laufe der Geschichte der Psychoanalyse unterschiedlich beantwortet worden. In den Anfängen der Psychoanalyse war der Vorgang der Abwehr »zunächst konzipiert als ein Prozeß, der von der bewußten Persönlichkeit, die die volle Kontrolle über ihren Willen hat, ausgeht und der nicht akzeptable innere Impulse aus dem Bewußtsein eliminiert« (Drews & Brecht 1975, S. 128). Abwehr ist hier also eher eine Art bewusster Beeinflussung unangenehmer subjektiver Erlebnisinhalte – dieser Aspekt ist später in den »Coping«-Modellen der Stressforschung wieder aufgenommen worden.

In der weiteren Entwicklung der Psychoanalyse hingegen setzte sich bald die Ansicht durch, dass Abwehrprozesse zwar von Ich-Funktionen ausgehen, aber weitgehend unbewusster Natur sind. Vor allem in der »Ich-Psychologie« des mittleren 20. Jahrhunderts standen die Abwehrvorgänge im Zentrum der Forschung.

Anna Freud (1936/1977) und Heinz Hartmann (1939/1975) wiesen darauf hin, dass Abwehrmechanismen nicht nur der Unterdrückung von inakzeptablen Triebimpulsen dienen, sondern auch anpassungsfördernde Elemente enthalten, die einer sachgerechten Auseinandersetzung mit der Realität dienen. Dies stellt eine wichtige Ausweitung der Perspektive auf das Konzept der Abwehr und der speziellen Mechanismen dar. Es bedeutet, dass Abwehrmechanismen nicht an sich pathologisch sind, sondern sogar einen wichtigen Beitrag zur psychischen Stabilität leisten. Die Forschungen zur Stressbewältigung haben sich ausführlich diesem Aspekt gewidmet, indem sie beschreiben, wie bedeutsam einzelne Coping-Mechanismen für einen konstruktiven Umgang mit Stress und psychischen Krisen sind (Heinrichs u. a. 2015). Michael Ermann beschreibt Coping-Mechanismen als »mehr oder weniger bewusst eingesetzte Denk-, Empfindungs- und Verhaltensstrategien« und nennt als Beispiele: Sich-Ablenken, Zupacken, Rückzug und Resignation, Problemanalyse, Haltung bewahren, Nichtwahrnehmen von Gefühlen (Ermann 2016, S. 33). Die psychologische Stressforschung hat also die psychoanalytische Konzeption der Abwehrmechanismen genutzt und diese in abgewandelter Form als Coping-Mechanismen in ihre eigenen Modelle integriert.

Zur Klassifikation von Abwehrmechanismen

Im Laufe der Zeit sind von vielen Autoren so viele unterschiedliche Möglichkeiten und Strategien zur Abwehr unangenehmer innerer wie äußerer Reize und Impulse beschrieben worden, dass eine umfassende Darstellung und Systematik hier nicht möglich ist. Gerade wenn es um das Verständnis schwerer psychischer Beeinträchtigungen geht, ist eine Darstellung der Abwehrmechanismen nach »Reifegrad« am sinnvollsten. Damit ist gemeint, dass Abwehrmechanismen nicht alle auf derselben Ebene agieren, sondern dass sie unterschiedlich einzuordnen sind, was ihre Realitätsorientierung und die Flexibilität im Umgang mit Konflikten anbelangt. So gibt es zum Beispiel auf der Ebene der Psychosen starre Formen der Abwehr, die die Realität nahezu komplett ausblenden, während umgekehrt bei »reiferen« Störungen wie einer Phobie Abwehrstrategien zum Einsatz kommen, die das Individuum in seiner Realitätsangepasstheit nur begrenzt einschränken.

Solche hierarchischen Ordnungsversuche von Abwehrmechanismen sind etwa bei Stavros Mentzos (2009) und Michael Ermann (2016) zu finden. Auf die Darstellung von Ermann möchte ich im Folgenden genauer eingehen.

Wie oben schon anhand von Anna Freud und Heinz Hartmann angesprochen, betont auch Ermann, dass Abwehrmechanismen wichtige Ich-Funktionen darstellen, die einen Menschen davor schützen, mit unangenehmen Erinnerungen, Fantasien, Bedürfnissen, Impulsen, Affekten und Konflikten konfrontiert zu werden. Dabei unterliegen die Abwehrmechanismen wie die gesamte Persönlichkeit einem Entwicklungsprozess, wodurch es »frühe« bzw. unreife und entwicklungsmäßig spätere bzw. reifere Abwehrmechanismen gibt.

Entsprechend unterteilt Ermann die Abwehrmechanismen erst einmal global in die reifere »Verdrängungsabwehr« und in die unreifere und starrere »Spaltungsabwehr«.

Die Verdrängung als vielleicht bekanntester Abwehrmechanismus gehört deswegen zu den reiferen Abwehrmechanismen, weil es hier dem Individuum tatsächlich gelingt, die unangenehmen Erlebnisinhalte zumindest zeitweilig (unbewusst!) in die Verborgenheit des Unbewussten zu verlagern, wo man sich nicht mehr unmittelbar damit beschäftigen muss, dabei aber insgesamt im Umgang mit der Realität einigermaßen handlungsfähig bleibt.

Anders bei der »Spaltungsabwehr«. Auch sie vollzieht sich unbewusst. Hier allerdings gelingt es nicht wirklich, die inakzeptablen Impulse aus dem Bereich des Bewussten ins individuelle dynamische Unbewusste zu verschieben. Sie werden stattdessen externalisiert, also nach außen verlagert: in die Außenwelt, auf andere Personen oder Instanzen. Das Individuum entlastet sich dadurch von inneren Konflikten oder Dilemmata (nach Mentzos 2009, siehe Kapitel 9) und veräußert sie so, dass dem Gegenüber die inakzeptablen Affekte oder Impulse zugeschrieben werden, und zwar oft in einer Weise, die für dieses unbemerkt bleibt, sich in ihm gleichwohl hochwirksam entfaltet.

Die ersten beiden Fallbeispiele oben kann man dem niedrig strukturierten Niveau zuordnen, bei Herrn O. ist dabei zusätzlich die Fähigkeit zur Realitätsprüfung gestört, sodass hier mit dem psychotischen Niveau noch eine besondere Form der niedrig strukturierten Realitätsverarbeitung erreicht ist. Das dritte Fallbeispiel der Studentin zeugt dagegen von einem höheren Strukturniveau. Ihr gelingt es, die Konfliktelemente innerpsychisch zu bewahren und nicht auf andere »auszulagern«, wie die Klientin Frau M. es in der sozialpsychiatrischen Einrichtung im zweiten Fallbeispiel in Bezug auf die Teammitglieder macht.

Michael Ermann spricht bezüglich des Reifegrads, den ein Individuum in der Strukturiertheit seiner psychischen Funktionen erreicht hat, vom »Strukturniveau«. Entsprechend werden dann die Abwehrformen zugeordnet. Einem geringen Entwicklungs- bzw. Reifegrad der Psyche entsprechen dann unreife Abwehrformen, die der Spaltungsabwehr zuzuordnen sind. Die reiferen Abwehrformen entspringen demgegenüber einem höheren Strukturniveau und sind der Verdrängungsabwehr zuzuordnen. Zusätzlich beschreibt er noch gesondert als dritte Kategorie die »traumaspezifische Abwehr« und als vierte die »ubiquitären Abwehrformen«, die auf allen psychischen Verarbeitungsebenen vorkommen können. Betont sei an dieser Stelle, dass mit dieser Unterteilung und mit den Bezeichnungen »reif« und »unreif« keine moralischen Bewertungen einer Person impliziert sind.

Die Differenzierung hat vier Hauptkategorien mit weiteren Binnendifferenzierungen (dazu Ermann 2016, S. 45–48):

Niederstrukturierte Abwehr: Spaltungsabwehr

Abwehrmechanismus Spaltung: Bei dieser Form ist es zu keiner Integration positiver und negativer Selbst- und Objektrepräsentanzen gekommen (wie etwa bei der Identitätsdiffusion nach Kernberg 2012, siehe Kapitel 8). Psychische Konflikte werden innerlich nicht als Zwiespältigkeit und Widersprüchlichkeit von Inhalten erlebt, die gleichzeitig vorhanden, aber nicht kompatibel miteinander sind, sondern nach außen getragen. Dabei werden die widerstreitenden Konfliktelemente nicht mehr gleichzeitig, sondern nacheinander aktualisiert: »Widersprüchliche Wahrnehmungen, Bewertungen und Einstellungen wechseln einander ab und bilden polare Erlebnis- und Reaktionsmuster (›nur-gut/nur-schlecht‹)« (Ermann 2016, S. 46). Das Umschlagen von der einen Qualität in die andere findet meistens nach einem starken affektiven Erlebnis statt, zum Beispiel einer Enttäuschung durch andere Personen. Als Frau M. (Beispiel 2) in immer größere Anspannung gerät, weil ihre Betreuerin keine Zeit für sie hat, kann sie diese Enttäuschung nicht mehr für sich behalten und funktionalisiert die Teammitglieder unbewusst zu »Hilfselementen« ihrer Konfliktbewältigung.

»Spaltung« ist der zentrale Mechanismus auf dem niederstrukturierten Niveau. In Kombination mit einer Spaltung können weitere Mechanismen auftreten, die ebenfalls zu dieser Kategorie gehören.

Abwehrmechanismus Idealisierung/Entwertung: Dieser Mechanismus funktioniert ähnlich wie die eigentliche Spaltung, allerdings undramatischer und mit weniger Realitätsverzerrung, typisch bei narzisstischen Problematiken (Kapitel 7).

Abwehrmechanismus Projektion: Unangenehme eigene Empfindungen werden einer anderen Person zugeschrieben und meist auch dort bekämpft.

Abwehrmechanismus Projektive Identifizierung: »Andere Personen werden durch Manipulation dazu gebracht, so zu fühlen, wie man sich selbst fühlt« (ebd., S. 47), was die eigene Person entlastet. Dies kann zum Beispiel durch anhaltendes aggressives »Triezen« einer anderen Person durch unberechtigte Vorwürfe, Schuldzuweisungen o. Ä. geschehen. Nach einiger Zeit reagiert das ursprünglich affektiv neutrale Gegenüber dann tatsächlich aggressiv – und damit ist der Punkt erreicht, an dem das abspaltende Individuum im Gegenüber die eigene Aggression bekämpfen kann. Gleiches kann mit anderen negativen Affekten wie depressiven Gefühlen geschehen. Zu bedenken ist in der praktischen Arbeit immer, dass dies ein *unbewusster* Prozess ist, in den das Gegenüber, dem es ebenfalls nicht bewusst ist, hineingezogen wird. Projektive Identifizierungen sind immer ein Ausdruck innerer, anderweitig nicht bewältigbarer Bedrängnisse: »Menschen mit schweren Persönlichkeitsstörungen, die dringlich darauf angewiesen sind, ihre unerträglichen Selbstanteile ›loszuwerden‹, benötigen nur geringfügige Hinweise im Empfänger, um den projizierten Selbstanteil dort zu erkennen« (Körner 2013, S. 55).

Höherstrukturierte Abwehr: Verdrängungsabwehr

Abwehrmechanismus Verdrängung: Dieser Vorgang wurde eingangs bereits beschrieben. Er tritt bei unangenehmen Wahrnehmungen, Affekten, Impulsen, Fantasien auf, die ins dynamische Unbewusste verlagert werden, sodass das Individuum nicht mehr mit ihnen konfrontiert ist.

Abwehrmechanismus Verschiebung von Bedeutendem auf Unbedeutendes: Innere Ängste werden auf eigentlich harmlose Situationen oder Objekte verlagert wie bei Phobien (Spinnenphobie usw.).

Abwehrmechanismus Reaktionsbildung: Ein verpönter Impuls wird durch das Gegenteil ersetzt (jemanden zu hassen, sich dann aber übertrieben freundlich verhalten). Dies kommt vor allem bei Zwangs-, aber auch bei depressiven Problematiken vor.

Abwehrmechanismen Intellektualisierung und Rationalisierung: Gefühlsanteile von Erlebnissen werden abgetrennt von den sachlichen Aspekten, die dann überbetont werden, während die emotionalen Anteile unbewusst bleiben.

Posttraumatische Abwehrform: Dissoziation

Wie im Kapitel 5 über Trauma und Traumatisierung noch beschrieben wird, ist die Dissoziation der wichtigste Mechanismus zur Traumabewältigung. Die Integrität der Ich-Funktionen wie Wahrnehmen, Denken, Erinnern löst sich auf, es entstehen verschiedene, nicht mehr miteinander verbundene Selbstzustände. »Diese wechseln einander ab, wobei der jeweils vorangegangene Selbstzustand verdrängt oder verleugnet wird und dem Bewusstsein des jeweils aktuellen Selbstzustandes nicht zugänglich ist« (Ermann 2016, S. 47). Es ist so, als lebte die betroffene Person nacheinander in verschiedenen Welten. »Auf diese Weise können Traumatisierte sich gegen das Wiedererleben einer Traumaerinnerung schützen: Sie verlassen den von Erinnerungen bedrohten Selbstzustand und treten in einen anderen ein« (ebd.). Wie in anderer Form bei der Spaltung werden die Konfliktelemente also künstlich getrennt voneinander gehalten, wodurch man sich unbewusst psychische Entlastung schaffen kann.

Ubiquitäre Abwehr (kann auf allen Strukturebenen vorkommen)

Abwehrmechanismus Identifizierung: Für die normale psychische Entwicklung ist Identifizierung im Sinne der Aneignung von Eigenschaften und das Modelllernen äußerst wichtig. Sie kann sich jedoch zu einer Form von Anlehnung und Anklammerung an andere steigern, was dann deshalb eine Abwehrform darstellt, weil man Trennung und Verlassenwerden dadurch vermeiden will. Eine besondere Form ist die – häufig erst einmal paradox anmutende – Identifikation mit dem Aggressor: Sie ist eine Form der Verarbeitung intensiver destruktiver Erlebnisse, bei der die Aggression, die ursprünglich von anderen gegen das Individuum gerichtet wurde, verinnerlicht wird, und zwar in dem Versuch, die Bedrohung, der man ansonsten hilflos ausgeliefert wäre, zu befrieden. Abwehr dieser Art kann man zum Beispiel bei Entführungsopfern finden, die sich mit einer unmenschlichen Ideologie der Entführer solidarisieren (»Stockholm-Syndrom«).

Abwehrmechanismus Regression: Das erreichte Strukturniveau wird hierbei zugunsten eines früheren aufgegeben und dadurch wieder kindähnlicher. Dies kann sich auf Fühlen und Denken beziehen, aber auch auf körperliche Funktion, wenn etwa plötzlich wieder ein Einnässen auftritt.
Abwehrmechanismus Verleugnung: Die Wahrnehmung der Realität funktioniert dabei meistens noch, aber sie wird nicht anerkannt. Dies kann von der Verleugnung partieller Realitätsaspekte bis zur totalen Verleugnung reichen. Bei der Konfrontation mit sehr belastenden Lebensereignissen (plötzlicher Tod Nahestehender o. Ä.) tritt häufig kurzfristige Verleugnung des Geschehenen auf, dies kann dann zunächst als eine normale Krisenbewältigungsreaktion betrachtet werden.

Der subjektive Sinn von Abwehrmechanismen

Abwehrmechanismen haben eine wichtige Bedeutung für Klientinnen und Klienten, damit sie ihr seelisches Gleichgewicht aufrechterhalten können. Dass das auf sehr unterschiedlichen Ebenen bzw. psychischen Entwicklungsniveaus geschehen kann, machten die Fallbeispiele zu Beginn des Kapitels deutlich.
Die Studentin Frau R. (Beispiel 3) leidet an einem verinnerlichten Konflikt zwischen ihren eigenen Wünschen nach Autonomie und einem von Abhängigkeit gekennzeichneten Bedürfnis, den Vorstellungen und Wünschen ihrer Eltern zu entsprechen oder ihnen zumindest nicht zu widersprechen. Die Widersprüchlichkeit und Ambivalenz spielt sich aber in ihrem Inneren ab. Zu Beginn der Beratung wissen ihre Eltern kaum etwas von diesem drängenden Problem ihrer Tochter. Dies ist typisch für eine Abwehr auf höherem Niveau: Den Betroffenen gelingt es, ihre leidvolle Lage nicht nach außen zu tragen, und sie versuchen, das Problem mit sich selbst abzumachen.
Anders bei der Klientin Frau M. (Beispiel 2). Es fällt ihr schwer, ihre inneren Ambivalenzen »Wie wichtig werde ich genommen? Wie können meine Probleme gelöst werden« wahrzunehmen und damit umzugehen. Stattdessen soll jemand von außen diese Konfliktlage auflösen. Sie schaltet den Kollegen Herrn Flick ein, der übernimmt ihr Anliegen aus Freundlichkeit, bringt es der Kollegin Sander vor und so wandert die Konfliktfront aus dem Inneren von Frau M. in die interpersonelle Auseinandersetzung zwischen Kollegin (die sich

jetzt ihrerseits beklagt, dass ihre Bedürfnisse nicht gesehen werden, weil sie einen Bericht schreiben muss und nun gestört wird durch das Anliegen von Frau M.) und Kollege, ohne allerdings für Frau M. gelöst zu sein. Die Klientin hat ihre schwer erträglichen inneren Spannungen veräußerlicht. Es handelt sich um eine Spaltung: Der innere Konflikt wird nicht verdrängt, sondern es gelingt der Klientin, ihre Gefühlsambivalenzen in die soziale Umwelt zu verlagern. Jetzt spielt sich der Konflikt »Ich möchte, dass ich mit meinem Anliegen gehört werde« versus »Ich weiß nicht, ob ich überhaupt wichtig für jemanden bin« zwischen Kollegin und Kollege ab.

An der Tatsache, dass sich der Kollege Flick sehr unwohl fühlt nach seinem Versuch, das Anliegen von Frau M. hörbar zu machen, können wir ablesen, dass nicht nur eine Spaltung eingetreten ist, sondern dass es der Klientin über den Mechanismus der projektiven Identifikation gelingt, ihr eigenes Erleben von Sich-zurückgesetzt-Fühlen und Nicht-verstanden-Werden auf den Betreuer zu übertragen. Die Spaltung setzt sich im Verhältnis der beiden Mitarbeiter fort, ohne dass der eigentliche Konflikt gelöst wäre.

Insgesamt zeigt sich in den Abwehrmechanismen Spaltung und projektive Identifizierung eine deutliche Minderung eines adäquaten selbstverantwortlichen Umgangs mit der Realität. Menschen aus der persönlichen Umwelt werden – wenn auch unbewusst – funktionalisiert für die eigenen Bedürfnisse, durch die Spaltung wird die Verantwortlichkeit für die eigenen Bedürfnisse und Gefühle so auf andere verlagert, dass man selbst gut abschneidet, nicht in der Schusslinie steht und die Ursache für Leiden, Misslingen und Ärger im Gegenüber gesehen wird.

Im Fall von Herrn O. (Beispiel 1) wird die Schwierigkeit im Umgang mit der Realität noch deutlicher: Er lebt in seiner früheren, weniger trostlosen Lebensrealität mit der fürsorglichen Tante. Dies geht so weit, dass er sich nicht richtig in der objektiven Gegenwart verorten kann. Er mag zwar nicht mehr akut psychotisch wirken, aber über diese gravierende Verleugnung hat er sich in eine subjektive Welt begeben, die ihn sehr abtrennt von der Realität. Auslöser sind wahrscheinlich sehr belastende Erlebnisse bzw. Lebensumstände gewesen, die sein Ich überfordert haben und damals zur Selbstfragmentierung geführt haben – auch das ist erst einmal ein Lösungsversuch in einer schwierigen Lebenssituation.

Abwehrmechanismen kann und sollte man den Betroffenen nicht ausreden, man kann auch kaum gegen sie »anarbeiten«. In der Psychologie gibt es das Konzept der »Reaktanz«, das besagt, dass Menschen eine tiefe innere Abneigung gegen Einschränkungen ihrer Handlungsfreiheit haben und dass sie gegen entsprechende Einschränkungen ihrer Autonomie offen oder verdeckt opponieren.

Es gilt also, den Widerstand als subjektive Rettungsmauer der Betroffenen zu akzeptieren, aber gleichzeitig den Betroffenen zu ermöglichen, langsam diese Mauer abzubauen, um dann wieder einen unverstellten Zugang zur Realität zu bekommen. In der Praxis ist es ungemein wichtig, einerseits entsprechend vorsichtig zu handeln (also Herrn O. nicht einfach zu konfrontieren mit »Sie denken zwar, es sei das Jahr 1999, aber schauen Sie bitte auf diesen Kalender, wir haben schon 2012«), andererseits aber auch immer Aspekte der »wirklichen« Realität einfließen zu lassen (»Für Sie ist es 1999, für mich 2012 – was kann das heißen?«).

Wichtig für den Aufbau einer guten therapeutischen Beziehung ist es, die psychischen Momente zu erkennen, hinter denen sich Abwehrmechanismen verbergen, und dies dann wiederum für ein tieferes Verständnis bzw. einen verständnisvolleren Umgang mit den Betroffenen zu nutzen. So gilt die beschriebene Klientin Frau M. in der Einrichtung als »schwierig«. Warum? Weil sie das betreuerische Personal nicht in Ruhe lässt und immer wieder mit Dingen »angelaufen« kommt, die von den Betreuerinnen als Nichtigkeiten gewertet werden. Nun kann man aber davon ausgehen, dass Menschen den Abwehrmechanismus der Spaltung – ja ohnehin unbewusst – nur einsetzen, wenn sie sich in großer innerer Bedrängnis befinden und ihre Bedürfnisse und Impulse nicht mehr anders zum Ausdruck bringen können. Wer sich als Betreuer vergegenwärtigt »Frau M. ist keine nervige Zicke, die immer wieder irgendwas hat, sondern sie kann aufgrund ihrer inneren psychischen Struktur ihre Anliegen und Wünsche nicht anders äußeren«, der gewinnt ein anderes, distanzierteres, das heißt auch affektiv neutraleres Bild von ihr. Dann ist auch die eigene therapeutische Handlungsfähigkeit nicht mehr so sehr durch bloße Abwertungen ihrer Art, sich zu äußern, beeinträchtigt und kann stattdessen konstruktiver werden.

Die »negative therapeutische Reaktion«

Eine manchmal sehr anstrengende besondere Ausdrucksform von Widerstand ist die »negative therapeutische Reaktion«. Wie sich das unter anderem darstellen kann, ist im vierten Fallbeispiel von Frau G. geschildert (S. 25 f.).

Der Begriff »negative therapeutische Reaktion« wurde bereits von Freud vor knapp hundert Jahren geprägt. Gemeint ist damit, dass Klientinnen und

Klienten manchmal paradox reagieren, wenn sie eine positive und eigentlich ermutigende Erfahrung gemacht haben (SEIFFGE-KRENKE & CINKAYA 2017, S. 56). Man hat dann den Eindruck, ihnen dürfe es nicht gut gehen. Sobald ein Erfolg in Bezug auf ihre psychische Weiterentwicklung »droht«, müssten sie zeigen, dass das in Wirklichkeit nicht so sei, dass sie immer noch krank und beeinträchtigt seien und man von ihnen nicht zu viel erwarten, sondern ihnen weiterhin Unterstützung gewähren solle.

Dahinter können verschiedene Motivationen liegen. Das Fallbeispiel von Frau G. könnte man so interpretieren, dass sie sich selbst nicht traut, nach über einem Jahrzehnt Psychiatrieerfahrung und ununterbrochenen stationären Aufenthalten so viel Autonomie entwickelt zu haben, dass sie nun selbstständig wohnen könne. Sie muss also noch einmal die Erfahrung machen, dass sie auch krank sein darf, dass sie auch in die schützende Umgebung der ursprünglichen Einrichtung zurückkehren darf, wenn es ihr schlecht geht, etwa ähnlich einem Kind, das zwar die Umgebung explorieren möchte, aber immer dann, wenn etwas zu unbekannt oder ängstigend ist, in die schützenden Arme der Mutter zurückkehrt. Tatsächlich gelang es ihr nach drei weiteren Monaten, den »Absprung« zu schaffen, in die geplante Wohnung zu ziehen und dort auch für sich sorgen zu können. Sie brauchte die Versicherung, dass Hilfe weiterhin vorhanden war, wenn sie sich von etwas überfordert fühlte.

In therapeutischen oder beraterischen Zweiersettings kann das Phänomen der negativen therapeutischen Reaktionen im Umgang mit narzisstisch strukturierten Menschen auftreten (zum Thema »Narzissmus« siehe Kapitel 7). Aufgrund der innerpsychischen narzisstischen Dynamik brauchen Betroffene in der therapeutischen Beziehung sehr viel Bestätigung, dass sie »in Ordnung« seien, und auch viel Unterstützung darin, die Überzeugung zu behalten, dass sie den therapeutischen Prozess steuern können und so zu guten Ergebnissen für sich selbst und ihr Wohlbefinden kommen. Manchen fällt es sehr schwer, zu realisieren, dass eigentlich die therapeutische Person diejenige ist, der man die Therapiefortschritte zu verdanken hat. Um zu beweisen, dass er, der Klient, trotz der Psychotherapie oder Beratung nicht hilflos und schwach ist, kann er negativ therapeutisch reagieren und zum Beispiel betonen, dass es ihm immer noch nicht besser gehe bzw. sogar schlechter trotz der vielen Bemühungen des Therapeuten, dem damit die unterlegene Position zugeschrieben wird.

Dies muss von der therapeutischen Person aufmerksam aufgenommen werden und entsprechend zurückgespiegelt werden, ohne den Klienten weiter zu kränken oder noch mehr in die negative Reaktion zu bringen. Der Widerstand des Klienten muss also ernst genommen und thematisiert werden, etwa so: »Es fällt Ihnen und uns beiden schwer, hier weiterzukommen. Könnte das eventuell daran liegen, dass Sie sich hier nicht als Herr des Verfahrens fühlen, dass Sie nicht alles bestimmen können, dass es auch von mir abhängt, wie sich ihre Therapie weiterentwickelt?«

In der sozialpsychiatrischen Arbeit kann man mit vielerlei unterschiedlichen Phänomenen konfrontiert sein, die ein Pendant zur negativen therapeutischen Reaktion sein können.

Manchmal schadet auch zu viel Nähe.

Vor allem psychotisch vulnerable Menschen brauchen aufgrund ihrer psychischen »Dünnhäutigkeit« so etwas wie eine jederzeit mögliche Identitätsabsicherung. Jegliche intensive Stimulierung, die von außen auf sie eindringt, kann sie in ihrer fragilen psychischen Struktur verunsichern. Wenn also in einer sich eigentlich gut entwickelnden therapeutischen oder beraterischen Beziehung das Verhältnis zwischen den Beteiligten enger und intensiver wird, kann es passieren, dass die Betroffenen innerlich einen Gegenmechanismus einschalten »müssen«, der sie vor zu viel Nähe schützt (siehe das »psychotische Dilemma« von Mentzos, Kapitel 9). Sie suchen Distanz und werden wieder unpersönlicher oder schroffer in ihren Äußerungen. Für die Helferperson kann dies ebenfalls sehr verunsichernd sein, solange man dies nicht als subjektiven Schutzmechanismus ansieht, der gerade deswegen nötig ist, weil die Beziehung »zu gut« geworden ist. Als helfende Person muss man hier wieder einen Schritt zurücktreten und seinem Gegenüber genügend Freiraum und Distanz lassen können, bis es in der Lage ist, auch eine intensivere Beziehung mit langsam nicht mehr bedrohlicher Nähe zu ertragen.

Und manchmal schadet zu viel Lob.

Merke Zu einer der negativen therapeutischen Reaktion zumindest ähnlichen Reaktion kann es kommen, wenn man vulnerablen Klienten zu viel positive Rückmeldung gibt über erreichte Erfolge, über bestimmte gelungene Aktivitäten oder über andere persönliche Weiterentwicklungen. ×

Solche – sicher immer sehr gut gemeinten – lobenden Äußerungen entsprechen häufig nicht dem noch sehr defizitären Selbstbild der Betroffenen, das sich bei langwieriger chronischer Erkrankung oft erst sehr langsam verändert. Angesichts zu vieler oder zu starker positiver Rückmeldungen über ihre Person fühlen sie sich dann falsch gesehen. Oder sie entwickeln Ängste, dass ihnen – bei so vielen ihnen unterstellten positiven Veränderungen – zu viele Kompetenzen zugetraut und zu viel Eigenverantwortung »zugeschoben«

werden und womöglich der Entzug der Hilfeleistungen drohen könnte. Widerstand, der sich in der negativen therapeutischen Reaktion äußert, ist dann subjektiv unerlässlich, um innerlich nicht unter zu großen Druck und nicht in Bedrohung zu geraten.

Davon können insbesondere unerfahrenere Mitarbeiter betroffen sein, die den Klientinnen und Klienten in bester Absicht »Gutes« tun möchten und sie dann ermutigen, loben oder inständig motivieren. Das kann fachlich und menschlich angemessen sein, es kann aber auch das Gegenteil auslösen, wenn sich die Klienten davon eher verschrecken lassen und sich bedrängt fühlen. In solchen Fällen sollte man sich nicht zu sehr verunsichern lassen und schon gar nicht selbst eine negative therapeutische Gegenreaktion entwickeln in dem Sinne: »Jetzt habe ich mich so engagiert und diesen Menschen so aufgebaut und jetzt macht er alles zunichte.« Man darf nie vergessen: Insbesondere chronisch psychisch kranke Menschen – und dies gilt vor allem für psychotische Personen – haben eine sehr fragile Identität, man darf sie nicht mit zu viel »Positivem« überfordern, ihre einzige Reaktionsmöglichkeit kann dann der beschriebene Widerstand sein.

Literatur

Drews, S.; Brecht, K. (1975): Psychoanalytische Ich-Psychologie. Frankfurt a.M.

Ermann, M. (2016): Psychosomatische Medizin und Psychotherapie: Ein Lehrbuch auf psychoanalytischer Grundlage. Stuttgart.

Freud, S.; Breuer, J. (1970): Studien über Hysterie. Frankfurt a.M.

Freud, A. (1977): Das Ich und die Abwehrmechanismen. München.

Hartmann, H. (1975): Ich-Psychologie und Anpassungsproblem. Stuttgart.

Heinrichs, M.; Stächele, T.; Domes, G. (2015): Stress und Stressbewältigung. Göttingen.

Kernberg, O.F. (2012): Einführung in die Psychoanalyse – die Kernberg-Vorlesung. Stuttgart.

Körner, J. (2013): Abwehr und Persönlichkeit. Stuttgart.

Mentzos, S. (2009): Lehrbuch der Psychodynamik. Göttingen.

Seiffge-Krenke, I. (2017): Widerstand, Abwehr und Bewältigung. Göttingen.

Seiffge-Krenke, I.; Cinkaya, F. (2017): Behandlungsabbrüche: Therapeutische Konsequenzen einer Metaanalyse. Göttingen.

4. Vertrauen und Sicherheit oder Misstrauen und Distanz: Bindung und Mentalisierung

Psychoanalyse und Bindungstheorie stehen in einem ganz besonderen Verhältnis zueinander. Der Begründer der Bindungstheorie, John Bowlby, war selbst Psychoanalytiker. Er hat dann aber aufgrund seiner praktischen Erfahrungen, vor allem durch die Beobachtung von Säuglingen in Kinderkliniken, eine eigenständige theoretische Richtung begründet, die vor allem von Mary Ainsworth (siehe dazu Fonagy 2001/2018) weiter ausgearbeitet wurde. Dazu ein sprachlicher Hinweis: Im Deutschen bezieht sich die Bezeichnung »Bindungsverhalten« auf die elterliche Bezugsperson und auf das Kind gleichermaßen: Im englischsprachigen Raum hingegen wird dem »attachment« des Säuglings das »bonding« der Mutter oder des Vaters gegenübergestellt (Piegler & Dümpelmann, 2016 a, S. 168).

Die Vertreter der Bindungstheorie haben also ihre erkenntnisgewinnenden Wurzeln in der Beobachtung von Säuglingen und Kleinkindern. Dies ist gewissermaßen eine Umkehrung der Vorgehensweise der klassischen Psychoanalyse. Dort hat man sich zwar gelegentlich auch auf direkte Kindbeobachtungen bezogen, meist aber aus der Arbeit mit Erwachsenen Schlussfolgerungen dafür entwickelt, wie die frühkindliche Entwicklung vonstattengeht (Boll-Klatt 2018, S. 166).

Bowlby, der seine Hauptwerke zwischen 1969 und 1980 schrieb, ist lange Zeit von der psychoanalytischen Fachwelt nicht akzeptiert worden. Seine Methode der direkten Beobachtung von Kleinkindverhalten wurde als positivistisch-behavioristisch kritisiert, also als oberflächlich verkürzte Beobachtung von direktem Verhalten angesehen, das die komplexe subjektive Innenwelt der Kinder nicht berücksichtige. Dazu kam, dass er einen anderen, »positiveren« Blickwinkel hatte: »Im Unterschied zu Melanie Klein, die die versagenden, unfähigen Mütter fokussierte, richtet die Bindungstheorie ihre Aufmerksamkeit primär auf die ›fähigen‹ bzw. die ›feinfühligen‹ Mütter« (ebd., S. 167). Auch dass er die frühkindliche Sexualität in ihrer Bedeutung relativierte, kritisierten Freudianer.

Aus heutiger Sicht erscheint Bowlbys Überzeugung, dass nicht Sexualität, sondern Sicherheit das zentrale Thema der Eltern-Kind-Beziehung darstellt, sehr zeitgemäß. Er versteht das Bindungssystem des Säuglings bzw. Kleinkindes nicht als Trieb, sondern als »zielkorrigiertes Verhaltenssystem« zur Erreichung eines psychophysisch ausgeglichenen, Sicherheit gebenden Zustands. Das heißt auch, bindungsorientiertes Verhalten äußert sich vor allem dann, wenn das Kind Defiziterlebnisse erfährt: »Dazu gehören Erfahrungen von Unsicherheit (zum Beispiel Müdigkeit, Unbehagen, Krankheit), tatsächliche (Krankheit eines Elternteils, postpartale Depression der Mutter) oder vermeintlich drohende Trennungen von einer Bindungsperson, akute Bedrohungen (insbesondere durch unbekannte Situationen oder fremde Personen) oder auch Reizüberflutung und Überstimulation« (Piegler & Dümpelmann, 2016 a, S. 168). So gesehen ist Bindungsverhalten als Ausgleich von Defiziterfahrungen zu verstehen.

Die Entwicklung des Bindungssystems

Bindung entwickelt sich als sehr fein austarierter Abstimmungsprozess zwischen Kleinkind und elterlichen Bezugspersonen. In einem subtilen Wechselspiel von Blickkontakten, Lächeln, Grimassieren, Nachahmung, Stimmvariationen und anderen mimischen Ausdrücken, die sich mit kurzen Unterbrechungen abwechseln, entsteht ein rhythmisches kommunikatives Muster zwischen den Beteiligten. Dabei findet eine »markierte Affektspiegelung« statt: »Eine Bezugsperson übernimmt den Affekt des Kleinkinds und spiegelt ihn zurück, aber in eigener nicht-identischer Weise, oft in der ›Ammensprache‹. Das bewirkt, dass das Kleinkind erleben kann, dass seine Affektäußerung ankommt und aufgegriffen wird, aber auch, dass durch diese Form von Echo auch klar wird, dass es sich um die Resonanz einer anderen Person handelt. In solchen Sequenzen wird *Intersubjektivität* erlebt und trainiert« (ebd., S. 168). Zudem erlernt das Kind über die Verinnerlichung dieses psychosozial eng verschränkten kommunikativen Prozesses die Grundlagen dafür, dass emotionale Erlebnisse benennbar und begrenzbar sind, dass also intensive emotionale Erfahrungen kognitiv gerahmt werden können und damit regulierbar und bewältigbar sind. Dies gelingt allerdings nur bei stabilen positiven Bindungserfahrungen. Erweist sich die Bindung, also das »attachment« des Kleinkindes, als defizitär, weil von der elterlichen Seite kein genügend stabilisierendes »bonding« ausgeht, kann hier die Grundlage für Probleme im emotionalen Umgang mit sich selbst gelegt werden.

BEISPIEL Frau D., 44 Jahre alt, deutschstämmig, ist in einem Bürgerkriegsgebiet am Rande Europas aufgewachsen. Sie ist das jüngste von sechs Geschwistern. Ein Bruder hat sich vor etwa zehn Jahren suizidiert. Ihren Vater hat sie kaum kennengelernt, er ist immer auf der Suche nach Arbeitsmöglichkeiten im Land unterwegs gewesen und hatte zu den Kindern überhaupt keine Beziehung. Frau D. hat ihn das letzte Mal im Alter von 14 Jahren gesehen, als alle in einem Flüchtlingsheim lebten. Die Mutter ist sehr hart zu ihr gewesen und hat sie häufig geschlagen. Als sie 15 Jahre alt war, ist sie mit ihrer Mutter nach Deutschland geflohen. Sie kamen bei einem Bruder ihrer Mutter unter, der Frau D. dann sexuell missbraucht hat. Zwei Jahre später lernte sie ihren späteren Ehemann kennen, 22-jährig hat sie ihn geheiratet. Einige Jahre später, nach der Geburt des zweiten Kindes, wurde ihr Mann gewalttätig ihr gegenüber. Ihr ging es sehr schlecht in dieser Zeit, sie hat damals auch einen Suizidversuch unternommen.

Trotz der Gewalttätigkeit ihres Ehemannes hat sie es nicht geschafft, sich von ihm zu trennen, das ging auch wegen der Kinder nicht. Manchmal haben sie monatelang schweigend nebeneinanderher gelebt, dann ist es eine Zeit lang wieder erträglich gewesen.

Als die jüngste Tochter erwachsen war, ist Frau D. dann aber doch in eine eigene Wohnung gezogen. Sie geriet bald in schwere psychische Krisen, wurde stationär psychiatrisch behandelt und lebte anschließend einige Zeit in einer sozialpsychiatrischen Wohngruppe und bezog später wieder eine eigene Wohnung, in der sie sich aber immer wieder destabilisierte.

Als sie in der Wohngruppe lebte, lernte sie einen Mann kennen, mit dem sie bald zusammenziehen wollte. Je näher der Termin rückte, desto mehr zog sich der Mann jedoch zurück. Frau D. sagte alle gemeinsamen Pläne ab und geriet wieder in eine suizidale Krise. In der Klinik konnte sie sich stabilisieren, als es ihr dort aber plötzlich wieder schlechter ging und sich zwischen einem Mitpatienten und einer Mitpatientin eine Paarbeziehung anbahnte, wurden ihre Sehnsüchte nach einer eigenen Partnerbeziehung erkennbar. Sie beklagte sich nun häufig darüber, dass sie von ihren Eltern nichts bekommen habe und dass sie immer nur irgendwo »abgestellt« worden sei und nie einen sicheren Platz für sich gehabt habe.

Das Verhältnis zu ihren Töchtern ist sehr ambivalent. Ihre älteste Tochter wirft ihr vor, dass Frau D. die alleinige Schuld am Scheitern der Ehe ihrer Eltern habe. Das Kind der jüngsten Töchter stirbt am plötzlichen Kindstod, diese Tochter meint, Frau D. sei wohl auch daran schuld. ×

Die schwierige und konfliktreiche Biografie von Frau D. kann man in ganz unterschiedlichen Richtungen analysieren: Traumatisierung, Suizidalität, Unterdrückung der Frau usw. Hier soll die kurze Beschreibung ihres Lebens aber als Illustrierung des Themas »Bindung« dienen, als Veranschaulichung davon, welche Bedeutung tragende Bindungserfahrungen bzw. das Fehlen derselben in der frühen Kindheit für das spätere Leben haben können. Lange Zeit ist unterschätzt worden, wie wichtig eine sichere Bindung für die psychische Stabilität ist und in welchem Ausmaß ungünstige Bindungserfahrungen zur Entstehung psychischer Erkrankungen beitragen können.

Bindungstypen oder Bindungsstile

In seinem für die Entwicklung einer gemeinsamen bindungstheoretischen und psychoanalytischen Perspektive wichtigen Werk *Bindungstheorie und Psychoanalyse* gibt Peter Fonagy (2003/2018) einen Überblick über die zentralen Erkenntnisse der Bindungsforschung. Sehr bekannt geworden ist das Konzept der »fremden Situation«: ein von Mary Ainsworth und Mitarbeitern entwickeltes Verfahren, um die Bindungsqualität von Kindern im Alter von ein bis zwei Jahren zu testen. Es kommt hierbei zu zwei kurzen Trennungsphasen zwischen Kind und Bezugsperson. Das Kind wird beobachtet, wie es zunächst auf diese Trennungen, dann vor allem aber auf die Wiederbegegnung mit der Bezugsperson reagiert.

Dabei können unterschiedliche Bindungsstile differenziert werden. Einen Bindungsstil kann man allgemein beschreiben als eine »auf den Interaktionspartner ausgerichtete, vital und emotional überlebenssichernde individuelle Adaptationsleistung« (Dümpelmann & Piegler 2016 a, S. 171). »Überlebenssichernd« muss nicht immer eine enge, sichere Bindung sein: Bei unzuverlässigen oder wechselhaft agierenden Eltern kann es für das Kind erträglicher sein, eine nicht so intensive Bindung aufzubauen und eine ganz enge Anlehnung zu vermeiden.

Im Einzelnen werden folgende Bindungsstile beschrieben:

- sicher gebunden,
- unsicher vermeidend gebunden,
- unsicher ambivalent oder widerstrebend gebunden,
- desorganisiert bzw. desorientiert.

Peter Fonagy beschreibt diese vier Typen sehr plastisch:

Sicher gebunden »Das Verhaltensmuster des sicher gebundenen Kindes, das mit Kummer auf die Trennung und mit Freude auf die Rückkehr der Bezugsperson reagiert, spiegelt [...] ein inneres Arbeitsmodell wider, bei dem das Kind darauf vertraut, dass es Trost bei der Betreuungsperson finden wird.«

Unsicher vermeidend »Das unsicher vermeidende Muster deutet darauf hin, dass das Kind nicht auf die Verfügbarkeit der Betreuungsperson vertraut; in dem unreifen Versuch, die Trennung zu bewältigen, greift es dann zu der Strategie, dass es seine emotionale Erregung frühzeitig unter Kontrolle bringt oder niedrig einstellt, wenig Kummer während der Trennung und deutliches Desinteresse bei der Wiedervereinigung zeigt.«

Unsicher ambivalent bzw. widerstrebend Diese »Kinder, die bekümmert auf die Trennung reagieren, aber nicht getröstet sind, wenn die Betreuungsperson zurückkehrt, scheinen den Affekt zu übertreiben oder hoch einzustellen, um sich durch diese Strategie die Aufmerksamkeit der Betreuungsperson zu sichern.«

Desorganisiert bzw. desorientiert »Das desorganisierte Kind sucht die Nähe der Mutter im Allgemeinen auf befremdliche und konfuse Weise, zum Beispiel, indem es sich der Mutter rückwärts nähert, sich versteckt, plötzlich mitten in einer Bewegung erstarrt oder einfach in die Luft guckt« (alle Zitate in Fonagy 2018, S. 27).

Hiermit sind wichtige Einsichten in die frühkindlichen psychischen Verarbeitungsmuster gewonnen, vor allem die Idee des »inneren Arbeitsmodelles«, mit dem sich das Kind psychische Stabilität bei belastenden Trennungserlebnissen verschaffen und das man als Vorläufer einer differenzierten Ich-Struktur ansehen kann.

Ob mit diesen vier Bindungstypen alle möglichen Variationen kindlicher Bindungsformen erfasst sind, ist offen. So weist Fonagy auf die teilweise geringe Verlässlichkeit bei wiederholter Testung nach drei Monaten hin.

Ein wichtiger Faktor für die Bindungssicherheit ist die Fürsorglichkeit der Bezugsperson: »mütterliche Feinfühligkeit, Empfänglichkeit für Kummer, eine moderate angemessene Stimulation, Gleichklang und Herzlichkeit bei der Interaktion sowie Anteilnahme und Reaktionsbereitschaft« (ebd., S. 33). Fonagy weist darauf hin, dass eine bestimmte Kompetenz der Bezugsperson besonders günstige Auswirkungen haben kann. Er beschreibt sie als »elterliche Fähigkeit, eine intentionale Haltung gegenüber einem noch intentionslosen Kind einzunehmen, sich um die innere Welt des Säuglings ebenso wie um die eigenen Gedanken, Gefühle und Bedürfnisse zu kümmern« (ebd., S. 35). Die Bezugsperson ist hier also eine Art regulatorisches Aufnahmeorgan für die spontanen Äußerungen des Kindes, indem sie die geäußerten Gefühle oder Impulse des Kindes in sich aufnimmt, sie benennt und abgrenzt sowie dadurch in ihrer Heftigkeit abmildert (etwa: »Jetzt hast du dich eben aber erschrocken«) und für das Kind verarbeitbar macht (»markierte Affektspiegelung«). »Bei Personen, die [...] über die ausgeprägte Fähigkeit verfügten, über ihre eigene mentale Verfassung sowie die ihrer Betreuungspersonen zu reflektieren, war es ungleich wahrscheinlicher, dass ihre Kinder sicher an sie gebunden waren« (ebd.). Dies gilt auch für Kinder, die in sozial ungünstigen Verhältnissen aufwachsen.

Fonagy hat hier im Ansatz schon das Konzept der Mentalisierung beschrieben, auf das ich weiter unten noch eingehen werde.

Die Beziehung zwischen ungünstigen Bindungskonstellationen und späteren psychischen Belastungen sind nicht so eindeutig wie manchmal angenommen wird. Unsichere Bindung ist zwar ein ungünstiger Faktor für psychische Stabilität im Jugend- und Erwachsenenalter, aber es gibt keine deterministischen Bezüge zu manifesten psychischen Erkrankungen. Zur Schizophrenie gibt es allerdings Untersuchungen, die besagen, dass 89 Prozent der Erkrankten ein unsicher-vermeidendes Bindungsmuster aufweisen (Dozier u.a. 2008). Umgekehrt stellt Bindungssicherheit einen allgemeinen Schutzfaktor gegen psychische Erkrankungen in jedem Lebensalter dar, der auch mit »gesünderen« Persönlichkeitseigenschaften wie geringer Angstbereitschaft oder geringer Feindseligkeit, besserer Emotionssteuerung und besseren Mentalisierungsfähigkeiten verbunden ist. Bindungssicherheit schützt aber nicht absolut vor psychischen Erkrankungen.

Annegret Boll-Klatt und Mathias Kohrs betonen, dass eine unsichere Bindung »weder eine notwendige noch eine hinreichende Rolle« (2018, S. 182) in der Genese von Psychopathologie spielt, da jedes Bindungsmuster den Versuch darstellt, einen möglichst »guten« Umgang mit dem elterlichen Bindungsvermögen zu finden. Es gibt allerdings deutliche Hinweise darauf, dass unsichere Bindungserfahrungen in der Biografie mit bestimmten psychischen Erkrankungen korrelieren.

Nach einer Übersichtsstudie von Mary Dozier und Kollegen (Dozier u.a. 2008) kann man zusammenfassen:

- ambivalent bzw. verstrickt: 50 Prozent bei affektiven Störungen, mindestens 50 Prozent bei Angststörungen, mindestens 80 Prozent bei Borderlinestörungen;
- unsicher-vermeidend: bei Schizophrenie 90 Prozent, bei anderen Störungen 30 Prozent oder darunter;

- sicher: bei den genannten Erkrankungen 10–20 Prozent.
- Günstige bzw. ungünstige Bindungserfahrungen in der Kindheit haben also großen Einfluss auf die psychische Gesundheit im späteren Leben. Wie die obige Studie zeigt, können sich allerdings auch bei Menschen mit sicherer Bindung psychische Erkrankungen entwickeln. Umgekehrt gilt: Ungünstige Bindungsstrukturen führen längst nicht immer zu psychischen Erkrankungen!

Was haben psychoanalytische Theorien und Bindungstheorie gemeinsam?

In seinem Grundlagenwerk *Bindungstheorie und Psychoanalyse* (2003/2018) versucht Peter Fonagy, die Übereinstimmungen bzw. Ergänzungsmöglichkeiten zwischen beiden Theoriebereichen zusammenzufassen (ergänzend siehe Boll-Klatt & Kohrs 2018). Beide Theorien betonen, dass soziale Wahrnehmung und soziale Erfahrung durch – bewusste und unbewusste – Erwartungen verzerrt werden. Dies wird in den manchmal sehr unangepasst oder bizarr wirkenden Äußerungen von Menschen auf Interaktionserfahrungen deutlich (auf das Beispiel von Frau D., S. 40, oben bezogen: Immer, wenn ihre Beziehungen drohen »nah« zu werden, »passiert« etwas Negatives). In solchen biografisch belasteten und früher schon nicht gut bewältigten Situationstypen zeigt sich das vorsprachlich erworbene und damit zunächst nicht verbalisierbare »implizite Beziehungswissen«, das das Verhalten von uns Menschen in der Regel lebenslang prägt.

Psychoanalyse und Bindungstheorie sind sich einig, dass die ersten Lebensjahre eine äußerst bedeutsame Entwicklungsphase für die psychischen Strukturen sind. Bowlbys Ansatz hat sich von Anfang an mit den ersten Lebensjahren befasst, die psychodynamischen Ansätze haben sich erst in den Zeiten nach Freud dieser Phase zugewendet und die neuere Säuglingsforschung stärker genutzt.

Die Bindungstheorie beschäftigt sich sehr umfassend mit der mütterlichen Feinfühligkeit: zum Beispiel mit der Reaktionsbereitschaft in Bezug auf das Kind, Genauigkeit einzelner Reaktionen, Persönlichkeitseigenschaften der Bindungsfigur. »In psychoanalytischen Konzeptionen betrachtet man die Feinfühligkeit tendenziell im Hinblick auf ihre Folgen, ihre ordnenden Auswirkungen auf die Selbstentwicklung des Kindes« (Fonagy 2018, S. 169). Seit Langem liegt der Fokus darauf, dass die Elternfiguren die Äußerungen des

Säuglings aufnehmen und in für das Kind »verdaubarer« Form umwandeln müssen. Wie oben schon beschrieben, wird hervorgehoben, wie durch die mütterliche Feinfühligkeit (»markierte Affektspiegelung«) das Kind langsam selbst lernt, seine Affektzustände zu regulieren.

Sehr klar tritt in der Bindungstheorie die Idee der »inneren Arbeitsmodelle« hervor. Mit ihr wird beschrieben, wie Kleinkinder ihre Beziehungserfahrungen internalisiert haben, ob sie in der elterlichen Betreuung auf Kontinuität und baldige Wiederkunft der Mutter vertrauen, ob sie Verlassenheit antizipieren – dann wäre ein unsicherer Bindungsstil quasi von Vorteil, weil er Frustrationen vorbeugt – oder in desorganisierter Form gar keine klare innere Abbildung von erwartbaren Verhaltensweisen der Beziehungspersonen haben. Die Psychoanalyse spricht hier von »Repräsentanzen«, also von mentalen verfestigten Erinnerungsspuren, die sich auf das Objekt und auch auf das Selbst beziehen. Die langsame Verfestigung der Selbst- und Objektrepräsentanzen, die Integration von guten und schlechten Erfahrungen in überdauernde flexibel-differenzierte oder aber auch in »gespaltene« Repräsentanzen ist ein wesentlicher Inhalt der Objektbeziehungstheorie (siehe dazu Kapitel 8).

Kindliche Bindungsmuster und Beziehungsverhalten beim Erwachsenen

Ich möchte noch einmal auf die Bindungserfahrungen der anfangs beschriebenen Frau D. zurückgreifen:

Die Geschehnisse in Frau D.s Leben verdeutlichen, welche fatalen Konsequenzen ein unsicheres Bindungsfundament für das spätere Leben eines Menschen haben kann. Ihre ersten Lebensjahre sind nicht nur durch Kriegsverhältnisse bestimmt, sondern auch durch die familiäre Gewalt der Mutter: »Meine Mutter ließ es mich früh merken, dass ich unerwünscht war.« Die familiäre Gewalt setzt sich fort, als sie als junges Mädchen den Vergewaltigungen ihres Onkels ausgeliefert ist.

Ihre Bindungsstruktur ist wohl am besten mit »unsicher-ambivalent« zu beschreiben. Insgesamt gesehen, vermeidet sie natürlich nicht Bindungserfahrungen, sondern sucht nach ihnen, gerät dann aber schnell in Situationen, die ihr inneres Arbeitsmodell überfordern und sie zu extremen Verhaltensweisen bringen, um letztlich intensive Nähe zu vermeiden. So beschreibt sie im Nachhinein die psychische Krise, in die sie geraten ist, als der Einzug in die gemeinsame Wohnung mit ihrem neuen Freund fest geplant war: »Eines Abends, als der Umzug kurz bevorstand, dachte ich, ich drehe durch, kriegte einen Weinkrampf und merkte, ich habe so Angst vor dem Alleinsein.« Sie hat Angst vor dem engeren Zusammensein und gleichzeitig Angst vor dem Alleinsein – das belastet sie so sehr, dass sie alle gemeinsamen Pläne hinwirft.

Frau D.s Bindungsprobleme resultieren aus ihrem Verhältnis zur Elterngeneration (die Mutter schlägt sie häufig, der Vater ist abwesend, der Onkel ein Vergewaltiger), werden in den Partnerbeziehungen innerhalb der eigenen Generation aktualisiert (Gewalttätigkeit des Ehemanns, die schon heftige Reaktionen nach sich zieht, wenn sie Zeugin davon wird, dass sich auf der Station engere Bindungen zwischen Patienten entwickeln, und nach der Hochzeitsfeier einer ihrer Töchter gerät sie in eine schwere psychische Krise) und schon wieder auch auf die nächste Generation, ihre Kinder, übertragen, die das Bindungsmuster der Mutter übernehmen (eine Tochter wirft ihr vor, dass sie am plötzlichen Kindstod ihres eigenen Kindes schuld sei).

Dies sind alles Interpretationen im Nachhinein, mit Frau D. ist nie eine Bindungsdiagnostik durchgeführt worden. Aber die Einbeziehung der Bindungsdimension macht viele Handlungsweisen von Frau D., die an sich übersteigert, paradox oder völlig unangemessen erscheinen, verständlicher. Die Betrachtung im Rahmen der Bindungstypologie ersetzt nicht die psychopathologische Diagnostik. So sind bei Frau D. relativ deutliche Borderline- und depressive Tendenzen erkennbar, doch muss gesehen werden, dass Frau D.s Verhaltensweisen in der Kindheit gebahnte Lösungsversuche ihrer frühen »bindungs- und haltlosen« Lebensituation und den daraus resultierenden Folgen sind.

Annegret Boll-Klatt und Mathias Kohrs (2018, S. 188) zeigen eine relevante Übersicht, wie sich Bindungsmuster, die sich im Kindesalter etabliert haben, im Erwachsenenalter in therapeutischen Situationen wiederbeleben können. Dies ist zwar für psychotherapeutische Interaktionen im engeren Sinne entwickelt worden, aber eine solche Übersicht ist im weiteren Sinne nutzbar für Helferbeziehungen verschiedener Art.

Patienten mit *vermeidender Bindung* neigen unter anderem zu folgenden Verhaltensweisen:

- suchen seltener Hilfe,
- neigen zur Bagatellisierung von Problemen,
- sind weniger bereit, an zwischenmenschlichen Problemen zu arbeiten,
- lösen »unbehagliche«, feindselige Reaktionen aus,
- entwickeln weniger positive und kooperative Arbeitsbeziehungen,
- schätzen andere in Gruppen als weniger freundlich und als dominant ein.

Insgesamt ist festzustellen, dass Menschen mit vermeidender Bindung nach außen hin zwar einen schwierigen, irgendwie auch hilfebedürftigen Eindruck erwecken. Gleichzeitig geht von ihnen aber auch etwas aus, was den Eindruck erweckt, als seien Helfende nicht willkommen, sodass ein Gefühl von Ablehnung den intersubjektiven Raum erfüllt. Dieser Stimmung sollte von Helferseite aus nicht mit Abneigung oder Abwertung begegnet werden. Man muss sich in solchen Situationen immer wieder klarmachen, dass die Betroffenen in ihrer Vergangenheit »gute Gründe« hatten, mit solchen Bindungsstilen auf schwierige oder frustrierende Erlebnisse zu reagieren, und dass sie damit versuchen, ihre inneren Nöte zu lindern.

Patienten mit *ambivalenter Bindung* neigen unter anderem zu folgenden Verhaltensweisen:

- sind eher fordernd,
- übertreiben tendenziell bei den Problembeschreibungen,
- beschäftigen ihr Gegenüber und testen Grenzen aus,
- provozieren Feindseligkeit,
- vergessen ihr Gegenüber,
- wünschen sich aber gleichzeitig intensivere und häufigere Kontakte.

Im Gegensatz zum vermeidenden Typus, der eher unentschlossen-ablehnend auf die Helferperson wirkt, haben wir es hier mit Verhaltenstendenzen zu tun, durch die die Betroffenen mehr auf sich aufmerksam zu machen versuchen, als es eigentlich passend wäre. Da das provozierend wirken kann, ist es für die Helferperson wichtig, hier nicht unmittelbar in eine negative Gegenübertragungsreaktion zu geraten.

Oben bei der Darstellung der ursprünglichen frühkindlichen Bindungsmuster habe ich beschrieben, dass Betroffene mangels Alternative versuchen, die Bindung zu Bezugspersonen durch Übertreibung aufrechtzuerhalten. Im Erwachsenenalter kann dies schnell als forderndes und übermäßig offensives Verhalten empfunden werden. Es ist aber letztlich ein Versuch, Bindung herzustellen.

John Bowlby zieht aus seinen Erkenntnissen einige prinzipielle Konsequenzen für therapeutisch-förderliches Verhalten im Kontakt zu Klienten mit Bindungsproblematiken:

- als sichere Basis für den Klienten fungieren,
- die Beziehungen, die der Klient zu seinen wichtigsten Bezugspersonen hat, gemeinsam mit ihm reflektieren,
- im therapeutischen Kontakt die Beziehung, die der Klient zum Therapeuten hat, als exemplarisches Beispiel für seinen Bindungsstil betrachten,

- die »inneren Arbeitsmodelle«, das heißt die Vorstellungen und Annahmen, die man von sich im Verhältnis zu wichtigen anderen Personen, und umgekehrt die Annahmen, die man über wichtige andere und deren vermutetem Verhältnis zu einem selbst hat, erforschen und überprüfen, ob sie angemessen sind.

Verschiedene Theorien und Ausbildungskonzepte (am bekanntesten ist das klientenzentrierte Konzept von Carl Rogers) legen nahe, dass Betreuungskontakte zu Klientinnen und Klienten dann am besten gelingen, wenn man ihnen möglichst gute Gelegenheiten bietet, Vertrautheit und Nähe zum Therapeuten zu entwickeln. Dies ist völlig richtig. Aber gerade der Letzte der genannten Punkte zur Klärung des inneren Arbeitsmodells kann Hinweise geben, dass manche Klienten aufgrund ihrer ungünstigen Bindungserfahrungen eher eine negative Erwartungshaltung haben, was die Nähe zu anderen Menschen anbelangt, und daraus den subjektiven Schluss gezogen haben, dass sie besser im Leben damit fahren, nicht so viel Nähe zuzulassen. Es ist sehr wichtig, dies als eine frühkindlich aufgebaute Überlebensstrategie zu sehen, nicht als *bewusstes* oder *absichtsvolles* Vermeiden von Nähe, dem dann auch noch leicht eine »therapeutische Unmotiviertheit« unterstellt werden kann. Eine solche abwertende Einschätzung würde der inneren Not der Betroffenen, die in ihrer Biografie schon genügend Bindungs- und Beziehungsdefizite erlebt haben, überhaupt nicht angemessen sein und ihnen nur eine erneute negative Beziehungserfahrung zufügen.

Mentalisierung

Mit »Mentalisierung« ist die Fähigkeit des Individuums gemeint, eigenes Verhalten und das Verhalten anderer Menschen durch die Zuschreibung innerpsychischer, das heißt mentaler Zustände »einerseits zu interpretieren und andererseits vorherzusagen« (Taubner 2015, S. 16). Es geht darum, sich selbst »von außen« und andere »von innen« sehen zu können, oder wie Svenja Taubner es in Anlehnung an Fonagy ausdrückt: »sich mentale Zustände im eigenen Selbst und in anderen Menschen vorzustellen« (ebd., S. 15).

Beispiel Herr T. ist 34 Jahre alt und wird ambulant in relativ intensiver Form betreut, seine Bezugsbetreuerin hat wöchentlich mehrere Male einen Kontakt mit ihm, entweder in seiner Wohnung oder im Tageszentrum der Einrichtung.

Seine Herkunftsfamilie ist früh zerbrochen, der Vater verließ die Familie, als Herr T. acht Jahre alt war. Im Alter von 13 Jahren zog seine Mutter mit einem Alkoholiker zusammen und er kam mit dreien seiner vier Geschwister zu den Großeltern. Beide Eltern übten nach einer Aktennotiz wohl Gewalt gegen ihn aus, aber Herr T. kann sich nicht daran erinnern. Im Alter von 14 Jahren wurde er das erst Mal stationär in einer Jugendpsychiatrie behandelt, weil er über ein Jahr lang eingekotet hatte. Mit 19 Jahren hörte er zum ersten Mal Stimmen, zuerst beim Karussellfahren mit einer Freundin, später auch bei der Arbeit, während der Ausbildung zum Bäcker.
Bis Mitte zwanzig konnte Herr T. sein Leben noch relativ stabil gestalten. Nachdem er jedoch alkoholisiert einen Autounfall mit hohem Sachschaden verursacht hatte und nacheinander seine Großeltern gestorben waren, bei denen er bis dahin gelebt hatte, wurde er zunehmend psychiatrisch auffällig. Es folgten drei Zwangseinweisungen, dann mehrere freiwillige Psychiatrieaufenthalte, die er aber nach jeweils kurzer Zeit abbrach. Er ist mit wahnhaften Ideen beschäftigt, diese schwanken zwischen der Betonung, dass ihm dauernd Böses angetan worden, er aber unschuldig sei, und dem Wunsch, dass man ihn lieber töten solle, anstatt dass er noch weiterlebe und in der Psychiatrie behandelt werde. Dazu kommt ein zeitweilig hoher Alkoholkonsum.
Herr T. kommt schließlich in die ambulante gemeindepsychiatrische Betreuung. Befragt man ihn nach seinem früheren Leben, kann er wenig darüber berichten. Er meint, er könne sich an kaum etwas erinnern, »es muss wohl ganz gut gewesen sein« – wobei solche Äußerungen bei seiner Betreuerin große Überraschung auslösen, weil sie aus den Dokumentationen seiner Krankheit ganz andere Informationen hat, auch dass er wohl viel geschlagen wurde. In der Einrichtung gilt er bald als »der Kündiger«, weil er häufiger – auf schriftlichem Wege und immer dann, wenn man in der Betreuung nach seiner Meinung ungenügend auf seine Wünsche eingegangen ist – die Kündigung der Betreuung einreicht. Wenn man ihn dann zu einem klärenden Gespräch einlädt, wozu er auch gleich bereit ist, zieht er die Kündigung umgehend zurück. Ähnlich bei seinen Arbeitsverhältnissen in Bäckereien: Er fängt an mit seiner Tätigkeit, nach drei bis vier Tagen merkt er, dass es ihm zu anstrengend ist, dann kündigt er. Danach ist er meistens in labil-krisenhafter Verfassung: »Lassen Sie mich in Ruhe, ich habe eine Psychose, ich kann gar nichts.« Dann kann es vorkommen, dass er sich wochenlang zurückzieht und kaum ansprechbar ist.
Das Betreuungsteam zeigt sich bei Besprechungen und Supervisionen öfter ratlos über Herrn T. Die Mitarbeiterinnen haben Schwierigkeiten, ihn als stimmige Gesamtperson wahrzunehmen. Manchmal wirkt er ruhig-phlegmatisch und

mit wenig Interesse an aktiver Beteiligung an den Angeboten der Einrichtung. Dann gibt es wieder »wache« Phasen, in denen er Bedürfnisse äußert: »Frau A., ich brauche jetzt ein Gespräch, lassen Sie uns gleich in das Gartenhaus (wo Einzelgespräche stattfinden) gehen.« Alle Mitarbeiterinnen haben aber auch ein diffuses Gefühl, dass es einen dunkel-uneinschätzbaren Teil in Herrn T. gibt, mit einer untergründig-bedrohlichen Affektansammlung aus Sexualität, Gewalt, Missbrauch. ×

Die Entwicklung der Mentalisierung

Das mittlerweile sehr bekannt gewordene Mentalisierungskonzept nach Peter Fonagy (2018) spielt, wie oben schon ausgeführt, sowohl in der Bindungstheorie als auch in der Psychoanalyse eine zentrale Rolle. Es tauchte in beiden Theoriewelten etwa gleichzeitig auf und entstammt entwicklungspsychologischen Erkenntnissen, »dass kleine Kinder über die universelle und bemerkenswerte Fähigkeit verfügen, sowohl das eigene Verhalten als auch das Verhalten anderer im Hinblick auf mutmaßliche mentale Zustände zu deuten. […] Die reflexive Funktion befähigt das Kind, sich anderer Personen Überzeugungen, Gefühle, Meinungen, Wünsche, Hoffnungen, Kenntnisse, Phantasien, Heucheleien, Pläne und ähnliches mehr vorzustellen« (ebd., S. 175). Durch diese Symbolfunktion kann sich das heranwachsende Kind schrittweise, etwa mit Eintritt ins Schulalter, eine reflexive Distanz zu sich selbst und zu den wichtigen Menschen seiner Umgebung aufbauen.

Dabei bereiten drei aufeinanderfolgende »prämentalistische« Modi die Mentalisierungsfähigkeit vor:

Teleologischer Modus Etwa ab dem neunten Lebensmonat tauchen beim Säugling viele neue sozial-kognitive Fähigkeiten auf, unter anderem erkennt er zum ersten Mal Mittel-Zweck-Relationen, das heißt, dass mit bestimmten Aktionen bestimmte Ziele erreicht werden können. Für die psychische Regulation bedeutet das, dass nur *real befriedigende* Handlungen das mentale Erleben des Säuglings beeinflussen können, noch keine symbolischen. »Ein Säugling mentalisiert seinen diffusen körperlich-affektiven Notzustand nicht. Beruhigung ist nur durch die reale Handlung des ›Stillens‹ möglich« (Euler & Walter 2018, S. 37).

Äquivalenzmodus Hier entsteht bereits eine innere Welt, aber die innere und die äußere Welt werden als identisch erlebt. Und: »Eigene Gedanken werden als real, wahrhaftig und mit denen Anderer identisch betrachtet« (Taubner 2015, S. 47). Ein Kleinkind verbringt zum Beispiel eine der ersten Nächte getrennt von den

Eltern in seinem Schlafzimmer und nimmt im weißen Vorhang vor dem Fenster ein Gespenst wahr, das es von seinen Eltern wegholen will. Die ängstigende Fantasie vollzieht sich also in der Realität, die Eltern können das Kind nur langsam davon überzeugen, dass es nur einen Vorhang und kein Gespenst gesehen hat.

Als-ob-Modus Ab dem 4.–5. Lebensjahr gewinnt das Kind die Erkenntnis, dass es verschiedene Überzeugungen über die äußere Umwelt gibt, da man innerlich die umgebende Realität verschieden interpretieren kann. »Ein vierjähriges Mädchen spielt, es sei eine Prinzessin in einem großen Königreich, während die Mutter im Hintergrund den Tisch für das Abendessen deckt. Beide Welten sind erst einmal unverbunden. Eine Mutter, die mit der Szene spielen kann, belässt dem Kind seine innere Welt. Dem Kind zu sagen, es solle mit dem Quatsch aufhören, die Krone absetzen und zum Essen kommen, zerstört das Spiel des Kindes mit der Realität« (Euler & Walter 2018, S. 38).

Aktuell wird vom Mentalisierungstheoretiker Ulrich Schultz-Venrath und Kollegen (2019) ein weiterer, sehr früher Modus diskutiert, der »Körper-Modus«, der noch vor dem teleologischen Modus anzusiedeln ist. Er hat seinen Ursprung in den ersten neun Lebensmonaten. Körper und Psyche sind hier entwicklungsmäßig noch nicht getrennt, die Ausdrucksmöglichkeiten sind eng an die Körperlichkeit gebunden. Für einen Säugling gibt es keine anderen Ausdrucksmöglichkeiten. Unter ungünstigen Umständen können Menschen aber auch später in diesen Modus geraten, wenn sie ihre Problematiken nur über ihren Körper ausdrücken können, wie es beispielsweise bei somatoformen Störungen vorkommen kann.

In der Abfolge der verschiedenen Modi lernt das heranwachsende Kind, »seine eigenen psychischen Erfahrungen zu definieren und als sinnvoll zu erkennen« (Piegler & Dümpelmann 2016b, S. 175). Damit ist eine Basis geschaffen, um auftretende spontane Impulse aus einer Distanz zu sich selbst zu erkennen und zu regulieren, sie zurückzuhalten, aufzuschieben oder zu differenzieren. Gleichzeitig eröffnet sich dem Kind, dass die Menschen in seiner Umgebung über innere subjektive Welten verfügen: »Sich von den Gefühlen, Gedanken und Fantasien anderer Menschen eine Vorstellung machen zu können, zeichnet Mentalisieren aus« (ebd., S. 180).

Bindung und Mentalisierung

»Eine gute Mentalisierungsfähigkeit entsteht auf dem Boden einer sicheren Bindung im Austauschprozess mit der Mutter« (Piegler & Dümpelmann 2016b, S. 180). Mentalisierende Fähigkeiten aufseiten der elterlichen Personen und Bindungssicherheit hängen wiederum eng miteinander zusammen. Eine sichere Bindung und die aufbauende Mentalisierungsfähigkeit tragen dann wesentlich zum Erwerb von Regulierungsmechanismen für unerträgliche Erregungszustände bei, weil das Kind über die Mentalisierung langsam eine reflektive Distanz zum unmittelbaren Erleben herstellen kann.

Unterstützt wird dies noch durch die Fähigkeit der Bezugsperson zum »Containment«. Darunter wird die Kompetenz der Mutter und des Vaters verstanden, das Kind symbolisch zu halten, wenn dieses negativen Affekten ausgeliefert ist, die es selbst nicht bewältigen kann. Die Mutter zeigt bei einem guten Containment, dass sie die emotionale Bedrängnis des Kindes wahrgenommen hat, dabei aber spiegelt sie gleichzeitig wider, dass sie der Situation gewachsen und dass diese bewältigbar ist: »Spiegelung des Kummers bei gleichzeitiger Übermittlung eines inkompatiblen Affekts« (Fonagy 2018, S. 175), also etwa: »Das hat dir jetzt aber wehgetan, jetzt puste ich darauf, dann geht es dir gleich besser.«

Im Umkehrschluss zieht Fonagy die interessante Folgerung, dass unsichere Bindungen über unangemessene Identifikationen mit der Abwehr der Betreuungsperson entstehen können: »Einer ablehnenden Bezugsperson wird es nicht gelingen, den Kummer des Kindes zu spiegeln, während eine verstrickte Betreuerin das Befinden des Kindes mit übertriebener Deutlichkeit darstellen wird« (ebd., S. 176; »verstrickt« ist hier im Sine von »ambivalent« zu verstehen). Die ablehnende Bezugsperson würde Affekte, die sie bei sich selbst ablehnt, auch beim Kind ablehnen, zum Beispiel Ängste des Kindes negieren. Eine ambivalente Bezugsperson hingegen würde eher dramatisieren oder etwa die Aufmerksamkeit des Kindes auf etwas völlig Unpassendes ablenken wollen. Das Kind kann keine stabile Mentalisierung aufbauen, weil von der Bezugsperson zu viele unvermittelte oder widersprüchliche Äußerungen ausgehen, die kein reflexives Niveau erreichen.

Die Mentalisierung beinhaltet noch einen weiteren wichtigen Aspekt für die Entwicklung des kindlichen Selbst. Einfühlsame Bezugspersonen gestalten einen förderlichen intersubjektiven Prozess zum Kind so, dass sie dem Kind eine Intentionalität unterstellen. Über eine langsame Verinnerlichung dieser »absichtsunterstellenden« Haltung der Eltern gewinnt das Kind nach und nach von sich selbst das Bild eines wünschenden und etwas anstrebenden Selbst. Theo Piegler und Michael Dümpelmann schildern das konkret auf Basis einer Studie von Mains und Kollegen (2001): »Wenn eine Mutter ihrem Säugling gegenüber eine *intentionale Haltung* einnehmen kann (untersucht im Alter von 6 Monaten), sie ihm also vermutlich zutreffendes absichtsvolles

Handeln unterstellt (›Du hast jetzt sicher großen Hunger‹, ›Willst Du mich etwa ärgern?‹), obwohl der Säugling ihre Worte noch gar nicht verstehen kann, so lässt dies doch eine Aussage über den zu erwartenden Bindungsstil des Kindes mit 12 Monaten zu, und zwar in dem Sinne, dass eine mehr oder weniger Intentionen unterstellende und verbalisierende Mutter einen *sicheren Bindungsstil* bewirkt« (Piegler & Dümpelmann 2016b, S. 181).

Über eine gute Mentalisierung wird dem Kind also gespiegelt, dass die Bezugsperson gegenüber dem Kind eine Haltung in dem Sinne realisiert, dass es über eigene Affekte und Intentionen verfügt, dass diese benennbar und begrenzbar sind (»markierte Spiegelung« durch die Bezugsperson) und dass das Kind aber auch auf ein empathisch-aufnehmendes Gegenüber vertrauen kann, das allzu heftige Affekte »containt«, also erst einmal aufnimmt und dem Kind in »psychisch verdaubarer« Form zurückgibt. »Schritt für Schritt entsteht so aus einem unmittelbaren affektiven Erleben zwischen den Subjekten ein bewusstes Bild des eigenen Zustandes im Kind, eine *innere Repräsentanz*. Das Internalisierte ist also, das sei hier noch einmal betont, nicht das unmittelbare eigene Erleben, sondern das Erleben, wie es dem Kind von der Mutter gespiegelt wird« (ebd., S. 182).

Hier ist noch einmal sehr plastisch beschrieben, dass das Selbst des Kindes nicht langsam isoliert in ihm heranwächst, sondern dass die Entwicklung des Selbst ein durch und durch intersubjektiver Prozess ist, dass das »Ich des Kindes durch das Du der Mutter entsteht« (ebd., S. 181).

Epistemisches Vertrauen

Peter Fonagy hat die Folge einer geglückten intersubjektiven Bindungssicherheit unter der Bezeichnung des »epistemischen Vertrauens« beschrieben. Nach Sebastian Euler und Marc Walter (2018, S. 45) bezeichnet es »die evolutionär angelegte menschliche Bereitschaft oder Fähigkeit eines Individuums, von einer anderen Person abgegebene Signale und Informationen als vertrauenswürdig, generalisierbar und relevant für sich selbst einschätzen zu können«. Oder: »Epistemisches Vertrauen ist das basale Vertrauen in eine Bezugsperson als sichere Informationsquelle« (Brockmann & Kirsch 2015, S. 16). Es handelt sich also um eine Art »Urvertrauen« gegenüber einer wichtigen Bezugsperson.

Um sich gut in der Welt verankern und orientieren zu können, ist eine Balance von epistemischem Vertrauen und epistemischer Wachsamkeit wichtig, also auch die Fähigkeit, vertrauenswürdige Situationen von solchen zu

unterscheiden, die erhöhte Aufmerksamkeit und eigene Einschätzung erfordern. Menschen mit sicherer Bindungserfahrung gelingt dies meistens gut. Kinder, die sicher gebunden sind, antworten in Entscheidungssituationen, in denen es darum geht, ob das Urteil der Mutter richtig oder falsch oder das einer fremden Person richtig oder falsch ist, flexibel und mit Vertrauen in die eigene Wahrnehmung. »Unsicher vermeidende Kinder trauen eher dem Urteil der fremden Person als dem der Mutter und unsicher-ambivalent gebundene Kinder trauen eher dem Urteil der Mutter als dem des Fremden, auch wenn dies offensichtlich falsch ist« (Corriveau u. a. 2009, zitiert nach Brockmann & Kirsch 2015, S. 17).
Haben unsichere, ambivalente oder distanzierte Bindungserfahrungen in der Biografie zu einer Haltung geführt, die man als »epistemisches Misstrauen« bezeichnen könnte, kann das ungünstige Konsequenzen für die Persönlichkeitsentwicklung nach sich ziehen. Dies trifft häufig für Menschen mit Persönlichkeitsstörungen zu: »Subjektiv gehen sie davon aus, dass aus Interaktionen mit anderen (auch Therapeuten bzw. anderen professionellen Bezugspersonen) per se keine zuverlässigen und hilfreichen Signale gesendet werden« (Euler & Walter 2018, S. 45). Umso wichtiger ist es, den Betroffenen Unterstützung und Förderung ihrer Mentalisierungs- und Bindungsfähigkeit anzubieten.

Bindungstypen und Mentalisierungsstörungen

Die Mentalisierungsfähigkeit hängt naturgemäß mit dem Bindungsstil zusammen. Bei sicherer Bindung kann man meist von einer guten Mentalisierungsfähigkeit ausgehen. Unsicher gebundene Bindungserfahrungen führen allerdings nicht automatisch zu Mentalisierungsdefiziten. Kommen jedoch zusätzliche Stresserfahrungen durch ungünstige Lebensverhältnisse hinzu, werden defizitäre Mentalisierungsprozesse wahrscheinlicher.
Holger Kirsch (2014, S. 31) beschreibt für Eltern mit unsicher-ambivalentem Bindungstypus, dass sie zwar die Gefühle ihres Kindes korrekt erkennen, aber unangemessen damit umgehen, »weil sie sich zu schnell von den zumeist negativen Affekten des Kinds anstecken lassen«. Das Kind bekommt dann seine negativen Gefühle in intensivierter Form im Außen widergespiegelt, was im weiteren Leben den Abwehrmechanismus der projektiven Identifizierung hervorrufen kann, das heißt, die Person verbleibt in dem Modus, dass die

eigenen Gefühle auf das Gegenüber übertragen werden und dort erlebt oder auch bekämpft werden (wie bei der Borderline-Persönlichkeitsstörung).
Elternteile mit eher unsicher-distanziertem Bindungsstil können nach Kirsch angemessen mit den kindlichen Affektausdrücken umgehen, »aber sie distanzieren sich zu schnell von der Intensität des geäußerten Affekts« (ebd., S. 32). Dies führt zu einem sachlich-rationalen Umgang mit Gefühlen, der dazu beiträgt, dass dem Kind unterkühlte Instruktionen gegeben werden, wie man mit Gefühlen umzugehen hat. Hier kann sich bisweilen eine »erschreckende Gefühlsarmut« (ebd.) des Elternteils offenbaren. Dies könnte zur Entstehung einer »Alexithymie« (»Gefühlsblindheit«) beitragen, wie sie sich häufig bei psychosomatischen Krankheiten im engeren Sinne und bei Somatisierungsstörungen findet.
Bei ambivalenten und vor allem bei desorganisierten Bindungstypen kann es dazu kommen, dass das Bindungssystem überaktiviert und überfordert ist, sodass die Reflexionsfähigkeit verloren geht. Das Kind kann keine Autonomie gewinnen und »passt sich der Welt der Bezugsperson an und übernimmt fremde Anteile als Teile seiner inneren Welt« (ebd.). Die Selbstrepräsentanzen sind also gar nicht die eigenen, sondern Fremdkörper, die ein »fremdes Selbst« bilden: »Menschen mit einem ›fremden Selbst‹ berichten über Gefühle von innerer Leere und unerträglicher Missstimmung« (ebd.). Im späteren Leben wird dann versucht, sich wieder von diesen fremden Anteilen zu befreien, was zu massiven Konflikten, Schuldgefühlen oder zum Bekämpfen dieser fremden Selbstanteile im Gegenüber (»Projektive Identifizierung«) führen kann.
Die Mentalisierung hat für die Entwicklung einer stabilen Ich-Identität eine hohe Bedeutung. Mentalisierung ermöglicht dem heranwachsenden Kind den empathischen Zugang zu anderen, eine differenzierte Selbsteinschätzung, eine immer bessere Regulierung der Gefühle.
Mentalisierungsdefizite können deswegen vielerlei ungünstige Folgen nach sich ziehen. Menschen mit Schwächen in der Mentalisierung schaffen es nicht, sich die Innenwelt anderer Personen vorzustellen und darauf aufbauend angemessen mit ihnen umzugehen. Svenja Taubner (2015) führt ein Beispiel für eine misslingende Mentalisierung an: Eine Mutter, die beruflich sehr angespannt ist und deswegen Schuldgefühle gegenüber ihrem Kind empfindet, weil sie ihrer Meinung nach zu wenig Zeit für das Kind hat, könnte »eine lautstarke positive Erregung des Kindes aufgrund ihrer eigenen Anspannung missverstehen. Durch die Projektion ihres Schuldgefühls auf den Säugling verwechselt die Mutter möglicherweise die libidinöse Erregung mit einer aggressiven Äußerung« (ebd., S. 82), das heißt, sie könnte denken, das Kind sei wütend auf sie,

obwohl es eigentlich lautstark freudig-erregt ist. Zum einen ist dadurch die aktuelle Interaktion gestört, zum anderen kann dies – wenn es häufiger zu solchen Fehlinterpretationen durch die Bezugsperson kommt – beim Kleinkind zu verzerrten Wahrnehmungen des eigenen Gefühlzustandes kommen, letztlich zu einem pathologisch verzerrten Selbstbild (verzerrte Selbstrepräsentanz des »falschen Selbst« nach Winnicott, siehe auch TAUBNER 2015, S. 82).

Betroffene mit mangelnder Mentalisierungsfähigkeit wissen ganz allgemein wenig über ihre eigenen Bedürfnisse, darüber, wie sie auf ihre Umwelt wirken und was sie bei anderen auslösen. Dadurch geraten sie leicht in Situationen, in denen sie andere instrumentalisieren, nicht verstehen oder für andere völlig fremd bleiben. Vor allem bei Menschen mit Persönlichkeitsstörungen muss man häufig mit Mentalisierungsdefiziten rechnen. Dies ist insbesondere bei Menschen der Fall, die zu gewalttätigem Verhalten neigen (antisoziale Persönlichkeitsstörung), und bei Menschen mit einer Borderline-Persönlichkeitsstörung.

Holger Kirsch beschreibt, wie sich bei Nicht-Mentalisierung zwischenmenschliche Interaktionen aggressiv hochschrauben können: »Nicht-Mentalisieren löst intensive, schwer auszuhaltende Gefühle im anderen aus. Häufig wiederholen sich nichtmentalisierende Interaktionen einfach und sind vorhersagbar. Nicht-Mentalisieren führt zu dem Versuch, Verhalten zu kontrollieren, anstatt es zu verstehen. Kontrollierendes Verhalten wiederum löst starke Emotionen bei dem anderen aus, sodass er ebenfalls nicht mentalisieren kann« (KIRSCH 2014, S. 43). Dies kann bis zur Ausübung von Gewalt gehen, weil mit der schwindenden oder nicht mehr vorhandenen Mentalisierungsfähigkeit eine symbolisch-verbale Auseinandersetzung nicht mehr möglich ist und Konflikte dann nur noch auf der Realebene, also durch aggressives Verhalten, ausgetragen werden können.

Bevor einige Grundsätze und Interventionsmöglichkeiten zur Förderung von Mentalisierung beschrieben werden, möchte ich noch auf Probleme eingehen, wenn Klienten in Zustände geraten, während derer sie kurz- oder längerfristig nicht mehr adäquat mentalisieren können. Sebastian EULER und Marc WALTER (2018) beschreiben das im Zusammenhang mit den prämentalistischen Modi.

Weiter oben sind die prämentalistischen Modi als notwendige Entwicklungsschritte zu einer ausgereiften Mentalisierungsfunktion beschrieben worden. Nun kann es vorkommen, dass Menschen bei Belastungen und bei einer unsicheren Bindungsstruktur auf prämentalistische Modi zurückgeworfen sind, um sich zu schützen und ihre Selbstkohärenz zu wahren. Die Mentalisierungsfähigkeit ist in solchen Belastungssituationen deutlich eingeschränkt. Dies begrenzt auch die Möglichkeiten des therapeutischen oder beratenden Umgangs. Durch geeignete Interventionsformen (siehe weiter unten) muss dann versucht werden, die Mentalisierungsfähigkeit des Klienten wieder zu stärken.

Die Auswirkungen prämentalistischer Modi auf therapeutische Situationen werden hier in enger Anlehnung an SCHULTZ-VENRATH (2013, S. 98–106) sowie EULER und WALTER (2018, S. 49–54) dargestellt:

Teleologischer Modus Hier erfolgt eine Überbetonung der äußeren Welt. Handlungen oder Gefühle werden rein auf äußere Gegebenheiten zurückgeführt und dort wiederum auch als Äußerung über sich selbst umgesetzt. »Im teleologischen Modus muss die Umwelt funktionieren, um eigene innere Spannungszustände zu mindern« (SCHULTZ-VENRATH 2013, S. 103). Bezüglich des Beispiels von Herrn T. oben bedeutet das: Er muss zur Tat der »Kündigung« schreiten, um Unzufriedenheiten auszudrücken.

Mögliche Gegenübertragungsreaktionen auf therapeutischer Seite können sein:

- Impuls, etwas zu tun (etwa Medikamente zu geben oder sofort etwas für die Klientin tun zu müssen),
- Bewältigungsstrategien vorschlagen und anderweitige praktische Tipps geben,
- Sitzungen überziehen.

Äquivalenzmodus Hier erfolgt eine Überbetonung der innerpsychischen Welt, die mit der äußeren Realität gleichgesetzt wird.

Als Beispiel schildern Euler und Walter eine Patientin, die anhaltend klagte, und zwar monoton und ohne Sprechpause, sie sei von allen »verarscht« und gemobbt worden, überall würde schlecht über sie geredet. Fragende, zweifelnde oder nachdenkliche Inhalte tauchten in ihrer Rede nicht auf. Es herrschte eine Intoleranz gegenüber alternativen Perspektiven: »Ich weiß, wie es ist; keiner kann mir etwas erzählen!« (SCHULZ-VENRATH 2013, S. 98). Hier sollte die therapeutische Person frühzeitig angemessen, aber vorsichtig konfrontierend intervenieren, weil ansonsten in der therapeutischen Situation die Möglichkeit verloren ginge, mit Realitätsaspekten zu spielen, sie zu hinterfragen, neu zu interpretieren usw.

Gegenübertragungsreaktionen, die auf therapeutischer Seite im Kontakt mit Klienten im Äquivalenzmodus auftreten können, sind:

- Verwirrung und Verunsicherung,
- exzessives Nicken,
- keine Ideen für Interventionen,

- Ärger,
- starker Wunsch, eine alternative Sichtweise einzubringen, den Patienten vom Gegenteil zu überzeugen (»Ja, aber ...«).

Als-ob-Modus Hier bestehen innere Zustände und äußere Welt ohne Bezug nebeneinander, das heißt, der eine Bereich hat keine Bedeutung für den anderen. In der therapeutischen Situation wird über Gedanken und Gefühle gesprochen, aber es erfolgt keine innere Verankerung oder Beteiligung, es verändert sich psychisch nichts. Als Beispiel kann Herrn T.s distanzierte Äußerung »Es muss wohl ganz gut gewesen sein« gelten, und das angesichts all der gravierenden Belastungen, die in seiner Biografie (S. 48 f.) auftauchen.
Mögliche Gegenübertragungsreaktionen auf therapeutischer Seite können sein:

- Langeweile, Schalten auf »Autopilot«,
- Empfinden der Schilderungen als banal,
- keine affektive Resonanz.

Wenn im eben beschriebenen Als-ob-Modus vorzugsweise eine psychologisierende Sprache verwendet wird, bezeichnet man dies auch als »Pseudomentalisieren«. »Hypermentalisieren« hingegen beschreibt die Tendenz (die sowohl bei Klienten als auch gelegentlich bei Therapeuten vorkommen), bei einer anderen Person »exzessiv Rückschlüsse auf deren mentales Erleben zu ziehen, ohne dass deren subjektives Erleben Berücksichtigung findet (Euler & Walter 2018, S. 53).

Mentalisierungsbasierte Therapie und Beratung

Die verschiedenen Aspekte, die im Mentalisierungskonzept zusammenfließen (Mentalisierung als Folge guter Bindung, als innere Struktur bzw. »Arbeitsmodell« zur Gefühlsregulierung, als Vorbedingung für die Entwicklung authentischer eigener Selbst- und Objektrepräsentanzen), haben dazu geführt, dass sich therapeutische Programme zur Förderung der Mentalisierung sehr verbreitet haben (siehe etwa Schulz-Venrath 2013; Euler & Walter 2018).
Mentalisierungsbasierte Therapie (MBT) ist mittlerweile zu einer eigenständigen Richtung in der Psychotherapie avanciert. Peter Fonagy, der Begründer des Mentalisierungskonzepts, ist der Meinung, »dass Mentalisieren [...]

der wesentlichste gemeinsame Faktor aller Psychotherapie ist« (zitiert nach PIEGLER & DÜMPELMANN 2016b, S. 184). Sie hat gute Ergebnisse vor allem bei schweren Borderline-Persönlichkeitsstörungen erzielt. Auch in der Psychosentherapie beginnt sie sich zu etablieren (FELSBERGER 2018). Außerdem ist die Ausbildung in MBT im Vergleich zu anderen Psychotherapie-Richtungen nicht sehr aufwendig und offen für alle Berufsgruppen, sodass sie für die sozialpsychiatrische Praxis eine hohe Relevanz hat.

Schritte zur Mentalisierung

Die Grundidee der mentalisierungsbasierten Therapie besteht darin, dass Klientinnen und Klienten schrittweise einen Zugang zu ihrer eigenen psychischen Innenwelt und zu der von anderen erlangen. Bei PIEGLER und DÜMPELMANN (2016b, S. 184f.) und EULER und WALTER (2018, S. 62–83) sind diese Schritte kurz charakterisiert. Grundlegende Prinzipien, die allgemein üblich sind in der Psychotherapie:

Empathische Validierung Hier geht es um den Versuch, sich frei von subjektiven Interpretationen und Konzepten in den Klienten einzufühlen. Therapeutisch Tätige sollten »ein genuines Interesse an der inneren Welt der Patienten verkörpern und – sobald dies möglich ist – deren Einfühlbarkeit äußern« (EULER & WALTER 2018, S. 74). Sie sollten, wenn möglich, es spannend und anregend finden, was Klientinnen und Klienten über sich selbst und über andere schildern. Dabei ist es wichtig, eine fein austarierte Balance zwischen Nähe und Distanz einzuhalten: »Zu viel emotionale Nähe aktiviert das Bindungssystem und kann ab einem bestimmten Level die Fähigkeit zu mentalisieren einschränken« (ebd., S. 75).

Zur Illustration des Prinzips »empathizing is not mentalizing« schildern die Autoren das Fallbeispiel einer Assistenzärztin in der Psychiatrie, die ein Aufnahmegespräch mit einer Borderlinepatientin nach einem schweren Suizidversuch führt. In dem Versuch, einen nahen Kontakt herzustellen, beugt die Ärztin sich zu der Patientin vor und redet mit ihr in einem warmherzig-freundlichen Ton. Als sie die Patientin sanft über den Oberarm streichen will, »springt die Patientin auf, schubst sie von sich, läuft davon und zertrümmert anschließend das Waschbecken im Nebenzimmer« (ebd., S. 76). Hier hat also der Versuch, der Patientin gegenüber Nähe und Zuneigung zu zeigen, dazu geführt, dass diese von der emotionalen Intensität dieses Aktes überflutet wird, sie die Berührung als Grenzüberschreitung erlebt und sich durch massives Gegenagieren dagegen schützen muss.

Klarifizierung Dies kann zum Beispiel über Äußerungen wie diese erfolgen: »Ich habe das leider immer noch nicht genau verstanden. Können Sie mir helfen, dass ich es mir etwas besser vorstellen kann?« Oder: »Könnte es sein, dass Sie sich verletzt fühlen?«

Darauf aufbauende Interventionen, die die therapeutische Beziehung ins Spiel bringen:

»*Grundlegendes Mentalisieren:* »Könnte es sein, dass Sie sich verletzt fühlen? Mir scheint, dass gerade dies es Ihnen schwer gemacht haben könnte, heute hierherzukommen und bei mir zu sein.«

Mentalisierung von Übertragung und Gegenübertragung: »Ich habe den Eindruck, dass Sie sich verletzt fühlen. Und Sie spüren, dass ich daran beteiligt bin, dass Sie sich so fühlen. Vielleicht mache ich nicht genau das, was Sie sich zur Linderung ihres Leidens erhofft haben?« Siehe dazu auch das Kapitel 6 zur Übertragung und Gegenübertragung.

Perspektivenwechsel: Um starre Erlebensbilder oder Überzeugungen aufzulockern, kann es sehr fruchtbar sein, Klienten zu einem Perspektivenwechsel aufzufordern bzw. ihre Überzeugungen zu hinterfragen (ebd., S. 78). Beispielsweise: »Was meinen Sie, was ich über Sie denke, wenn Sie mir das ezählen?« Oder: »Wie kommt es, dass Sie sich da so sicher sind?«

Wechsel von Dimensionen: Mentalisieren spielt sich immer zwischen verschiedenen Dimensionen ab, beispielsweise zwischen einem Fokussieren auf kognitive oder auf affektive Prozesse (nach Schultz-Venrath 2013, S. 82 f.; Taubner u. a. 2019, S. 5 ff.). Wenn jemand also intensiv über Gefühlszustände berichtet, ist es meist hilfreich, nachzufragen, was er dabei für Gedanken hat. Ähnlich ist es mit der Dimension von Selbst versus Andere. Spricht eine Klientin viel über sich, kann es weiterbringend sein, nachzufragen: »Was meinen Sie, was denken andere über Sie, wenn Sie das und das erzählen?«

Mentalisierung auf therapeutischer Seite

Für therapeutisch oder beraterisch Tätige ist es wichtig, geduldig und akzeptierend vorzugehen, unterschiedliche Sichtweisen anzuerkennen, sich sorgsam selbst zu beobachten und darauf zu verzichten, etwas verstehen zu *müssen*, was einem bisher unklar geblieben ist. Hier sollte man zunächst auch stehen lassen können, dass etwas an dem Thema oder Konflikt noch nicht klar geworden ist.

Darüber hinaus müssen Helfende offen dafür sein, sich eigene »Mentalisierungsdefizite« zuzugestehen. Dies ist kein therapeutisches Versagen. Der

Umgang mit Menschen, die nicht mentalisieren können, birgt in sich immer die Gefahr, dass man als Therapeut zumindest zeitweilig auch seine eigene Mentalisierungsfähigkeit als eingeschränkt erlebt. Nach Fonagy bietet so ein zeitweiliges Versagen der Mentalisierungsfähigkeit des Therapeuten auch Chancen. »Sich verwickeln lassen, damit sich etwas entwickeln kann« (Piegler & Dümpelmann 2016b, S. 185). Die aktuelle Problematik eines Klienten zeigt sich dann in der konkreten Situation und sie wird für beide Seiten spürbar und damit auch therapeutisch zugänglich.

Auch in verschiedenen Praxisfeldern der Sozialen Arbeit ist die Mentalisierung angekommen. Holger Kirsch (2014) führt etwa folgende Handlungsfelder auf, in denen Mentalisierung erfolgreich umgesetzt werden kann: Erziehungsberatung, Gewaltprävention an Grundschulen, Bildungsangebote für Menschen mit mehrfach behinderten Menschen.

Eine sehr gute Anwendungsmöglichkeit, auch außerhalb des engeren psychotherapeutischen Settings, scheint die »mentalisierungsbasierte Psychoedukation« darzustellen, die es mittlerweile für verschiedene Zielgruppen gibt, etwa für Borderlinepatienten. So geht es einerseits um das »persönliche Mentalisieren« (»Wer bin ich?«, »Durch was bin ich ›ich‹?«, »Wie ›ticke‹ ich psychisch?« usw.), andererseits um das Mentalisieren in interpersonellen Beziehungen: »Gesichtsausdruck auf Foto/Bild interpretieren«, »Eine Metapher für eine Beziehung finden«, »Empathisch zuhören« usw. (siehe Schultz-Venrath 2013, S. 200). Für Menschen mit psychotischen Erkrankungen ist das »Metakognitive Training« (MKT, Moritz u. a. 2017) entwickelt worden.

Mentalisierung stellt also ein sehr weitreichendes therapeutisches Konzept dar, das flexibel erlernbar und durchführbar und in vielen Praxisfeldern, auch außerhalb der Sozialpsychiatrie, einsetzbar ist.

Herr T. aus dem Beispiel (S. 48 f.) ist in einer sehr bindungs- und mentalisierungsfeindlichen Familie aufgewachsen. Nacheinander ist er von Vater und Mutter verlassen worden, die ihn vorher schon nicht gut behandelt haben. Dies muss psychisch sehr schmerzhaft für ihn gewesen sein. Herr T. hat diese Anteile aber größtenteils in sich unterdrückt, seine psychotischen Wahnideen, dass er von allen schlecht behandelt werde, sind allerdings Ausdruck davon.

Man kann sich vorstellen, dass solche biografischen Erfahrungen einen Zugang zu inneren Prozessen kaum möglich machen. Herr T. wirkt so, als kenne er sich selbst nicht, er kann auch keine inneren Zustände beschreiben. Nur die ihm durch seine psychiatrische Langzeiterfahrung auferlegte Etikettierung (»Ich habe eine Psychose«) kommt ihm über die Lippen, diese Selbstbeschreibung wendet er jedoch eher nur als Vorwand an, man möge ihn in Ruhe lassen und schon gar keine Forderungen an ihn stellen, nicht als Aussage über seinen inneren Zustand. Bedürfnisse äußert er vor allem über agierende Formen: Kündigung versus Rücknahme der Kündigung oder »Gespräch jetzt bitte sofort« versus Rückzug und Phlegma.

Seine Nichtmentalisierung dürfte subjektiv auch positive Aspekte haben, denn sie verschleiert ihm das Ausmaß seiner schrecklichen Kindheit. Die Mitarbeiterinnen spüren aber den bedrohlichen Untergrund aus Gewalt, Missbrauch, Sexualität. Sein phlegmatischer und für sich selbst nicht empathischer Lebensstil ist also ein Schutzmechanismus. Die Supervisorin rät, ihm selbst den Umgang mit seinen düsteren Seiten zu erleichtern, indem man ihm überhaupt erst einmal den Blick dafür öffnet und ihn in angemessener mentalisierungsförderlicher Art anspricht: »Sie sehen so angespannt aus, als ob sie gerade mit etwas Unangenehmem beschäftigt sind. Darüber können wir gerne reden.« Oder: »Ich glaube, häufig sind Sie auch ganz schön wütend. Manchmal hilft es einfach, das zu spüren und dann auch auszusprechen, danach geht es einem besser.«

Literatur

Boll-Klatt, A. (2018): Entwicklungspsychologische Grundlagen und wichtige Konzepte der Bindungstheorie. In: Boll-Klatt, A.; Kohrs, M. (Hg.): Praxis der psychodynamischen Psychotherapie. Stuttgart, S. 166–192.

Brockmann, J.; Kirsch, H. (2015): Mentalisieren in der Psychotherapie. In: Psychotherapeutenjournal, 1, S. 13–22.

Dozier, M.; Stovall-McClough, C.; Albus, K. (2008): Handbook of attachment: Theory, research, and clinical applications. In: https://www.researchgate.net/publication/232424826_Attachment_and_psychopathology_in_adulthood.

Euler, S.; Walter, M. (2018): Mentalisierungsbasierte Psychotherapie (MBT). Stuttgart.

Felsberger, H. (2018): Mentalisierungsbasierte Gruppenpsychotherapie in der Psychosenbehandlung. In: Nowack, N. (Hg.): Psychodynamische Psychosen-Psychotherapie und sozialpsychiatrische Behandlung der Psychosen. Gießen, S. 65–84.

Fonagy, P. (2018): Bindungstheorie und Psychoanalyse. Stuttgart.

Kirsch, H. (2014): Grundlagen des Mentalisierens. In: Kirsch, H. (Hg.): Das Mentalisierungskonzept in der Sozialen Arbeit. Göttingen, S. 12–50.

Mains, E. u. a. (2001): Rethinking maternal sensitivity: Mothers' comments on infants mental processes predict security of attachment at 12 months. In: Journal of Child Psychology and Psychiatry, 42, 637–648.

Moritz, S.; Krieger, E.; Bohn, F.; Veckenstedt, R. (2017): MKT+: Individualisiertes metakognitives Therapieprogramm für Menschen mit Psychose. Heidelberg.

Piegler, T.; Dümpelmann, M. (2016 a): Bindung. In: Böker, H.; Hartwich, P.; Northoff, G. (Hg): Neuropsychodynamische Psychiatrie. Berlin, S. 179–189.

Piegler, T.; Dümpelmann, M. (2016 b): Mentalisierung. In: Böker, H.; Hartwich, P.; Northoff, G. (Hg): Neuropsychodynamische Psychiatrie. Berlin, S. 167–178.

Schultz-Venrath, U. (2013): Lehrbuch Mentalisieren – Psychotherapien wirksam gestalten. Stuttgart.

Schultz-Venrath, U. u. a. (2019): Weiterbildung Mentalisierungsbasierte Psychotherapie (DVD). Müllheim.

Strauss, B. (2007): Bindungsforschung und therapeutische Beziehung. In: Hermer, M.; Röhrle, B. (Hg.): Handbuch der therapeutischen Beziehung. Tübingen.

Taubner, S. (2015): Konzept Mentalisieren – Eine Einführung in Forschung und Praxis. Gießen.

Taubner, S.; Fonagy, P.; Bateman, A.W. (2019): Mentalisierungsbasierte Therapie. Göttingen.

5. Verwundung und Verstörung: Trauma und Traumatisierung

In den Anfängen dominierte in der Psychoanalyse für lange Zeit die Triebtheorie. Das heißt, der Innenwelt des Individuums mit all ihren Impulsen, Affekten, Verdrängungen und Konflikten wurde mehr Beachtung geschenkt als dem Einfluss realer äußerer Ereignisse. Mit der Etablierung der Objektbeziehungstheorie (Ermann 2012; Doering 2016) wandelte sich die Psychoanalyse langsam von der »Ein-Person-Psychologie« (Psychologie des triebdominierten Individuums) zur »Zwei-Personen-Psychologie«, einer Psychologie des von Anfang an durch Beziehungserfahrungen mit seinen Versorgern sich langsam konstituierenden Individuums.

Der Blickwinkel richtete sich somit auch auf die potenziell sehr schädigenden Auswirkungen gewaltsamer oder missbrauchender Beziehungspartner bzw. Elternteile. Traumatische Erlebnisse werden immer im Interaktionszusammenhang gesehen. Die alleinige Sichtweise auf das äußerliche traumatische Ereignis und seine quasi objektiven Auswirkungen, die auf jeden Mensch gleich wirken sollen, greift aus psychoanalytischer Warte zu kurz: »Mehr noch als andere Theorien hat die Psychoanalyse traumatische Erfahrungen nie allein als Folge schädigender äußerer Einflüsse, sondern stets aus der *Wechselwirkung von innerer und äußerer Realität* begriffen« (Weiss 2017, S. 18).

BEISPIEL Frau Reese war 33 Jahre alt, als ich sie kennenlernte, weil sie sich als Interessentin für einen Betreuungsplatz in einer Wohngruppe vorstellte, in der ich arbeitete. Sie lebte zu dem Zeitpunkt in einer großen psychiatrischen Klinik und hatte ungefähr 15 Klinikaufenthalte unterschiedlicher Dauer hinter sich, ganz genau war das gar nicht mehr zu rekonstruieren.

Sie wurde in einem kleinen Dorf geboren und sei als Jüngste in ihrer Familie immer das Nesthäkchen gewesen. Von ihren vier älteren Geschwistern waren schon zwei verstorben. Sie schilderte sie so, als seien sie irgendwie noch präsent und wichtig für sie. Ihr Vater, an dem sie sehr gehangen hatte, verunglückte tödlich, als sie zwölf Jahre alt gewesen war. Frau Reese ist mit 15 Jahren aus der siebten Klasse der Hauptschule abgegangen. Nach der Schule absolvierte sie eine Ausbildung als Fleischverkäuferin, die sie erfolgreich abschloss.

Als jüngstes Kind der Eltern mit erheblich älteren Geschwistern wurde sie von allen sehr verwöhnt. Der Vater soll an Depressionen gelitten haben und die Mutter teilweise erheblich getrunken haben. Bei Frau Reese wurde erstmalig im Alter von 21 Jahren ein depressiver Verstimmungszustand beobachtet, der nervenärztliche Behandlung erforderte. Frau Reese löste sich mit 22 Jahren aus dem mütterlichen Haushalt und zog mit einem Freund zusammen. Danach war sie häufiger wegen psychotischer Episoden in stationärer Behandlung. Nach vier Jahren trennte sich ihr Freund von ihr, was sie nur schwer verkraften konnte, es kam zum damals insgesamt siebten stationären Aufenthalt wegen einer depressiven Episode. Sie verlor zunehmend an Selbstständigkeit und vonseiten der Klinik wurde ihr bereits damals der Einzug in ein psychiatrisches Wohnheim angeraten, was sie jedoch abgelehnt hatte.

Stattdessen zog sie mit einem psychisch kranken Mann zusammen. In der Folgezeit gab es mit diesem Partner häufig Streit, durch den sie psychisch dekompensierte und immer wieder, teils längerfristig, teils kurzfristig, in der Klinik aufgenommen wurde. Nach der endgültigen Trennung von dem Partner – sie war nun mittlerweile 32 Jahre alt – kam sie unangemeldet in die Klinik, in der sie dann über ein Jahr blieb, bevor sie von ihrer betreuenden Sozialpädagogin in unserer Wohngruppe angemeldet wurde. Ihre psychotische Symptomatik war vielfältig, teils paranoid, teils depressiv, teils gereizt manisch. Zunächst lehnte sie eine Neuroleptikabehandlung ab, dann ließ sie sich aber doch darauf ein. Die psychotische Symptomatik bildete sich zurück, sie zeigte sich kooperativ und wurde bei Mitpatienten zunehmend beliebt als freundlicher, anhänglicher und hilfsbereiter Mensch.

Als Frau Reese probehalber die Wohngruppe besuchte, gewannen die Mitarbeiter schnell einen sympathischen Eindruck von ihr. Sie versicherte sehr glaubhaft, dass sie langsam wieder lernen wolle, selbstständig zu leben, und dass die Betreuung in dieser Wohngruppe sehr geeignet dafür sei, da sie früher in dieser Gegend gelebt habe und dass sie längerfristig hier, in ihrer alten Heimat, wieder selbstständig leben möchte.

Das Mitarbeiterteam freute sich, dass Frau Reese sich nach vielen Klinikjahren entschlossen hatte, in die sozialpsychiatrische Einrichtung zu ziehen. Man wollte ein Beispiel von guter Enthospitalisierung geben und die Vorbedingungen schienen günstig. Die Klientin freute sich im Vorfeld auf die Einrichtung, die sie probehalber für einen Tag besucht hatte. Nach ihrem Einzug, der problemlos verlief, dauerte es ganze drei Tage, bis sie in eine schwere Krise geriet und unbedingt für eine kurzfristige Krisenintervention in die frühere Klinik zurück wollte (und musste).

Dies blieb nicht die einzige Krise. Frau Reese fühlte sich in der Wohngruppe häufig so schlecht, dass sie Suizidideen entwickelte. Den Mitarbeiterinnen war es ein Rätsel, weshalb sie nur höchstens zwei bis drei Wochen an ihrem neuen Wohnort (der ja gleichzeitig ihr früherer war) aushalten konnte. Das Einzige, was einen Anhaltspunkt geben konnte, waren vage Andeutungen der Klientin über Gewalt- und Missbrauchserfahrungen, die sie früher in dieser Stadt erlebt hatte. Wahrscheinlich hat sie dort mit einem Partner zusammengelebt, der sich ihr gegenüber äußerst brutal verhalten hat, von dem sie sich aber lange nicht lösen konnte. Nach mehreren, auch für die Betroffene sehr quälenden Versuchen der Rückführung in ihren Heimatort gab sie dies auf und zog in die Klinik zurück.
Etwa ein Jahr später rief Frau Reese in der Einrichtung an und berichtete glücklich, dass sie die Klinik schnell wieder verlassen habe. Sie lebe nun in einer kleinen Gemeinde weitab von ihrer Heimatstadt und hatte dort Wohnung, Arbeit und einen Partner gefunden. Man konnte bei ihr den Eindruck gewinnen, sie musste gerade durch die gescheiterte Rückführung ihre endgültige Trennung von ihrer Heimatstadt herbeiführen und dadurch ihre bis dahin sehr unglücklich verlaufene Lebensgeschichte bewältigen. Die Rückführung an ihren früheren Lebensmittelpunkt war für Frau Reese mit sehr unangenehmen und bedrohlichen Erinnerungen verbunden. Sie hatte beim Beginn der Betreuung zwar »offiziell« der Idee zugestimmt, dass eine Rückkehr an ihren alten Wohnort gut für sie sein müsse – in ihrem subjektiven Erleben waren aber letztlich ganz andere Momente dafür verantwortlich, was günstige und was ungünstige Auswirkungen für ihre psychische Gesundung hatte. ×

Die Bedeutung und der mögliche Einfluss psychischer Traumata sind im Laufe der Geschichte der Psychoanalyse sehr unterschiedlich gewichtet worden. In der Frühzeit seiner Theorieentwicklung war Freud mit Patientinnen konfrontiert, die in der Kindheit sexuellen Misshandlungen durch erwachsene Personen ausgesetzt gewesen waren und deren Traumatisierung (so würden wir es heute bezeichnen) im späteren Leben zu neurotischen, oft »hysterischen« Symptomen geführt hatten. Bekanntlich widerrief Freud später, dass es bei seinen Patienten zu realem Missbrauch gekommen sei. Für diesen Rückzug, den man als patriarchalische Leugnung der Gewalt gegen Frauen vor dem Hintergrund seiner eigenen Biografie sehen muss, ist er vielfach kritisiert worden. Werner Bohleber (2000, S. 799) weist aber darauf hin, dass dies keine »scharfe Kehrtwendung« bei Freud gewesen sei, sondern das Ergebnis langen Schwankens zwischen der Annahme, dass die Verführungen real stattgefunden haben, und der Gegenthese, dass das von den Patientinnen geschilderte »Material« Ergebnis einer durch eine rege »Triebwelt« aktivierten Fantasie sei. Da er sich letzten Endes nicht in der Lage sah, diese Frage endgültig zu klären, entschied er sich aus diesem und noch weiteren Gründen für die intrapsychische »Phantasie-These« mit der folgenschweren Konsequenz, dass den Patientinnen abgesprochen wurde, dass sie real traumatisiert worden waren.

Michael Dümpelmann und Simone Grimm (2016, S. 335) weisen zudem darauf hin, dass es angesichts der Widerstände, die heutzutage noch häufig gegen die Erkenntnis schwerer Traumatisierungen von Menschen bestehen, plausibel erscheine, dass zu Beginn des letzten Jahrhunderts solche Erkenntnisse »damals wissenschaftlich wie gesellschaftlich kaum eine Chance gehabt hätten«. Dabei erwies sich die Psychoanalyse im Gegensatz zur damaligen Militärpsychiatrie noch als diejenige Disziplin, die schon ein weitergehendes Verständnis von Traumatisierung hatte, weil sie nämlich die real erfahrene Traumatisierung der »Kriegszitterer« im Ersten Weltkrieg anerkannte, während die Militärpsychiatrie dieses Phänomen als Ausdruck von Schwäche und degenerierter Männlichkeit ansah.

Mit der öffentlichen Skandalisierung sexuellen Missbrauchs ab den Achtzigerjahren des letzten Jahrhunderts und der vermehrten psychotherapeutischen Behandlung von Inzestopfern ist es zu intensivierter Forschung über die Auswirkungen traumatischer Erfahrungen gekommen. Werner Bohleber (2000, S. 806) stellt hier auch die Frage, »ob es ein besonderes traumatisches Gedächtnis gibt, in dem Erinnerungen anders als im expliziten autobiographischen Gedächtnis aufbewahrt werden«. Er bezieht sich dabei auf Forschungen von Bessel van der Kolk (1996), der beschrieben hat, wie intensiv und gleichzeitig »versteckt« traumatische Erlebnisse gespeichert werden: »Danach werden traumatische Erfahrungen aufgrund der extremen Erregung spezifisch enkodiert. Die Integration und Interpretation mithilfe des semantischen Gedächtnisses wird unterbrochen und die Speicherung findet als affektiver Zustand, als somatische Empfindungen, als Gerüche, Geräusche und als visuelle Bilder statt. Das Ergebnis ist ein nichtsymbolischer, unflexibler und unveränderter Inhalt traumatischer Erinnerung. Ihr Wiederauftauchen ist abhängig vom Eintreten bestimmter Reize, die mit der traumatischen Szene eingraviert sind« (Bohleber 2000, S. 806 f.).

Diese Dissoziationshypothese wird von vielen anderen, auch nichtpsychoanalytischen Theoretikern geteilt (Huber 2003). Nach Annegret Boll-Klatt und Mathias Kohrs (2018, S. 347) dient die Dissoziation dazu, als urtümliche Notfallreaktion »den Reizstrom von außen und von innen zu unterdrücken«. Das

Bewusstsein, das sich normalerweise aus dem Zusammenfluss verschiedener innerer Quellen (Erinnerungen, aktuelles Identitätsgefühl u.a.) und äußerer Wahrnehmungsinputs speist, wird praktisch in voneinander abgetrennte Einzelsphären aufgeteilt. Damit wird auch die Schrecklichkeit des erlebten Ereignisses auf verschiedene Bedeutungsträger verteilt, die nicht mehr in ihrem Gesamtzusammenhang erlebt werden. Dadurch entsteht unmittelbar erst einmal Entlastung. So »hilft die Dissoziation den Betroffenen, das Trauma nicht in seiner vollen Wucht wahrnehmen zu müssen, allerdings um den Preis, komplett hilflos und handlungsunfähig zu werden« (ebd., S. 349).

Das Ereignis wird also nicht wie im »Normalfall«, wenn wir etwas Gewöhnliches oder auch Wichtiges, uns aber nicht Bedrohendes erlebt haben, im deklarativen bzw. im autobiografisch episodischen Gedächtnis abgespeichert. Dieser Gedächtnisbereich ist uns jederzeit zugänglich. Dissoziationen führen aber dazu, dass das Erlebte »nur schemenhaft als Fetzen von Bildern und Bildsequenzen, Geräuschen und Stimmen, Gefühlen und Gerüchen, ohne den üblichen Weg der vorwiegend verbalen und zeitlich-räumlichen Gedächtnisbildung« (ebd., S. 350) gespeichert wird. Die Folge sind Intrusionen, das plötzliche Überfallenwerden durch diese bruchstückhaften Erinnerungsfetzen, wenn Umweltreize (häufig ein Geruch oder ein Geräusch), die vielleicht nur eine diffuse Ähnlichkeit mit einem Situationsaspekt des traumatisch Erlebten haben, wahrgenommen werden. Dann ist für die Betroffenen die Situation wieder aktuell präsent, sie können nicht mehr zwischen Vergangenheit und Gegenwart unterscheiden.

In diesem Sinne unverarbeitete Traumaerinnerungen führen zu inneren Abkapselungen. Da sie meist mit einem hohen affektiven Erregungspotenzial versehen sind, kann das dazu führen, dass gerade jene Hirnregionen, die starke Emotionen fördern, noch mehr angefacht werden und die Betroffenen dauerhaft unter einem ungewöhnlich hohen Erregungspotenzial leiden. Gleichzeitig werden nämlich die Hirnzentren gehemmt, die für die Regulation von Gefühlen, für die Rahmung von Geschehnissen als »aktuell« bzw. »vergangen und also nicht mehr bedrohlich« und für die örtliche Zuordnung von Geschehnissen sorgen. Im Extremfall kann dies zur Dissoziativen Identitätsstörung bzw. dem Phänomen der Multiplen Persönlichkeit führen, zur Aufteilung der Persönlichkeit in Teilidentitäten »mit jeweils eigener psychobiologischer Basis« (Kohrs & Boll-Klatt 2018, S. 351).

Nach der Theorie der »strukturellen Dissoziation« unterscheidet man »vielfältige, voneinander abgespaltene ›emotionale Persönlichkeitsanteile‹ (EP), die mit unterschiedlichen Formen des Wiedererlebens der Traumatisierung einhergehen, und ›Anscheinend normale Persönlichkeitsanteile‹ (ANP), die durch eine relative Unbewusstheit des Traumas und der dazugehörigen Affekte gekennzeichnet sind« (ebd.). Das betroffene Individuum versucht unbewusst, beide Bereiche auseinanderzuhalten. Es kommt jedoch immer wieder zu spontanen »Switches«, also einem plötzlichen unkontrollierten Wechsel von einem Bereich in den anderen.

Situationale und relationale Traumadefinitionen

Die Psychoanalyse hat die Erfahrung psychotraumatischer Ereignisse immer im interaktionalen Zusammenhang gesehen. Dies wird deutlich in der Unterscheidung von situationalen und relationalen Traumadefinitionen (siehe dazu Kohrs & Boll-Klatt 2018):

Situationale Traumadefinitionen betonen ausschließlich die Pathogenität des äußeren Ereignisses bzw. der spezifischen Kriterien für ein traumatisches Ereignis – dies geschieht etwa in den Ausführungen des ICD oder des DSM.

Relationale Traumadefinitionen beziehen das Ereignis auf subjektive Wahrnehmung und die Bewältigungsmöglichkeiten des Individuums – je nach deren Beschaffenheit und Auseinandersetzungsfähigkeit des Individuums kann dasselbe traumatische Ereignis sehr unterschiedliche Bedeutungen und Konsequenzen für das Individuum haben.

Beide Herangehensweisen schließen sich nicht aus, sondern man muss sie je nach Einzelfall gewichten. Gelegentlich wird jedoch unterschätzt, wie sehr Traumatisierungen von persönlichen Vulnerabilitäts- und subjektiven Wahrnehmungsfaktoren abhängen. So gibt es eine nicht geringe Anzahl von Menschen, die auch schwerwiegende traumatische Situationen ohne größere psychische Beeinträchtigung überstehen (»Resilienz«). Es gibt keinen Automatismus, dass stark belastende Traumata immer eine Auswirkung im Sinne einer nachwirkenden psychischen Störung haben.

In der Forschung hat sich eine Unterscheidung in einmalige, plötzlich aufgetretene traumatische Ereignisse und »chronische«, das heißt länger andauernde und in der Intensität anwachsende Ereignisse, durchgesetzt.

Typ I Traumatisierungen des Typs treten unvorhergesehen auf, sind zeitlich begrenzt und einmalig, in apersonaler oder »akzidenteller«, also quasi zufälliger Form vor allem als Naturkatastrophe oder als Unfall, in personaler Form als räuberischer Akt, Vergewaltigung oder plötzlicher Verlust eines lebenswichtigen Menschen. Dieser interpersonelle Typus eines Traumas wird auch als »man-made« bezeichnet (MAERCKER 2017) und hat zum Teil gravierendere Auswirkungen als die akzidentelle, nicht beabsichtigte Form.

Typ II Traumata dieses Typs wirken langfristig ein, in apersonaler Form zum Beispiel als technische Katastrophe wie ein Atomunfall; auch hier gibt es interpersonelle »man-made«-Formen wie einerseits als politische Gewalt bei Krieg oder Folter, andererseits im personalen Nahbereich als dauerhafte Kindesmisshandlung oder -vernachlässigung (KOHRS & BOLL-KLATT 2018, S. 344).

Sexueller Missbrauch, Vergewaltigung und Folter ziehen in über 50 Prozent der Fälle posttraumatische Störungen nach sich, bei den anderen Traumatisierungsformen liegt die Häufigkeit bei rund 15 Prozent.

Traumafolgestörungen

Traumatisierungen bzw. Traumafolgen können sich in sehr heterogenen Störungsbildern zeigen. Michael DÜMPELMANN und Simone GRIMM (2016) weisen darauf hin, dass teilweise ein enger Zusammenhang von Traumaeffekt und nachfolgender Störung beobachtet werden kann, wie bei der Posttraumatischen Belastungsstörung (PTBS), zum Teil ein nicht so enger, wobei aber wahrscheinlich ist, dass die Traumatisierung die psychische Entwicklung beeinflusst hat und sich somit als »ätiologischer Kofaktor« (ebd., S. 337) für später auftretende Störungen auswirkt. »Eine PTBS ist geprägt durch Übererregbarkeit, Schlafstörungen, zum Beispiel Albträume, Intrusionen wie psychische und somatische Flashbacks, Zustände emotionaler Taubheit und vermeidendes Verhalten. Die Symptomatik kann nach dem Trauma, per definitionem ab einem halben Jahr danach, aber auch erst mit erheblicher Verzögerung auftreten« (ebd.).

Schwerwiegende, in personaler Form erfolgte Traumata vom Typ II können zu weiter reichenden komplexen Traumfolgestörungen führen. Nach Dümpelmann und Grimm stellen sich diese meist als Beziehungs- und Bindungstraumatisierungen dar, »die weniger von Gewalt, sondern vielfach von Verlusten, chronischer Entwertung, Vernachlässigung und mangelnder Geborgenheit u. Ä. geprägt sind« (ebd., S. 337). Die Komorbidität in Bezug auf Persönlichkeitsstörungen, Ängste, Depressionen, Sucht und Somatisierungsstörungen ist hier sehr hoch.

Wenn ein nahestehender Mensch stirbt, kann dies zur starken Belastung für die Angehörigen werden. Typische unmittelbare Folgereaktionen sind Zustände von Benommenheit, Gefühlstaubheit, vor allem aber ein »Nicht-wahrhaben-Können« dessen, was geschehen ist (Maercker 2017, S. 38). Meistens stellt sich nach einiger Zeit jedoch wieder eine angepasste Wahrnehmung ein, die es ermöglicht, das Geschehene langsam zu realisieren und zu akzeptieren. Wenn jedoch auch nach mehreren Monaten immer noch das Geschehene nicht als real und als nicht mehr veränderbar angenommen werden kann, wenn weiterhin eine andauernde Beschäftigung mit der verstorbenen Person erfolgt, etwa als ein sehnsuchtsartiges Verlieren in Fantasien über die verstorbene Person, dann kann dies das Anzeichen einer anhaltenden Trauerstörung (Rosner 2019) sein. Ein wesentlicher Unterschied zur PTBS liegt darin, dass die PTBS durch *Intrusionen*, also plötzlich einschießende Flashbacks, als sei man wieder in der Traumasituation, gekennzeichnet ist, die anhaltende Trauerstörung dagegen durch *Präokkupationen*, »in denen die Betroffenen mit ihren Gedanken, Gefühlen und Erinnerungen bei den Verstorbenen oder den Umständen des Sterbens verweilen« (Maercker 2017, S. 38.).

Neben der Posttraumatischen Belastungsstörung (und manchmal erst erkennbar, wenn die PTBS abgeklungen ist) können bei besonders schweren Traumatisierungen des Typs II ausgeprägte Persönlichkeitsveränderungen festgestellt werden. Michael Ermann (2016) spricht hier von einer posttraumatischen Persönlichkeitsorganisation. Diese entspricht einer Persönlichkeitsorganisation auf niedrigem Strukturniveau und weist Parallelen zur Borderline-Persönlichkeitsorganisation auf. Als posttraumatische Persönlichkeitszüge nennt Ermann Veränderungen in Denken und Wahrnehmen, Misstrauen, Leeregefühle, Entfremdung sowie paradoxe Schuldgefühle und masochistische Züge. Die Entstehung von Schuldgefühlen und Masochismus sollen im Folgenden genauer hergeleitet werden, da das Auftreten dieser Symptome eher verwunderlich wirken mag. Außerdem können sie hinderlich für therapeutische Bemühungen sein, wenn Betroffene sich aus Scham- oder Schuldgefühlen nicht trauen, über ihre Erlebnisse oder wichtige Details zu berichten (Frommberger & Maercker 2019).

In den letzten Jahrzehnten stellte sich immer mehr heraus, welche Bedeutung Traumatisierungen nicht nur für die Herausbildung direkter Traumafolgestörungen, sondern auch für die psychische Entwicklung von Menschen allgemein haben. Heute wird bei allen schweren psychischen Erkrankungen auf den Einfluss von Traumata als ätiologischer Kofaktor hingewiesen. Bei Menschen mit psychotischen Erkrankungen ist beispielsweise die Wahrscheinlichkeit für

Traumatisierungen in der Biografie doppelt so hoch wie in der Allgemeinbevölkerung (Dümpelmann & Grimm 2016).

Im abschließenden Teil über Praxisaspekte werde ich anhand des Fallbeispiels von Frau Reese noch einmal auf diese unterschiedlichen Facetten eines traumatisierten Lebenslaufs eingehen.

Trauma und Beziehungsgestaltung: Identifikation mit dem Aggressor

Ein Trauma ausschließlich äußerlich als massiv schädigenden Faktor zu sehen, ohne die feineren Auswirkungen miteinzubeziehen, die ein solch machtvolles Geschehen für die psychische Innenwelt, die Selbst- und Objektrepräsentanzen hat, ist zu kurz gegriffen. Annegret Boll-Klatt und Mathias Kohrs (2018, S. 340) heben hervor, dass es gerade die »Beziehungsanteile« sind – also Erlebensbereiche, die die Wahrnehmung von wichtigen anderen Personen, die Bindung an sie und die Verinnerlichung der Erfahrungen mit ihnen umfassen –, die »die schädigende Wirkung des traumatischen Ereignisses erheblich beeinflussen: Verlustdrohung, Verrat, unterlassener Schutz«. Man kann also nicht oder nur begrenzt von den objektiven Beschaffenheiten des schädigenden Ereignisses auf die Beeinträchtigung des Individuums schließen.

Nach Michael Dümpelmann und Simone Grimm (2016) gilt vor allem für die komplexe Traumafolgestörung, dass sie Ausdruck und Folge gescheiterter guter Bindungserfahrungen ist. Nun ist bekannt – und oft schwer nachvollziehbar –, dass traumatisierte Individuen zu den Menschen, von denen sie traumatisiert wurden, häufig keine rein negative, jeden Kontakt ablehnende Beziehung haben, sondern eine äußerst ambivalente Haltung ihnen gegenüber: trotz aller negativen Erfahrungen auf Änderung hoffend und kleine Signale als Beweise dafür nehmend, dass man doch von ihnen geliebt wird, Angst, sie zu verlassen usw.

Dies wird erklärbar, wenn man, wie es die Objektbeziehungstheorie (Ermann 2012; Doering 2016, siehe auch Kapitel 8) veranschaulicht, davon ausgeht, dass sich die Identitätsbildung eines heranwachsenden Menschen vor allem durch langsame Verinnerlichung von geglückten und misslungenen Beziehungserfahrungen vollzieht. So können sich langsam »gute« und »schlechte« innere Bilder bzw. Repräsentanzen über sich selbst und andere entwickeln, die sich dann mehr und mehr zu überdauernden Identitätsstrukturen ausdifferenzieren und integrieren. Eine Beziehung zu einer traumatisierenden Bezugsperson stellt das Kind vor die kaum zu bewältigende Aufgabe, das Bild eines Elternteils, den man liebt, mit den konkreten Gewalterfahrungen zu verbinden, die man vielleicht tagtäglich über sich ergehen lassen muss. Das Kind hat dabei, um psychisch überleben zu können, das überlebensnotwendige Bedürfnis, den Elternteil als »gutes« Objekt zu erhalten, um überhaupt Halt in der Welt finden zu können. Wenn am Elternteil aber als »gute« Objektrepräsentanz festgehalten werden muss, fließen die »schlechten« Erfahrungsanteile in die Selbstrepräsentanz des Kindes und beginnen, die Identität des Kindes zu dominieren.

Das Kind hat somit seine ausweglose Situation durch Introjektion zu lösen versucht. Das heißt, es hat das »Täterintrojekt« in seine Selbstrepräsentanz übernommen mit der Konsequenz, sich schlecht und schuldig zu fühlen und selbst verantwortlich für das traumatisierende Verhalten des Elternteils zu sein.

Annegret Boll-Klatt und Mathias Kohrs fassen zusammen: »Damit entspricht die Introjektion einer Unterwerfung, einem Akzeptieren des traumatischen Systems. Das introjektive Hereinnehmen des Täters, dessen Bild dadurch – weil er ja auch lebensnotwendig gebraucht wird – ›gut‹ bleiben kann, während das Böse, das in der traumatisierenden Gewalt enthalten ist, und die Schuld des Täters in das Kind bzw. in das Opfer gelangen. Dort wirkt das Böse selbstwertschädigend und verursacht regelmäßig jenes Schuldgefühl, das der Täter nicht hat« (ebd., S. 341).

Introjektion und die »Identifikation mit dem Aggressor« können als notfallmäßig eingesetzte Abwehrmechanismen gesehen werden, mit deren Hilfe Traumatisierungen bewältigt werden, und zwar internalisierend, nach innen gerichtet, auf Kosten der Stabilität der Identitätsstruktur und des Selbstwerts: »[...] der Patient macht sich das Problem zu eigen und gibt sich die Schuld« (Hirsch 2011, S. 92).

Michael Ermann (2016, S. 174) hebt ebenfalls hervor, dass die Betroffenen sich paradoxerweise mit dem Täter identifizieren, »um das Unfassbare fassbar zu machen. Aus der Position des Täters heraus empfinden sie die Tat als berechtigt, vielleicht sogar als erregend [...]. Auf diese Weise entsteht die sadomasochistische Abhängigkeit, die für viele Täter-Opfer-Beziehungen nach Traumatisierungen typisch ist.« Heinz Weiss (2017, S. 17) betont, wie sehr traumatisierte Menschen unter quälenden Schuldgefühlen leiden können. Diese können in Selbsthass münden, verschiedenste körperliche Reaktionen bewirken, lange anhaltende »Grollkonstellationen« erzeugen oder dazu führen, sich auf grausame Beziehungsobjekte einzulassen, die als »Beschützer« oder anderweitige machtvolle Figur erlebt werden.

Der andere Bewältigungsmechanismus ist die oben bereits beschriebene Dissoziation. Traumatische Erlebnisinhalte werden abgekapselt, zerfasern in einzelne Erinnerungsspuren und verlieren dabei den Gesamtzusammenhang eines schrecklichen, nicht bewältigbaren Ereignisses. Die abgekapselten Fragmente, auch diejenigen, die dem Täterintrojekt entsprechen, können unter Stress und hoher affektiver Erregung hervorbrechen. Die impulsregulatorischen Fähigkeiten eines traumatisierten Individuums können unter Belastung schnell überfordert sein. Da es aufgrund seiner früher lebensnotwendig erfolgten Introjektion der bösen Teile auch Täteranteile introjiziert hat, kann es zu dem tragischen Ende führen, dass das Opfer nun unter ungünstigen Umständen selbst zum Täter wird.
Anhand solcher Beziehungsanalysen hat man der Psychoanalyse gelegentlich vorgeworfen, das Faktum von Traumatisierungen fehlzuinterpretieren und betroffene Opfer dadurch zu missachten, dass man ihnen Mitverantwortung für die Traumatisierung zuschiebe. Dies wäre jedoch ein Missverständnis, vielmehr handelt es sich um einen plausiblen Erklärungsversuch für die nicht wegzudiskutierende Tatsache, dass Menschen, die selbst traumatisiert worden sind, später überzufällig häufig ebenfalls zu Gewalttätern werden.

Sensible Hinwendung zu traumatisierten Klientinnen und Klienten

Wenn bekannt ist, dass ein Mensch traumatischen Erfahrungen ausgeliefert war, ist es meist nicht schwierig, eine posttraumatische Störung zu diagnostizieren. Michael Ermann (2016) gibt darüber hinaus Hinweise auf verdeckte posttraumatische Störungen, die vor allem dann schwer erkennbar sind, wenn sie auf frühe Traumatisierungen zurückzuführen und deren Umstände und Intensität nicht richtig bekannt sind (siehe das Beispiel von Frau R., S. 77 ff.). Ermann nennt unter anderem folgende Hinweise:

- untypisches Krankheitsbild, manchmal auch schwer von neurotischen Erscheinungen zu trennen,
- misstrauische, verschlossene Persönlichkeit,
- Freudlosigkeit, Pessimismus, Negativismus,
- unglückliche Beziehungen, masochistische Beziehungsarrangements,
- Brüche im Lebensverlauf,
- langer Krankheitsverlauf mit vergeblichen Behandlungen,
- Ratlosigkeit und Gereiztheit in der Gegenübertragung.

Wichtig ist es zudem, Borderline- und psychotische Störungen davon abzugrenzen.

Im Abschnitt über Traumatisierung und Beziehungsgestaltung habe ich dargestellt, dass das Täter-Opfer-Muster die grundlegende Beziehungserfahrung ist, wenn man unter chronisch traumatisierenden Lebensbedingungen (am ehesten Trauma-Typ II) heranwächst. Hat man im Rahmen von Beratung oder Therapie Kontakt zu traumatisierten Menschen, ist dies immer zu berücksichtigen. So wie es im Umgang mit Menschen mit einer Borderlinestruktur häufig vorkommt, dass man als Gegenüber im verengten Schema von »nur gut« oder »nur böse« wahrgenommen und erlebt wird, so kann es im Umgang mit traumatisierten Menschen vorkommen, dass es ebenfalls zu einer sehr eingeschränkten Beziehungsgestaltung kommt, die von dem eingeengten und ausschließlichen Muster »nur Täter« oder »nur Opfer« geprägt ist.

Dabei ist es selbstverständlich, dass erst einmal auf jeden Fall akzeptiert wird, dass ein schwer traumatisierter Mensch Opfer einer ihn missachtenden oder misshandelnden anderen Person gewesen ist. Dies ist ein nicht hintergehbares Grundprinzip im Kontakt zu traumatisierten Menschen. Trotzdem kann es dann vorkommen – gerade weil die Betroffenen die Täter-/Opfer-Struktur als primäre grundlegende Beziehungserfahrung verinnerlicht haben –, dass auch sie selbst sich in dieser Struktur so verhalten, dass aus ihnen eine Art Täter und aus ihrem Gegenüber eine Art Opfer wird. Dies ist beispielsweise immer dann der Fall, wenn eine traumatisierte Person sich sehr stark in ihrer Opferposition verfestigt hat und vom therapeutischen Gegenüber verlangt, in dieser Position gesehen zu werden. Damit zwingt sie die helfende Person in eine Art untergeordnete Position, meist verbunden mit der impliziten Aufforderung, sich für das Leben und das Wohlergehen der Betroffenen verantwortlich zu fühlen. Es findet also eine gewisse Täter-Opfer-Umkehr statt.

Damit soll der traumatisierten Person keineswegs eine Art objektiver Täterschaft oder Verantwortlichkeit für ihr Leiden oder ihre Traumatisierung zugeschoben werden. Es ist aber sehr wichtig, solche Verschiebungen im Beziehungsverhältnis zu Traumabetroffenen innerlich zu reflektieren. Nur so kann ein dauerhaft tragfähiger und sensibler Kontakt gelingen. Erfolgt nämlich eine »Täter-Opfer-Umkehr« im therapeutischen Kontakt, kommt es meist auch zu einer Verantwortungsumkehr: Die therapeutische Person wird in die Position gebracht, für das Opfer, seine Gefühle und sein Wohlergehen zuständig und verantwortlich zu sein, während das Opfer sich passiv und für sich selbst nicht verantwortlich geben kann. Auf Dauer kann sich die therapeutisch unterstützende Person überfordert, bevormundet oder sogar missachtet fühlen.

Im Kontakt mit Frau R. aus dem anfänglichen Fallbeispiel klang ein solches »Zuschieben von Verantwortung« immer dann an, wenn sie in ihr kindhaftes Verhalten verfiel und man sich als ihre Bezugsperson für ihre Sicherheit und ihre psychische Stabilität verantwortlich fühlte (siehe dazu auch noch weiter unten).

Die beschriebenen Täter-Opfer-Umkehrungen können im therapeutischen Kontakt ganz schnell fluktuieren, das heißt, es sind keine einmaligen und sich dann verfestigenden Beziehungsmuster, sondern es kann in einer einzigen Beratungsstunde häufig wechseln, wer nun »Opfer« und wer »Täter« ist. Das therapeutische Gegenüber sollte bei sich selbst immer sorgfältig prüfen, wie es sich momentan gerade selbst wahrnimmt: relativ frei in seiner therapeutischen Handlungsfähigkeit oder auf irgendeine Art gezwungen zu etwas oder implizit aufgefordert, die volle Verantwortung für den Klienten zu übernehmen. Im letzteren Fall ist aus der therapeutischen Bezugsperson ein Opfer im Beziehungsverhältnis geworden, was wiederum der betroffenen traumatisierten Person nicht als deren »Schuld« angerechnet werden darf, was ihr aber möglichst sensibel zurückgespiegelt werden müsste, damit sie Klarheit über ihre eingeschränkte Beziehungsgestaltung gewinnen kann.

Mit den verbesserten Erkenntnissen über traumatische Störungen haben sich mittlerweile viele spezielle therapeutische Verfahren entwickelt und als wirksam herausgestellt. Sie können an dieser Stelle nicht im Einzelnen vorgestellt werden (siehe dazu etwa Maercker 2017; Frommberger & Maercker 2019).

Nach Michael Ermann lassen sich vier wichtige »Eckpunkte« der unterschiedlichen Behandlungsformen beschreiben, die alle das Ziel haben, die Bewältigung der traumatischen Erfahrungen und ihrer Folgen zu fördern:

- Aufbau einer tragfähigen, Halt gebenden Beziehung, in der sich die Betroffenen sicher fühlen und vor Retraumatisierungen geschützt sind,
- vorrangig sind die Bearbeitung der Folgen der Traumatisierung, »insbesondere der Selbstwertprobleme, der Scham- und Schuldproblematik und der Beziehungsstörungen«,
- erst im weiteren Verlauf Aufarbeitung der Traumaerinnerungen und der Hilflosigkeits- und Ohnmachtserfahrungen,
- abschließend »der Aufbau eines neuen Identitäts- und Daseinsgefühls, das nicht mehr um das Trauma herum organisiert ist, sondern die Traumaerfahrung als Gegebenheit anerkennt« (Ermann 2016, S. 187).

Ergänzend nennt Ermann (ebd.) leitlinienartige Grundsätze, die eine hilfreiche Traumatherapie erfüllen muss:

Nichtbeurteilendes Akzeptieren des Opfers das heißt, die therapeutische Person muss die Tatsache der Traumatisierung vorbehaltlos anerkennen. Ansonsten kann es aufseiten des traumatisierten Individuums zu erneuten Gefühlen von Entwertung, Bevormundung oder unterstellter Unglaubwürdigkeit mit entsprechenden retraumatisierenden Konsequenzen kommen.

Förderung von Autonomie und Selbstakzeptanz das heißt, die Betroffenen müssen über den Verlauf des therapeutischen Prozesses selbst entscheiden können. Es darf zu keiner Überforderung kommen, weil das wiederum Hilflosigkeits- und Ausgeliefertheitsgefühle mit entsprechenden Retraumatisierungen hervorrufen könnte. Dies gilt insbesondere für die Entscheidung, ob und wann es um die Bearbeitung der Traumaerinnerungen geht.

Besonders wichtig erscheint zudem, den Betroffenen zu vermitteln, dass ihre Erlebnis- und Reaktionsweisen angesichts der erlittenen Lebensumstände völlig verständlich und nachvollziehbar sind, dass sie also nicht »unnormal« oder gar »verrückt« sind. Bei einer anhaltenden Trauerstörung beispielsweise kann man den Betroffenen deutlich machen, dass ihre Trauer erst einmal einen verständlichen Versuch darstellt, die Beziehung zum Verstorbenen aufrechtzuerhalten (Maercker 2017).

Mathias Hirsch (2011, S. 91) betont, dass die therapeutische Person die Rolle eines »Hilfs-Ichs« übernehmen muss, denn die traumatisierten und in der Realitätsprüfung beeinträchtigten Patienten können häufig nicht zwischen ihrer Innenwelt, ihrer psychischen Realität, der Außenwelt und der objektiven Realität unterscheiden. Es sei heutzutage ein »Kunstfehler«, wenn traumatisierte Menschen mit der mühseligen Aufgabe allein gelassen würden, für sich zu unterscheiden, was sie wirklich erlebt haben und was vielleicht Ausfluss ihrer Fantasie sein könnte. Das Verständnis von Täterschaft und Opferidentität zu entwickeln ist immer eine gemeinsame Aufgabe von Therapeut und Patient.

BEISPIEL Obwohl Frau Reese mit 33 Jahren noch nicht sehr alt ist, hat sie mit etwa 15 Klinikaufenthalten eine lange und quälende Psychiatrievergangenheit hinter sich, mit wechselnden Diagnosen zwischen Depression und Psychose. Mögliche Auslöser lassen sich genügend in ihrer Lebensgeschichte finden: Depression und früher Tod des Vaters, Alkoholprobleme der Mutter, früher Tod zweier Geschwister.

Bei Frau Reese sieht man die komplexen Einflüsse, die von traumatischen Ereignissen ausgehen können: Ihre schwere chronische Depression muss sicher im Zusammenhang mit der Traumatisierung durch die Todeserlebnisse im Rahmen ihrer Kernfamilie betrachtet werden. Die sehnsuchtsartigen Beschreibungen ihrer verstorbenen Geschwister lassen auch an Elemente einer anhaltenden Trauerstörung denken.

Während ihrer zahlreichen Klinikaufenthalte scheint das Thema »Traumatisierung« nicht speziell angesprochen worden zu sein. Ein Grund dafür war vielleicht, dass sie zwischen ihren Krankheitsepisoden sehr darum bemüht war, einen positiven Eindruck bei ihrem sozialen Umfeld zu hinterlassen. Sie wurde von anderen als »lieb« und kindlich harmoniebedürftig empfunden. Vielleicht trug dies liebenswürdig-unschuldige Verhalten dazu bei, bei ihr nicht weiter nachzuforschen, welche inneren Zerrüttungen die vielen Verlust- und Krisenereignisse bei ihr hinterlassen hatten. Man könnte dies auch als ihre Tendenz interpretieren, sich als unschuldiges Opfer zu erleben und dies auch nach außen zu zeigen. Sie beeinflusst damit ebenso die Helferpersonen in ihrem Umfeld, die sich nicht trauen, irgendetwas aus ihrer erschütternden Vergangenheit anzusprechen. Dabei gab es genügend Signale, siehe die obigen Kriterien für verdeckte posttraumatische Störungen wie unglückliche Beziehungen oder langer Krankheitsverlauf mit vergeblichen Behandlungen.

Dass es aber noch weitere, weitgehend im Dunkeln gebliebene Traumatisierungen bei Frau Reese gegeben haben muss, darauf wurde das Betreuungsteam unfreiwillig gestoßen. Frau Reese hatte selbst geäußert, dass sie langsam wieder Fuß fassen möchte in der Gegend, in der sie früher gelebt hatte. Das sozialpsychiatrische Leitmotto »Rückführung in die Gemeinde«, das ja sehr sinnvoll ist und für viele psychiatrische Langzeitpatienten neue Lebensperspektiven eröffnet, schlug bei ihr in eine »Rückführung ins Unglück« um. Nachdem sie in die Wohngruppe nahe ihrer früheren Wohnung gezogen war, ging es ihr im Grunde schlechter als zu den Zeiten, in denen sie in der Klinik war. Nun entwickelte sie sehr ernst zu nehmende Suizidideen, sie geriet in schwere psychische Krisen und man gewann den Eindruck, dass es sie immer erleichterte, wenn sie deswegen einen Grund hatte, in die Klinik zurückzukehren und dort einen sicheren und geschützten Raum zu finden, den das Leben sonst nicht für sie bereithielt, auch nicht in der Wohngruppe.

Da dies nie mit Frau Reese aufgearbeitet werden konnte, muss man vermuten, dass ihr das frühere Leben in der eigenen Wohnung zusätzliche Traumatisierungen bereitet haben muss. Wahrscheinlich wurde sie durch den Freund, mit dem sie damals zusammenwohnte, brutal behandelt. Es gab einige wenige Andeutungen von ihr, dass sie dort »ganz, ganz dunkle Zeiten« erlebt habe, weiter wollte sie sich nie dazu äußern. Diese untergründigen Traumatisierungen können aber erklären, weswegen der gut gemeinte Rückführungsversuch der

Einrichtung so scheiterte. Wobei es ein »erfolgreiches Scheitern« war, denn nur relativ kurze Zeit später hat Frau Reese ja wieder die Klinik verlassen und sich an einem weiter entfernten Ort ein selbstständiges Leben aufgebaut. Vielleicht musste sie die traumatischen Erfahrungen, die ihr an ihrem früheren Wohnort widerfahren waren, auf diese Art und Weise noch einmal an sich herankommen lassen, um sie dann besser hinter sich lassen zu können.
Beeindruckend ist auf jeden Fall, dass sie dies weitgehend für sich allein schaffte, denn ihre therapeutischen Begleitpersonen in der Klinik und in der Wohneinrichtung haben das nicht angemessen berücksichtigt. Man muss aber auch den Anteil von Frau Reese sehen, der unter dem Thema »Verkehrung der Opfer-/Täter-Rolle« analysiert wurde. Frau Reese zeigte sich in ihrem durchaus sehr liebenswürdigen, oft »liebkindhaft« anmutenden Verhalten als so unschuldig und hilfebedürftig, dass man sich ihrer annahm und gleichzeitig ihr die Verantwortung abnahm. Sie hat dadurch auch symbolisch »täterhaft« festgelegt, wie man mit ihr umgehen soll. Zum Glück schaffte sie es dann aus eigenem Antrieb, aus dieser ungünstigen Beziehungsgestaltung herauszukommen und ein selbstbestimmtes Leben zu führen. Dies mag also als Beispiel dienen, dass ein gutes Leben auch nach schweren Traumatisierungen und chronischen Krankheitsverläufen möglich ist. ×

Literatur

Bohleber, W. (2000): Die Entwicklung der Traumatheorie in der Psychoanalyse. In: Psyche, 54, 9/10, S. 797–839.

Boll-Klatt, A.; Kohrs, M. (2018): Praxis der psychodynamischen Psychotherapie. Stuttgart.

Doering, S. (2016): Übertragungsfokussierte Psychotherapie (TFP). Göttingen.

Dümpelmann, M.; Grimm, S. (2016): Traumatogene Störungen. In: Böker, H.; Hartwich, P.; Northoff, G. (Hg.): Neuropsychodynamische Psychiatrie. Berlin, S. 334–345.

Ermann, M. (2012): Psychoanalyse heute. Stuttgart.

Ermann, M. (2016): Psychosomatische Medizin und Psychotherapie: Ein Lehrbuch auf psychoanalytischer Grundlage. Stuttgart.

Frommberger, U.; Maercker, A. (2019): Posttraumatische Belastungsstörung. In: Voderholzer, U.; Hohagen, F. (Hg.): Therapie psychischer Erkrankungen – State of the art. München, S. 283–293.

Hirsch, M. (2011): Trauma. Gießen.
Huber, M. (2003): Trauma und die Folgen. Paderborn.
Maercker, A. (2017): Trauma und Traumafolgestörungen. München.
Rosner, R. (2019): Anhaltende Trauerstörung. In: Voderholzer, U.; Hohagen, F. (Hg.): Therapie psychischer Erkrankungen – State of the art. München, S. 207–214.
van der Kolk, B. (1996): Trauma and memory. In: van der Kolk, B. u. a. (Hg.): Traumatic stress. New York, S. 279–302.
Weiss, H. (2017): Trauma, Schuld und Wiedergutmachung. Stuttgart.

6. Gegenseitige Gefühlsresonanz: Übertragung und Gegenübertragung

Schon sehr früh hat Sigmund Freud mit dem Konzept der Übertragung eine modellhafte Vorstellung über therapeutische Beziehungsmuster entwickelt, die bis heute einen wesentlichen Bestandteil aller psychodynamischen Ansätze darstellt und die überhaupt zu den wichtigsten Erkenntnissen über die Abläufe in einer intensiven psychotherapeutischen Begegnung gehört. Sie stellt einen »Eckpfeiler aller psychodynamischen Therapien« dar (Boll-Klatt & Kohrs 2018, S. 545). Die von Freud zu Anfang beschriebenen Konzepte von Übertragung und Gegenübertragung haben mittlerweile auch die engere Sphäre der Psychoanalyse verlassen und Eingang in allgemeines psychotherapeutisches Denken gefunden.

Beispiel Frau U. ist etwa vierzig Jahre alt. Sie ist in einer ländlichen Gegend auf einem großen Bauernhof aufgewachsen und war wohl schon früh ein ungeliebtes »Problemkind«, aber aus ihrer Kindheit und Jugend liegen wenig Informationen vor. Sie hatte auf dem Bauernhof eine Menge von Personen um sich: Eltern, Großeltern, fünf ältere Geschwister, Angestellte und Nachbarn. Es hat den Anschein, dass sie zu niemandem eine engere Beziehung hatte, dass sie irgendwie »untergegangen« ist in dieser Menge. Privatheit und Öffentlichkeit waren immer vermengt, sodass sie keinen wirklich abgegrenzten Freiraum für sich hatte und sich in ihr nichts »fertig entwickeln« konnte. Sie lebte an der Grenze zur psychischen Verwahrlosung.

Psychotisch erkrankte sie in ihren Zwanzigern, aber nach den Informationen, die über sie vorliegen, ist sie nirgendwo länger in psychiatrischer Behandlung oder Betreuung gewesen, bevor sie in die sozialpsychiatrische Wohneinrichtung in der nahe gelegenen Stadt zog.

Ihre psychotische Symptomatik ist sehr diffus und ihre Körperwahrnehmung beeinträchtigt. So schildert sie zum Beispiel: »Ich kann jetzt nicht mit Ihnen mitkommen auf die Straße, mein Arm ist viel zu lang, der schleift doch hinterher.« Manchmal gerät sie in eine extrem angespannt-niedergeschlagene Stimmung und hält es mit sich und anderen nicht aus. Wenn man sie dann in ihrem Zimmer aufsucht, hat man den Eindruck wie in einer Totenhalle. Allerdings ist sie künstlerisch produktiv, sie malt Bilder und schreibt Geschichten. Als sie ihrem Bezugsbetreuer ihre Geschichte »Maskenball« vorliest und erläutert, in der es um Menschen geht, die spontan ihr Aussehen und ihre Stimmung ändern können, sagt sie dazu, dass sei ihre Art, ihre Probleme zu verarbeiten. Ihre Erkrankung kann sie selbst nur vage beschreiben, sie weiß auch nicht richtig, was sie für die Besserung ihres Zustandes tun kann, verbleibt aber immer in einer Hoffnung auf spontane Heilung: »Morgen bin ich bestimmt schon gesund.«

In Fallbesprechungen über sie wird immer wieder deutlich, dass sie eine sehr schwankende Identität hat, die Teammitglieder beschreiben sie sehr unterschiedlich. Es tauchen viele Facetten von ihr auf: die Zurückgezogene, die Witzige, die Grantige, die Beziehungsuchende, die sich vor Hausdiensten Drückende, die Künstlerische oder auch die Gastgeberin Frau U. Die Eindrücke von ihr sind nicht extrem polarisiert, wie es bei Borderlineklienten häufig vorkommt, man hat vielmehr das Gefühl, dass sie immer ein Gegenüber benötigt, auf das sie sich beziehen kann, um bestimmte Anteile ihrer selbst auszudrücken.

Dabei ist sie keinesfalls völlig beziehungsunfähig. Sie findet in der Wohneinrichtung bald mit einem Mann zusammen, zu dem sie eine Partnerschaft eingeht. Einerseits gibt es zwischen ihnen chaotische und dramatische Phasen, andererseits auch harmonische, in denen die beiden sich selbst »wie ein altes Ehepaar« erleben und sich so auch nach außen darstellen. In einer Supervision fällt der Satz: »Der eine ist das Symptom des anderen.« Beide suchen Halt, Versorgung und Geborgenheit. Sie unternehmen gemeinsame Ausflüge und Verwandtenbesuch. Aber die emotionalen Eigenarten des Partners (die übermäßige Ruhe des einen, die übermäßige Unruhe der anderen) werden öfter zum Auslöser von Krisen beim anderen. Beide haben psychotische Innenwelten, die manchmal gegenseitig angefacht werden.

Man kommt zu dem Gesamteindruck, dass es nicht möglich ist, an die »wahre« Frau U. heranzukommen, weil es die wahrscheinlich gar nicht gibt, weil sich nichts bei ihr »fertig entwickelt« hat. Umgekehrt gelingt es ihr, Anteile von sich in ihr jeweiliges Gegenüber herüberwachsen zu lassen, sodass bei den Personen, die enger mit ihr zu tun haben, individuell sehr viele und unterschiedliche Impressionen von Frau U. auftauchen. ×

Da es in diesem Buch nicht primär um psychodynamische Therapie geht, sondern um Erkenntnisse, die möglichst gut nutzbar für sozialpsychiatrisches »Alltagshandeln« sind, werde ich mich im Folgenden vor allem damit beschäftigen, wie Übertragungs- und Gegenübertragungsprozesse die alltäglichen Begegnungen zwischen Klienten und Helfern prägen können. Doch zunächst zu der Grundidee dessen, was eine Übertragung und was eine Gegenübertragung ausmacht.

Sigmund Freud beschreibt die Übertragung so, dass in einer aktuellen therapeutischen Begegnung für den Klienten nicht nur die unmittelbar situativen Gegebenheiten wie Persönlichkeit des Therapeuten, seine aktuellen Handlungen und Äußerungen erlebnisprägend sind. Es gehen vielmehr auch frühere Erfahrungen des Klienten ein: »[...] eine ganze Reihe früherer Erfahrungen wird nicht als vergangen, sondern als aktuelle Beziehung zur Person des Arztes wieder lebendig« (Freud 1904–1905/1981, S. 279 f.). Kindheitserfahrungen mit wichtigen Bezugspersonen, Konflikte, die mit diesen Personen bestanden oder durch sie ausgelöst wurden, erfüllte und nicht erfüllte oder gar traumatisierende Beziehungen – all das fließt aus der Vergangenheit in die aktuelle therapeutische Begegnung in Form impliziten Beziehungswissens ein, und zwar zum weit überwiegenden Teil unbewusst.

Ursprünglich wurde das biografische Feld, aus dem später Übertragungen erwachsen, meist relativ eng gefasst in dem Sinne, dass sich nur in der aktuellen Beziehung zum Therapeuten emotionale Prozesse wiederholen, die man im Zusammenhang mit elterlichen Bezugspersonen gehabt hat. Heutzutage ist man von dieser Beschränkung abgekommen: »Übertragungen finden in allen menschlichen Beziehungen statt, sie stellen vermutlich den affektiven Boden dar, auf dem sich jede bedeutsame Begegnung unbewusst inszeniert« (Boll-Klatt & Kohrs 2018, S. 546).

Dies wurde auch schon von Freud erkannt: »Die Übertragung stellt sich in allen menschlichen Beziehungen ebenso wie im Verhältnis des Kranken zum Arzt spontan her, sie ist überall der Träger der therapeutischen Beeinflussung, und sie wirkt um so stärker, je weniger man ihr Vorhandensein ahnt« (Freud 1910/1969, S. 97). Im letzten Satz wird deutlich, weswegen die Ausführungen über Übertragung und Gegenübertragung auch für die sozialpsychiatrische Praxis relevant sind: Übertragungs- und Gegenübertragungsprozesse sind nicht zu »verhindern«, sie finden andauernd statt, wenn Menschen sich begegnen – und sie können Gelingen und Misslingen der Beziehung umso mehr beeinflussen, »je weniger man sie ahnt«, je weniger Kenntnis man also von ihnen hat und je weniger man sich das Wissen über sie zunutze machen kann. Zu einer solchen Reflexion gehört auch die der Gegenübertragung.

»Wir sind auf die ›Gegenübertragung‹ aufmerksam geworden, die sich beim Arzt durch den Einfluß des Patienten auf das unbewußte Fühlen des Arztes einstellt« (Freud 1909–1913/1973, S. 108). Freud hat also sehr früh schon auch die »umgekehrte« Form der Übertragung, nämlich die Gegenübertragung, beschrieben.

Peter Hartwich und Heinz Böker definieren sie so: »Die Gegenübertragung ist das komplementäre Geschehen beim Therapeuten, das ebenfalls im erweiterten Sinn verstanden werden sollte, indem alle Gefühlsreaktionen, die der Patient im Therapeuten hervorruft, unter der Bezeichnung ›Gegenübertragung‹ subsumiert werden. Das heißt, im erweiterten Sinn, dass mit der Gegenübertragung die Gesamtheit der unbewussten Gefühlsreaktionen des Behandelnden und eines Therapeutenteams auf das Verhalten eines Patienten gemeint ist« (Hartwich & Böker 2016, S. 158). Mehr noch, jeder Therapeut bringt in seiner Gegenübertragung natürlich auch sein eigenes implizites Beziehungswissen unbewusst mit ein – ganz unabhängig von seinem Gegenüber. Gegenübertragung setzt sich nach heutigem Verständnis also immer zusammen aus der affektiven Reaktion des Therapeuten auf sein Gegenüber, beinhaltet aber auch eigene unbewusste Anteile, die er gleichsam auf den Patienten überträgt.

BEISPIEL Nach etwa einem halben Jahr der Betreuung fällt den Teammitgliedern auf, dass die Teammitglieder vor allem in Fallbesprechungen, aber auch im alltäglichen Austausch über individuell sehr unterschiedliche Erfahrungen mit Frau U. berichten. Diese sind zum Teil recht negativ. So befindet sie sich oft im Streit mit ihrem relativ jungen Bezugsbetreuer, der nun seinerseits ihr gegenüber aggressive Impulse empfindet. Sie sage immer, er verstehe sie nicht, tue zu wenig für sie, bevorzuge andere Bewohnerinnen, aber das stimme doch alles gar nicht, er habe sich sogar besonders für sie angestrengt. In Bezug auf eine andere Mitarbeiterin äußert Frau U., sie sei »beleidigt«, dass diese wegen Erkrankung zwei Monate ausfalle. Ein dritter Mitarbeiter berichtet dagegen, er habe kaum Schwierigkeiten mit ihr, es sei nur so, dass sie ihm gegenüber beteuere, wie schwer ihr das Leben in der Wohneinrichtung falle und dass sie oft überfordert sei.

Als der Einrichtungsleiter Frau U. anspricht, dass er gerne besser verstehen möchte, wieso er so Unterschiedliches über sie höre, beteuert sie: »Ich kann mein Leiden nicht ausdrücken, kann mich dadurch nicht entlasten, ich bestrafe die anderen durch meine Unfreundlichkeit, weil ich mich ihnen so unterlegen fühle, aber ich will keinen Streit, will in Ruhe und Frieden leben – aber Ihnen gegenüber, Herr L., würde ich nie mufflig sein, das würde ich Ihnen nie antun.«

Interessant daran ist, dass keins der Teammitglieder den Eindruck hat, Frau U. würde spalten in dem Sinne, dass sie versucht, Mitarbeiter gegeneinander auszuspielen, um daraus Entlastung und Vorteile für sich zu ziehen. Es scheint vielmehr so zu sein, dass Frau U. – aufgrund der psychotischen

»Ungeschütztheit« ihrer emotionalen Innenwelt – schnell in intensive Übertragungs-Gegenübertragungszirkel mit den Teammitgliedern gerät, und zwar je nachdem, ob in der Übertragungsbeziehung eher positive oder negative Objektbeziehungserfahrungen innerlich wiedererweckt werden. Für das Betreuungsteam kann dies eine wichtige diagnostische Information darüber sein, welche Interaktionsgestaltung mit Frau U. förderlich und welche ungünstig ist bzw. wie es am ehesten gelingen kann, ihr emotional nahezukommen und zu begegnen. ×

Besonders betonen Hartwich und Böker, dass »die Gegenübertragung, sofern sie dem Therapeuten bewusstwird, [...] ein wichtiges diagnostisches Instrument zur Erfassung unbewusster Strebungen des Patienten« (ebd., S. 151 f.) darstellt. Die Gegenübertragung kann man also als einen Weg zu einem tieferen Verständnis des Gegenübers ansehen – dies ist eine äußerst bedeutsame Chance, die Interaktion gerade mit schwierigen sozialpsychiatrischen Klienten möglichst förderlich zu gestalten. So weist Karl König (1999, S. 76) darauf hin, dass Patienten, mit denen man es in der Psychiatrie zu tun hat, oft besonders heftige Gegenübertragungsreaktionen hervorrufen. Wenn bei so einer heftigen negativen Gegenübertragung die eigene Verstricktheit nicht verstanden wird, kann das die Interaktion blockieren oder anderweitig destruktiv beeinflussen. Versteht man seine eigene intensive Gefühlsreaktion jedoch im Sinne einer Gegenübertragung, ist dies auch dem Verständnis für den Klienten und einem förderlichen Umgang mit ihm dienlich.

Die Reflexion über solche interaktionellen »Bruchstellen« kann im psychiatrischen Alltag nach Stavros Mentzos (2001, S. 100) zu einer »wohltuenden Milderung von Gegenübertragungsemotionen« führen: »Ich vermute, dass die bei Psychotherapeuten und insbesondere auch beim Pflegepersonal trotz bester Absicht oft zu beobachtende Müdigkeit und das sogenannte ›burning out‹ zu einem großen Teil auf die Sisyphusarbeit einer therapeutischen Strategie zurückzuführen sind, welche davon ausgeht, der Patient müsste eigentlich gesund werden, wenn er das an Zuwendung, Achtung, Ermutigung und Respekt bekäme, was er früher vermisst hat.«

Vor allem dann, wenn sich ein Mensch in einer extremen psychotischen Dilemmasituation (siehe Kapitel 9 über Psychosen) befindet, können ebenso extreme Übertragungs-/Gegenübertragungs-Konstellationen auftreten: Man will helfen und Zuwendung geben, beim Betroffenen allerdings löst das starke Ängste und Abwehr und Vermeidung aus. Die Gegenübertragung des Helfers kann sich nun so äußern, als habe man versagt, nicht genügend Nähe und

Unterstützung gegeben, man müsse also seine Bemühungen intensivieren (»mehr vom selben tun«), was dann zu neuen überschießenden negativen Reaktionen beim Gegenüber führt. Gleichwohl geht es ohne emotionale Neuerfahrungen für den Klienten nicht voran.

Die Allgegenwärtigkeit von Übertragung und Gegenübertragung

Lange Zeit erfolgte eine Beschäftigung mit Übertragung und Gegenübertragung nur im engeren psychoanalytischen Kontext, nicht aber in anderen therapeutischen Schulen wie der Verhaltenstherapie. Man sah die Entstehung einer Übertragung als notwendige Erfordernis für eine erfolgreiche psychoanalytische Therapie an. Nur durch die Übertragungsanalyse sei es möglich, den inneren Konflikten des Patienten auf die Spur zu kommen. Die Gegenübertragung des Therapeuten wurde dagegen anfänglich eher als kontraproduktives Phänomen angesehen, weil sie dem Ideal des objektiv zurückspiegelnden Analytikers widersprach. Gegenübertragungen würden den Therapieprozess stören, seien Ausdruck eines noch nicht perfekt arbeitenden Analytikers und würden seiner »Restneurose« entspringen.
Aufgrund der Erkenntnisse der Säuglingsforschung sieht die heutige intersubjektive Ausrichtung der Psychoanalyse das ganz anders:

» Nach intersubjektiver Auffassung gehören wechselseitige Übertragungen zu jeder menschlichen Begegnung und Beziehung, weil alle unsere Sichtweisen durch frühere Erfahrungen geprägt sind. Es gibt keine reinen Übertragungsbeziehungen und keine übertragungsfreien Beziehungen, wechselseitige Übertragungen sind ein Aspekt aller Beziehungen. Deshalb ist aus dieser Sichtweise vorzuziehen, von wechselseitigen Übertragungen oder von Resonanz zu sprechen und die begriffliche Trennung von Übertragung und Gegenübertragung zu vermeiden « (Neumann & Naumann-Lenzen 2017, S. 381).

Interessanterweise hat sich der Begriff der Resonanz in den letzten Jahren gerade in den Sozialwissenschaften verbreitet. Nach Hartmut Rosa (2016) befinden sich Menschen, die miteinander interagieren, in einem Zustand, in dem sie sich wechselseitig anregen. Subjektentwicklung geschieht überhaupt erst aus geteilten Resonanzerfahrungen. Aus soziologischer Perspektive werden hier viele Ideen beschrieben, die sehr gut in den psychodynamischen Kontext integrierbar sind.

Eckhart Neumann konkretisiert:

» Es geht bei der Analyse unserer affektiven Resonanz dann eher um eine Denk- und Fühlrichtung: Was ist in uns selbst jetzt an Resonanz angeregt und womit hat dies zu tun – diese Frage stellt sich uns, und wir denken/fühlen in zwei Richtungen:
1. was an eigener Lebensgeschichte und Situation schwingt jetzt mit und
2. was ist möglicherweise jetzt gerade eine spezielle Resonanz auf bewusste oder unbewusste Anliegen des Patienten? « (Neumann 2017, S. 71).

Gerd Rudolf beschreibt, welches Konfliktpotenzial in einer Übertragungs-/Gegenübertragungssituation durch enttäuschte Hoffnungen entstehen kann:

» Der Patient möchte in seiner Klage angenommen, verstanden, beruhigt und ermutigt werden. Freilich signalisieren negative Gegenübertragungsgefühle der Therapeutin, warum diese Bedürfnisse des Patienten häufig nicht erfüllt, sondern versagt werden: Der Patient inszeniert unbewusst eine konflikthafte Beziehung, in der seine eigenen Hoffnungen und Sehnsüchte ebenso zum Ausdruck kommen wie Tendenzen seines Gegenübers, diese Hoffnungen unerfüllt zu lassen und zurückzuweisen. Es ist für die Therapeutin wichtig, sich dieses konflikthaften Beziehungsgefüges bewusst zu werden, anstatt entweder die negative Einstellung zu agieren oder das positive Gegenübertragungsgefühl zur Wiedergutmachung eines schwierigen Lebensschicksals zu bemühen « (Rudolf 2019, S. 57).

BEISPIEL Eines Tages kommt der junge Bezugsbetreuer von Frau U. zum Einrichtungsleiter und fragt ihn: »Was hat Frau U. nur mit mir gemacht im Gespräch gestern? Zuerst fühlte ich mich erschüttert-hilflos, dann machte ich mir viele Gedanken über sie und wollte sie kaum alleinlassen. Kurze Zeit danach hörte ich sie aufgelockert am Telefon sprechen, worauf ich zuerst sehr erleichtert war, danach aber auch wieder verärgert, weil sie zuerst so ein Drama gemacht hat und nachher wieder alles verpufft war.« ×

Hier finden sich kurz nacheinander verschiedene emotionale und kognitive Resonanzen bei dem jungen Teammitglied, die sicher auch mit seiner eigenen Biografie (»Ich muss ein guter Helfer sein, darf meine Klienten nicht mit ihren Nöten alleinlassen« o.Ä.) zu tun haben. Solche inneren Gefühlsreaktionen sind kein »Sonderfall« eines speziellen therapeutischen Kontextes, sie sind buchstäblich sozialpsychiatrischer Alltag. Für den noch nicht sehr berufserfahrenen Betreuer ist es wichtig, zu erkennen, dass die Klientin Frau U. auf ihn sowohl Wünsche als auch Sehnsüchte projiziert, dass bei der Fülle ihrer Beziehungswünsche aber auch gleichzeitig ihre früheren Enttäuschungen reaktiviert werden, weil der Betreuer sich überfordert fühlt und sich dann eher zum versagenden Beziehungspartner für Frau U. wandelt.

Konkordante und komplementäre Gegenübertragungsmuster

Die Gegenübertragung ist immer eine emotionale Resonanz, ein subjektiver Gefühls- oder Handlungsimpuls darauf, wie man den Klienten aktuell erlebt. Das Ganze hat auch viel mit der Aktivierung von Spiegelneuronen zu tun (Bauer 2006). Diese spontanen Gefühlsreaktionen beim therapeutischen Gegenüber können sich aber entweder so zeigen, dass man mit dem Klienten »mitschwimmt«, sich also eher mit ihm identifiziert (konkordante Gegenübertragung), oder aber so, dass man sich innerlich gegen ihn positioniert (komplementäre Gegenübertragung).

Eine konkordante Gegenübertragung äußert sich in einer Identifizierung mit dem, was der Klient spürt und nonverbal oder verbal ausdrückt. Beim Therapeuten dominiert also eine Empathie für das zentrale subjektive Erleben des Klienten, »das heißt, er fühlt wie der Patient« (Boll-Klatt & Kohrs 2018, S. 567). Die inneren Strukturen des Klienten (Ich, Es, Über-Ich) sind konkordant mit den inneren Strukturen des therapeutischen Gegenübers (dies entspricht in vielem der »Spiegelübertragung« nach Kohut, Kapitel 7.)

Beispiel Ein studentischer Klient hat in einer wichtigen Prüfung versagt und ist durchgefallen. Eine komplementäre Gegenübertragung würde sich in etwa so äußern: »Ach, dieser arme Mensch, er hat schon so viele Frustrationen in seinem Leben hinter sich, jetzt haben die Prüfer ausgerechnet ihn viel zu hart rangenommen und jetzt hat er schon wieder so eine Katastrophe in seinem Leben.« ×

Eine komplementäre Gegenübertragung ist eine Identifizierung mit dem, was der Patient nicht tolerieren kann, was er abspaltet, projiziert oder unterdrückt. Das therapeutische Gegenüber ist dann nicht empathisch mit dem Klienten, sondern mit der gerade dominanten Objektrepräsentanz des Klienten, zum Beispiel mit dem Vater, der den Sohn drängt, nun endlich sein Studium zu beenden, was für den Sohn nicht zu ertragen ist und abgewehrt werden muss.

Im Beispiel würde die innere subjektive Reaktion des Therapeuten in einer komplementären Gegenübertragung etwa so klingen: »Ja, das hat er davon, wir haben so oft darüber gesprochen, dass er seinen Arbeitsschwierigkeiten nicht ausweichen darf, jetzt hat er die Vorbereitung wieder viel zu lange schleifen lassen, da ist es kein Wunder, dass er durchgefallen ist.«
Aber noch einmal zurück zur Fallgeschichte von Frau U.:
Die Beziehung von Frau U. zu dem jungen Mitarbeiter (Frau U: hohe Erwartung an ihn, vielleicht auch wiedererweckter Wunsch nach einer engeren Beziehung, dann Enttäuschung, als sich das nicht realisieren lässt) wird durch Verluste und Enttäuschungen in ihrer von Verwahrlosungstendenzen gekennzeichneten Biografie belastet. In einer zunächst konkordanten Gegenübertragung gibt sich der Betreuer anfangs sehr interessiert und bemüht um das Fortkommen von Frau U. Als dieses Engagement aber nicht fruchtet, ist er seinerseits enttäuscht und auch wütend über sie, die Gegenübertragung hat sich zu einer komplementären gewandelt, denn ihr Betreuer hat sich jetzt mit den verinnerlichten Objektrepräsentanzen von Frau U. identifiziert, die für Ablehnung und Geringschätzung ihrer Person stehen.
Im Verhältnis zu dem – deutlich älteren –Einrichtungsleiter taucht das Thema von Abwertung, Enttäuschung und Aggression gar nicht auf. Frau U. hat zu ihm ein sehr freundlich-positives Verhältnis – vielleicht als Wiederbelebung einer positiven Objektrepräsentanz, die einer früheren Beziehungserfahrung zu einer älteren Person entstammt, die für Unterstützung und Fürsorge steht. Der Einrichtungsleiter identifiziert sich nun in einer konkordanten Gegenübertragung mit diesen positiv besetzten inneren Repräsentanzen von Frau U. Man kann daraus den Schluss ziehen, dass für sie eine ältere Bezugsperson, auf die eine positivere Übertragung gerichtet ist, als Betreuerin oder Betreuer geeigneter sein könnte als ein junger Mann.

Im Folgenden wird noch deutlich werden, wie das therapeutische Gegenüber bei bestimmten Symptomatiken in die »mitschwimmende«, bei anderen in die »dagegenhaltende« Position geraten kann.

Übertragung und Gegenübertragung bei spezifischen Krankheitsbildern

Die Phänomene von Übertragung und Gegenübertragung sind nicht trennscharf von den Inhalten abzugrenzen, die in den anderen Kapiteln behandelt werden. Einzelne Krankheitsdynamiken können spezielle Formen der Übertragung/Gegenübertragung nach sich ziehen, aber auch in der Selbst-Theorie von Heinz Kohut (Kapitel 7) oder der Objektbeziehungstheorie (Kapitel 8) geht es ganz zentral um Übertragungsprozesse. Schließlich sind auch die Phänomene der Traumatisierung (Kapitel 5) und Bindung (Kapitel 4) immer davon erfüllt. Dies wurde in den entsprechenden Abschnitten beschrieben. Hier soll es nun noch einmal um Übertragungs-/Gegenübertragungsphänomene bei einzelnen Krankheitsbildern gehen.

Narzisstische Störungen

Nach Heinz Kohut (1975) zeigen Menschen mit einer narzisstischen Störung (siehe dazu ausführlicher Kapitel 7) zwei typische Formen der Übertragung: die »idealisierende Übertragung« und die »Spiegelübertragung«.
Die idealisierende Übertragung leitet sich aus der idealisierten Elternimago her, die der selbstwertlabile Mensch aktiviert, um seine defizitäre Identität aufzuwerten. Nicht er selbst ist ein vollkommener Mensch, dafür aber sein Gegenüber. »So kommt es, dass der Therapeut als besonders großartig und omnipotent erlebt wird« (Hartwich & Böker 2016, S. 161).
Zur therapeutischen Person besteht demnach nicht einfach nur eine intensivere positive Beziehung, ihr wird vom Klienten vielmehr Großartigkeit bis zu einer Art Allmacht zugeschrieben. Damit wird die Person natürlich implizit auch unter Druck gesetzt: Sie ist aus Sicht des Klienten nicht einfach nur ideal, sie muss es auf jeden Fall auch bleiben, und jedes Anzeichen, dass dem nicht so ist, kann zu heftigen Enttäuschungen und Abwertungen führen.
In der Spiegelübertragung stellt der Klient eine Beziehungskonstellation her, in der die therapeutische Person in die Position gebracht wird, dem Klienten eine Vollkommenheit zu unterstellen, also ihn zu bewundern in seiner Perfektheit. Die Klienten-Person ist ideal, alle Unvollkommenheit wird der Umwelt zugeschrieben. Auch hier wird also die therapeutische Person nicht in ihrer persönlichen Realität wahrgenommen, sondern in ihrer (Selbstobjekt-) Funktion, dass sie dem Klienten die Idealität bestätigen soll, die er selbst in

seiner brüchigen Identität nicht stabil verankern konnte. Solche Tendenzen findet man bei Menschen, »die immer wieder versuchen, ihr tatsächliches Können ihren irreal erhöhten Erwartungen von sich selbst anzugleichen und auch nicht in der Lage sind, Wissenslücken zuzugeben, um sich der Scham des Bloßgestelltwerdens nicht auszusetzen (ebd., S. 162).

Nach Heinz Böker und Peter Hartwich sind zwei Gegenübertragungsformen bei Idealisierung und Spiegelung aufseiten der therapeutischen Person charakteristisch.

Zum einen kann der Klientenwunsch nach Idealität unangenehm sein, was dann ablehnende Tendenzen beim Therapeuten nach sich ziehen kann, weil er sich zu hohen Erwartungen ausgesetzt sieht, sich nicht real gesehen fühlt, Arroganz beim Klienten spürt usw. »Zum anderen kann sich der Therapeut in seinem eigenen unbewussten Narzissmus bestätigt fühlen. Es geschieht eine narzisstische Verführung, indem das Größenselbst des Therapeuten ›angezapft‹ wird« (ebd.). Die therapeutische Person fühlt sich geschmeichelt, weil der Klient ihr (zu) viel zutraut. Hier sind natürlich massive Enttäuschungsreaktionen durch den Klienten vorprogrammiert. Deswegen ist es gerade bei noch unerfahrenen Helferinnen und Helfern wichtig, solche Gefahren zu erkennen und die Klienten dabei zu unterstützen, diese ihrerseits zu erkennen.

Gerhard Dammann (2012) schildert solche Gegenübertragungsfallen bei Menschen mit narzisstischer Problematik noch etwas drastischer in folgender typisierter Klientenäußerung:

> » ›Ich bräuchte dringend Hilfe. Es geht bei mir um Leben oder Tod. Aber das, was ich hier an Therapie bekomme, das ist ja wohl gar nichts!‹ Aussagen wie diese bewirken bei den Behandlern heftige Gegenübertragungsreaktionen, die von Wut, Gegenübertragungshass bis hin zu eigenen Insuffizienzgefühlen, dem Patienten gar nicht zu genügen, reichen können « (Dammann 2012, S. 38).

Der Autor betont, dass es deswegen so schwierig sein kann, eine therapeutische Beziehung zu narzisstisch gestörten Menschen aufzubauen, weil Therapie immer eine Einschränkung der Autonomie in dem Sinne bedeutet, dass der Klient anerkennen muss, dass der andere, also der Therapeut, etwas hat, über das er selbst nicht verfügt. »Viele narzisstische Patienten verwenden deshalb die Stunden, um zum Beispiel zu zeigen, dass sie genauso viel wert sind wie der Therapeut (intellektueller Schlagaustausch), dass dieser ihr Problem nicht erfasst oder vieles falsch macht« (ebd., S. 38 f.). Es ist dann leicht nachzuvollziehen, dass sich daraus die oben erwähnten, zum Teil sehr aggressiven Gegenübertragungsreaktionen entwickeln können.

Die geringe Empathie und Beziehungsfähigkeit können bei der therapeutischen Person auch zu dem Eindruck führen, dass sich in der therapeutischen Begegnung nichts entwickelt, man kein Fortkommen sieht, was bei ihr dann wiederum das Erleben verstärken kann, psychotherapeutisch zu versagen. Obwohl ihr vielleicht rein rational klar ist, dass der Stillstand in der Beziehung zum Klienten nicht ihr (allein) angelastet werden kann, können doch heftige Gefühle von Defizienz und Versagen auftreten. Umso wichtiger sei es, das hebt auch Dammann hervor, die eigenen Gegenübertragungsgefühle wahrzunehmen und sich zu »übersetzen« (ebd., S. 42).

Der Autor mahnt zur Vorsicht unter anderem bei folgenden Gegebenheiten in der therapeutischen Situation:

- Ärger (etwa über eine monologisierende Weitschweifigkeit des Klienten) und Langeweile,
- Gefühle, dem hochinteressanten und anspruchsvollen Patienten als Therapeut nicht genügen zu können,
- starke Faszination, die der Klient auf den Therapeuten ausübt,
- relevante Themen, die aber aus der Therapie ausgeklammert werden,
- unrealistische Ziele des Klienten,
- Tendenzen zum »Gegenangriff« oder Machtkampf.

Depressive Störungen

Bei einem Menschen mit einer depressiven Problematik ist häufig festzustellen, dass er sich schon im Erstgespräch als schwach, hilflos, schutz- und verständnissuchend darstellt. »Wenn seine Depression, wie häufig zu erfahren, mit frühkindlichen Verlusterlebnissen einhergegangen ist, dient seine unbewusste Übertragung dem Wunsch, die Situation vor dem Verlust wiederherzustellen, was mit idealisierenden Hoffnungen einhergehen kann« (Böker & Hartwich 2016, S. 159). An das therapeutische Gegenüber können also unterschwellig Beschützererwartungen gestellt werden. Nach Böker und Hartwich zeigt sich eine solche Übertragungskonstellation häufig auch im Privatleben des Klienten in Bezug auf Partner oder Partnerin.

Darauf gibt es eine genauso typische Gegenübertragungsreaktion in der Helferperson: Es werden »mütterliche«, schutzgebende Impulse ausgelöst. Dies kann dazu führen, dass die therapeutische Person unreflektiert in eine allzu schonende Haltung gerät und die Verantwortung vom Klienten fernzuhalten versucht. Dies kann im Weiteren zu einer ungünstigen Wechselwirkung führen. Der Klient zeigt anfangs eine langsame Besserung und er verhält sich angepasst, was das Gegenüber in seiner aktiven Rolle bestärkt. Kommt die Therapie dann aber an einen Punkt, an dem Schmerz- und Verlusterfahrungen aktuell werden, kann sich Widerstand und Abwehr beim Klienten regen: »Er verharrt in der depressiv klagenden Haltung, um den Verlust nicht wiederbeleben zu müssen« (ebd.).

Der Klient besteht unbewusst auf seinen depressiven Symptomen, um den Verlustschmerz nicht zu spüren. Seine fortgesetzte Klage über sein Leiden kann von der Helferperson aber zunehmend als Anklage empfunden werden, dem Klienten nicht genügend geholfen zu haben. Beim Helfer können sich dann im Laufe der Zeit mehr und mehr aggressive Gegenübertragungserscheinungen regen: »Seine zunehmenden aggressiven Gefühle werden aber durch Leid und Hilflosigkeit des Patienten gebunden« (ebd.), das heißt, der Helfer empfindet eine Barriere, sich dem Klienten gegenüber ehrlich zu äußern, und zwar aus Furcht, ihn zu sehr zu verletzen. Solche therapeutischen Zwangslagen können aber, wenn sie genügend reflektiert werden, diagnostisch genutzt werden. Der Therapeut kann die Aggression, die er bei sich spürt, als diejenige identifizieren, die der Klient unbewusst in sich aufgestaut hat und die aufgrund seiner früheren Verlusterlebnisse so stark ist, dass er sie gegen sich selbst und auch gegen den Therapeuten richtet. Das therapeutische Gegenüber erlebt die Wut also stellvertretend für den Klienten.

In der Partnerschaft eines depressiven Klienten können sich ähnliche Muster zeigen. Die Partner haben häufig die Erfahrung gemacht, dass ihr Unterstützungsbemühen auf Dauer abgewehrt wird, es entsteht mehr und mehr Ärger über eine solche »undankbare« Haltung, die aber wegen der Labilität des Klienten nicht gezeigt werden darf. »Der gesunde Partner ist ständig damit beschäftigt, die ursprünglich vom Depressiven stammende implantierte Wut zu unterdrücken und muss dabei viel an Lebensenergie aufbringen« (ebd., S. 160). Der depressive Partner spürt unbewusst diese Blockade, was in ihm nun wiederum unterschwellige Schuldgefühle auslöst.

Gerd Rudolf gibt den Hinweis, dass, wenn strukturell schwer beeinträchtigte Klientinnen und Klienten kaum zu Äußerungen über sich zu bewegen sind, dies nicht als »trotzige Verweigerung, sondern als Ausdruck ihrer Sprachlosigkeit und emotionalen Einschränkung zu verstehen« ist. Hier ist emotionale Anteilnahme, eine »beelternde Einstellung, etwa so, wie halbwegs geduldige Eltern sie gegenüber ihren nicht immer einfachen jugendlichen Kindern aufbringen« (Rudolf 2019, S. 90), angebracht.

Suizidalität

Eine extreme Form der Gegenübertragung, die im Umgang mit depressiv-suizidalen, vor allem chronisch suizidalen Menschen auftreten kann, wird als »Gegenübertragungshass« beschrieben, nach Heinz Böker und Peter Hartwich eine Mischung aus Ärger, Abneigung und manchmal sogar wirklich Hass: »Hat das Behandlerteam wochenlang alles unternommen, was therapeutisch die Suizidalität beheben soll, muss aber immer wieder erfahren, dass keine Besserung erfolgt und der Patient mit seiner Symptomatik der ›Mächtigere‹ ist, dann können neben der stark belastenden Sorge unbewusste Wünsche seitens der Therapeuten aufkommen. Diese können zum Inhalt haben, der Patient solle doch sterben, damit die Qual ein Ende habe« (Böker & Hartwich 2016, S. 161).
Beide Gegenübertragungskonstellationen, die bei chronischen Depressionen und die bei Suizidalität, können für das therapeutische Gegenüber sehr belastend sein und auf eine gewisse Art das Leiden der Klienten im Therapeuten doppeln. Für die sozialpsychiatrische Praxis ist es schwierig, ganz konkrete, verhaltensnahe Tipps für den Umgang damit zu geben. Wie weiter oben schon beschrieben, sind Übertragungs-/Gegenübertragungskonstellationen allgegenwärtig, sie sind nicht zu vermeiden. Im Gegenteil, gäbe es solche Konstellationen der Resonanz, des Sich-gegenseitig-in Beziehung-Setzens nicht, wäre therapeutisches Handeln wohl kaum möglich. Entscheidend ist, dass man als therapeutisches Gegenüber nicht »blind« in diese Konstellationen hineingerät und in ihnen verfangen bleibt, sondern dass man sich über Eigenreflexion, Team- und Supervisionsgespräche solcher Fallen und Sackgassen des therapeutischen Umgangs möglichst bewusst wird und sich reflektiert verhält zu diesen inneren Affekten und Impulsen, die manchmal dramatisch werden können und dann die therapeutische Handlungsfähigkeit bedrohen.

Schizophrene Störungen

Die ursprüngliche Annahme Freuds, dass Menschen mit psychotischen Problematiken unfähig seien, Übertragungsbeziehungen aufzubauen, ist heute widerlegt. Allerdings treten im Umgang mit Menschen mit schizophrenen Störungen besondere Schwierigkeiten auf, die vor allem das »Nähe-Distanz-Dilemma« (Mentzos 2009) betreffen, das im Kapitel 9 über Psychosen näher erläutert ist.
In seinen Überlegungen zu Übertragung und Gegenübertragung in der Psychotherapie mit psychotischen Patienten, die in ihren Grundzügen auch auf

sozialpsychiatrische Betreuungskontexte zutreffen, weist Frank SCHWARZ (2001) darauf hin, dass intensivere therapeutische Kontakte eine Bedrohung für Betroffene bedeuten können, weil ihre Ich-Grenzen schwach und die Identität fragil sind. Es kann also eine heftige Angst vor einer Art »Beziehungsüberschwemmung« entstehen (»therapeutische Einkreisung«). Helga FELSBERGER spricht auch von »Auslöschungsangst« (2018, S. 72.).

Das, was Stavros Mentzos als das psychotische Dilemma beschrieben hat, dass ein schizophren vulnerabler Mensch nicht allein und gleichzeitig nicht beim anderen sein kann, wird bei SCHWARZ (2001) und in Anlehnung daran bei HARTWICH und BÖKER (2016) als pathologisch verzerrte Nähe-Distanz-Regulation bezeichnet, weil »die Einordenbarkeit des Therapeuten als etwas, was außen ist – außerhalb seiner selbst – erschwert ist« (ebd., S. 164). Im Erleben des psychotisch Erkrankten drohe immer eine nicht zu verhindernde symbiotische Verschmelzung, weswegen es dann vorkommen kann, dass sich der Betroffene abrupt zurückzieht in eine »autistische Isolation«. Die therapeutische Person kann deshalb in ihrer Gegenübertragung ebenso plötzliche Wechsel zwischen intensiver Nähe und kalter Abgrenzung erleben. Sie muss dies aber als innere Antwort auf die Nähe-Distanz-Regulierungen des Klienten einordnen, ansonsten kann es schnell zu einem generellen Abbruch der Helferbeziehung führen.

Die Übertragungs-/Gegenübertragungskonstellationen können im Umgang mit Menschen mit psychotischen Problemen sehr schnell wechseln, so als ob vom Klienten verschiedene Übertragungstypen »durchprobiert« würden. Dies passiert vor allem bei Menschen mit hebephrener Problematik, »wenn sie die Gesprächsinhalte ständig wechseln und von einem Thema zum anderen springen« (ebd.).

BEISPIEL Herr K., bei dem eine Hebephrenie diagnostiziert wurde, ist erst vor ein paar Tagen in die Wohneinrichtung eingezogen. Seine Bezugsbetreuerin versucht, im Gespräch einen Kontakt zu ihm aufzubauen, was ihr nicht leichtfällt. Er gibt nur einzelne symbolische Äußerungen von sich: »Göttin«, »Pink Floyd«, »Macht«, »leichtes Essen« usw. Zum Teil gestikuliert er heftig, zum Teil mit einer gewissen Komik. Die Betreuerin erlebt in Bezug auf ihn schnell wechselnde Gefühle von Unverständnis, Abneigung, dann wieder Hingezogenheit und Nähe. Herr K wechselt in diesem zwanzigminütigen Gespräch(sversuch) zwischen Ruhe, Freundlichkeit, Ängstlichkeit und gereizter Hektik. Einmal kommt er mit dem Zeigefinger ganz dicht an die Nase der Betreuerin, als wolle er sie erschrecken, was durch seinen freundlichen Gesichtsausdruck aber gleichzeitig wieder unterwandert wird.

Im Teamgespräch danach äußert die Kollegin, dass das nicht einfach für sie gewesen sei, dass sie aber das Gefühl gehabt habe, als wolle Herr K. ihr gegenüber auf einer nonverbalen Ebene Aspekte seiner Psyche eröffnen, etwas, was ihm verbal anscheinend nicht gelinge, sodass er seine widersprüchliche Emotionalität und sein konflikthaftes Beziehungserleben zwischen Nähe und Distanz über seine Handlungen kommuniziere. ×

In Extremfällen psychotischer Desorganisation können »Übertragungspsychosen« auftreten. Hier wird die therapeutische Person in einen Wahn des Klienten eingebaut, positiv (in Formen von Liebeswahn) oder negativ (in paranoiden Formen). In jedem Fall verliert die therapeutische Person in der Wahrnehmung des Klienten ihre Eigenständigkeit, sie wird »zum Geschöpf des Patienten«. Wenn hier nun von der therapeutischen Seite zu sehr versucht wird, diese Wahnschöpfung wieder aufzulösen, kann bei einem Klienten genau das Gegenteil bewirkt werden, dass er nämlich umso »rigider an der Übertragungspsychose festhält« (ebd., S. 165). Die Übertragungspsychose hat für den Klienten also eine Schutzfunktion. Wenn die therapeutische Person darauf nur mit Ungeduld, Ärger oder Ablehnung reagiert, verfehlt sie das Gegenüber in seinem Leid.

Borderline-Störung

Im Umgang mit Menschen mit einer Borderlineproblematik ist es nach Annegret Boll-Klatt und Mathias Kohrs (2018) besonders wichtig, die Auswirkungen der schnell wechselnden inneren Zustände der Betroffenen, die sich dann in der therapeutischen Person widerspiegeln, wahrzunehmen. Da die Selbst- und Objektrepräsentanzen der Betroffenen nicht stabil ausgeprägt sind, kommt es auch zu schnell fluktuierenden Gegenübertragungen. Die Repräsentanzen von sich selbst und von anderen fließen zudem oft ineinander, was sich bei der Helferperson vor allem in einer komplementären Gegenübertragungskonstellation äußert: »Sie ist ein Abbild der unbewussten Phantasien, die der Patient seinen inneren Objekten (Objektrepräsentanzen) zuschreibt, das heißt eine Identifizierung mit dem Du-Anteil« (Ermann 2016, S. 494). Der Helfende gerät dann eher in eine sich abgrenzende und meist auch negative Haltung gegenüber der Borderlineperson – so wie die engeren Bezugspersonen, zu denen der Klient meist auch eine höchst ambivalente Beziehung hat. Hier ist wiederum wichtig, dies bei sich sensibel zu registrieren, da ansonsten ein empathischer Kontakt blockiert ist, worauf der Klient seinerseits häufig mit jähem Kontaktabbruch reagiert.

Für die therapeutische Person kann es leichter werden, mit dramatischen Zuspitzungen in der Gegenübertragung zum Betroffenen umzugehen, wenn sie sich die Tatsache vergegenwärtigt, dass diese »sich nicht vorstellen können, dass es eine andere Möglichkeit der Bindung gibt als die oft katastrophische, unter der sie selbst ein Leben lang gelitten haben« (ROHDE-DACHSER o. J., S. 21). Das bedeutet, dass hier zwei »Beziehungserfahrungswelten« aufeinanderstoßen können: die der therapeutischen Person, die sich an Verbindlichkeit, Sicherheit, Ruhe und Wärme in der Beziehung orientiert, und die des Borderlinebetroffenen, in dem es oft dramatisch und »katastrophisch« zugeht.

Auf einen weiteren Aspekt weist Karl König hin. Er merkt an, dass der Umgang mit Psychosekranken oft leichter falle als der mit Borderlinekranken. Der Psychotiker wird eher als krank und nur eingeschränkt verantwortlich für seine Äußerungen eingeschätzt. Dagegen: »Der Borderline-Patient wird eher als jemand gesehen, der anders könnte, wenn er nur wollte« (KÖNIG 1999, S. 138).

BEISPIEL Im Fallbeispiel von Frau U. (S. 87 f.) ist schon beschrieben, dass sie bei den Mitarbeiterinnen und Mitarbeitern der Einrichtung ganz unterschiedliche Gegenübertragungskonstellationen auslöst, dass die Teammitglieder sich von ihr aber nicht gegeneinander ausgespielt fühlen. Dadurch bleibt der alltägliche Umgang mit ihr meist »friedlicher« als mit den Borderlinebetroffenen in der Einrichtung. ×

Für die Gegenübertragungsreflexion in Bezug auf Borderlinebetroffene heißt das, dass man hier noch sensibler und vorsichtiger mit akuten Zuspitzungen umgehen und immer in Betracht ziehen muss, dass die heftigen Impulse, die sie beim Gegenüber auslösen, keine gezielte Strategie sind, den Therapeuten zu »triezen« oder zu »nerven«, sondern Ausdruck ihrer defizitären Innenwelt, die in der konkreten Situation keine andere Kontaktform ermöglicht.

Angesichts solcher für das therapeutische Personal unangenehmen Äußerungen der Klienten kann nach Christa Rohde-Dachser als mögliche, aber natürlich ungünstige Gegenübertragungsreaktion die Tendenz auftauchen, den Klienten »mit Anstand loszuwerden«: »Der Therapeut schützt sich mit dieser Reaktion unbewusst gegen die Überforderung durch die vage gespürten, riesenhaft-illusionären Erwartungen des Patienten und gegen das Erlebnis der Ich-Entleerung, das der ›Borderline-Dialog‹ leicht in demjenigen erzeugt, der wirklich versucht, sich mit dem Patienten einzulassen« (ROHDE-DACHSER 1983, S. 74).

Dazu kann noch eine negative therapeutische Reaktion des Klienten kommen, die aus dem psychischen Dilemma herrührt, dass der Klient, wenn die

Therapie nützlich sein soll, seine Abwehrmanöver, die für ihn »lebensrettende Erhaltungsmechanismen« (ebd., S. 187) verkörpern, aufgeben muss. Das heißt, therapeutische Fortschritte tragen für den Klienten in sich auch immer einen bedrohlichen Charakter, denn dann »droht« es ihm, auf bisher schützende Abwehrstrukturen verzichten zu müssen.

Magdalena Stemmer-Lück betont ebenfalls, dass die Berücksichtigung der Gegenübertragung in der Arbeit mit Borderlinebetroffenen »sehr speziell und notwendig« ist. In Anlehnung an Harold Koenigsberg beschreibt sie plastisch intensive Gegenübertragungsreaktionen, die im Kontakt mit den Betroffenen auftreten können (Stemmer-Lück 2009, S. 211 ff.):

Fehlende Beziehungskontinuität »Auffällig ist, dass auch auf der Seite der Betreuer oder Behandler die Beziehungsqualität sehr rasch wechseln kann. Wir als Behandler spüren in uns oft rasende Wut, Aggressionen, die wir nicht verstehen, die übertrieben und unangemessen sind und von denen wir nicht lassen können. Dann wiederum erleben wir starke Beschützerimpulse.«

Omnipotente Gegenübertragung Durch die typischen Abwehrmechanismen der Spaltung und Idealisierung entstehen auf Klientenseite Wünsche nach einem allmächtigen Betreuer. Der Betreuer übernimmt unbewusst diese Wünsche: »Wir sind dann mit dem Wunsch des Klienten projektiv identifiziert.«

Retter Dies ist eine Variante der omnipotenten Gegenübertragung, die sich dann in dem Wunsch des Behandlers widerspiegelt, Retter des Klienten zu sein. Solche Rettungswünsche finden sich nach Stemmer-Lück häufig bei Menschen in helfenden Berufen. Dann werden die Rettungswünsche des Klienten noch durch das Rettungsbedürfnis des Helfers unterfüttert. »Oft werden solche Gegenübertragungen aktualisiert, wenn die Betroffenen zum Beispiel in dramatischen Einzelheiten Suizidversuche oder Suizidphantasien schildern.«

Machtlosigkeit Hier erlebt sich der Behandler als inkompetent, ohne Einflussmöglichkeit und hilflos, also nicht als Retter, sondern als Versager. Diese Reaktion kann zum einen damit zusammenhängen, dass der Klient die Themen, die besprochen werden, kontrolliert und steuert und beispielsweise mit rasender Wut auf das Ansprechen bestimmter für ihn unangenehmer Themen reagiert. Zum anderen ist es auch möglich, dass sich die Hilflosigkeitsgefühle über projektive Identifikationsprozesse in die Helferperson verlagern.

Wut und Hass Wenn Hassgefühle dominant werden in der Gegenübertragung, hängt das nach Stemmer-Lück damit zusammen, dass die Täter-Opfer-Dynamik aktiviert ist, wenn also Borderlinebetroffene von der Opfer- in die Täterrolle wechseln (siehe dazu auch den entsprechenden Abschnitt im 5. Kapitel über »Trauma und Traumatisierung«). Wenn das Täter-Opfer-Beziehungsmuster die psychisch am tiefsten eingeprägte Interaktionsmöglichkeit eines Menschen ist, kommt es vor, dass die innere Opfer-Repräsentanz durch die innere Täter-Repräsentanz ersetzt wird: »Der Klient kann in der Realisierung der Täterrepräsentanz den Betreuer missbrauchen, ausnutzen, ihn schonungslos kritisieren, unaufhörlich Forderungen stellen, in das persönliche Leben eindringen oder ihn gar bedrohen.« Dies führt zu Wut und Hass beim Behandler. »Der Betreuer fühlt sich in seiner Integrität angegriffen, so wie sich auch der Klient früher in seiner Integrität angegriffen fühlte.«

Dies ist eine allgemein hilfreiche Leitlinie für den fachlichen Umgang mit sehr heftigen negativen Gegenübertragungsgefühlen bei der Helferperson – nicht nur bei Borderlineproblematiken: Wenn man sich in der Interaktion mit Klienten bodenlos geängstigt, verunsichert, bedroht oder eben auch wütend und hasserfüllt fühlt, sollte man davon ausgehen, dass dies Gefühle und Empfindungen sind, wie sie die Klienten in ihrer Vergangenheit selbst erlebt haben. So kann sich das Erleben von Ausgeliefertsein und Hilflosigkeit, von Hass und Aggression, von Abwertung und Angegriffenwerden aufseiten des Betreuers von einer unangenehmen subjektiven Erfahrung zu einer Verständnishilfe für den Klienten wandeln.

Heftige Müdigkeit »Ein weiteres wichtiges Gegenübertragungsmerkmal ist eine heftige Müdigkeit, die uns überfällt. Sie dient der Abwehr der Aggression und des Leidens und ist als Signal immer hilfreich.«

All diese übertragungsbezogenen Bruchstellen und Barrieren in der Beziehungsdynamik verdeutlichen, weswegen Borderlinebetroffene meist als kompliziert, belastend und unvorhersehbar in Bezug auf Therapieabbrüche gelten. Umso bedeutsamer ist die Kenntnis der beschriebenen Übertragungs-/Gegenübertragungsdynamik.

Der Umgang mit Borderlineklienten lässt sich aber auch einfacher gestalten, wenn man die beschriebenen Probleme rechtzeitig berücksichtigt: So weist Christa Rohde-Dachser in Anlehnung an Otto F. Kernberg darauf hin, »daß chronische Übertragungs-Gegenübertragungs-Verflechtungen meist aus dem Versäumnis des Therapeuten resultieren, *rechtzeitig* strukturierende und begrenzende Parameter in die Therapie einzuführen«. So sollte man zum Beispiel frühzeitig die Vereinbarung treffen, dass ein therapeutischer Kontakt sofort unterbrochen wird, wenn der Klient seine Gefühle nicht mehr unter Kontrolle hat und unangemessen laut oder beleidigend (oder gar handgreiflich) wird. Solche Grenzsetzungen werden meistens von den Klientinnen und Klienten viel positiver aufgenommen als vom Therapeuten befürchtet: »Letztlich bedeuten die vom Analytiker gesetzten Grenzen auch für den Patienten eine Sicherheit, die er mit verstärktem Vertrauen in den Analytiker quittiert« (Rohde-Dachser 1983, S. 212). In ihrer Fähigkeit, Grenzen zu setzen und damit eine Struktur zu bilden, kann die therapeutische Person dann zu einem Lernmodell für den Klienten werden.

Abschließend komme ich noch einmal zu Frau U. zurück, um eine kreative Form des Umgangs mit Übertragungsproblematiken vorzustellen.

Beispiel Frau U. wird zu einer Langzeitbewohnerin in der Einrichtung. Sie wird vom Fachteam so eingeschätzt, dass sie immer ein Gegenüber braucht, an dem sie Grenzen findet, das ihr Rückmeldungen über sie gibt und auf das sie ihre Bedürfnisse so richten kann, dass sie ihr selbst überhaupt bewusst werden.

Ein Mitarbeiter findet dafür die Worte: »Alles an ihr ist Kommunikation.« Wegen ihrer fragilen »löcherigen« Identität gelingt es ihr meist nicht, klar zu kommunizieren, wie es ihr geht und welche Anliegen sie hat. Aber in nahezu allem, was sie tut, stecken wichtige kommunikative Aspekte. Als ein neuer Mitarbeiter mit der Arbeit beginnt, stellt sie immer dann die Musik lauter, wenn sie glaubt, dass er im Haus ist und zu ihr kommen könnte, da sie sich anscheinend in ihn »verliebt« hat.

In einer Fallbesprechung entscheiden sich die Mitarbeiter dazu, bei ihr vom üblichen Bezugsbetreuungssystem abzuweichen. Für ihre bisherigen Bezugsbetreuer, die schon öfter gewechselt haben, war es nach einiger Zeit meist zu schwierig geworden, auf die vielen Wünsche, Unzufriedenheiten und Sehnsüchte, die sie direkt oder indirekt äußerte, einzugehen. Ihren vielfältigen, als Übertragungen aus ihrer entbehrungsreichen Biografie einzuschätzenden Bedürfnissen entgegenzukommen, erwies sich als sehr schwierig. Es wird vereinbart, dass das Team sich insgesamt als »Übertragungsspiegel« zuständig fühlen soll. Das bedeutet, dass man sich bei ihr intensiver als bei anderen austauschen müsse über das, was die einzelnen Mitarbeiter jeweils bei ihr auslösen und was Frau U. jeweils bei den einzelnen Mitarbeitern auslöst. Nur so könne man ein Gesamtbild von dem gewinnen, was Frau U. in den einzelnen »Übertragungssplittern« ausdrückt. ×

Hier zeigt sich: Übertragungs- und Gegenübertragungsphänomene sind nicht zu »verhindern«. Die Kenntnis dieser Prozesse bietet immer die Chance, »eine neutrale Position zu gewinnen, von der aus Anerkennung, Anteilnahme und Verständnis möglich sind« (Ermann, 2016, S. 496.)

Literatur

BAUER, J. (2006): Warum ich fühle, was du fühlst. Intuitive Kommunikation und das Geheimnis der Spiegelneurone. Berlin.

BOLL-KLATT, A.; KOHRS, M. (2018): Praxis der psychodynamischen Psychotherapie. Stuttgart.

DAMMANN, G. (2012): Narzissmus. Wichtige psychodynamische Konzepte und ihre Auswirkungen auf die klinische Praxis. In: DAMMANN, G.; SAMMET, I.; GRIMMER, B. (Hg.): Narzissmus – Theorie, Diagnostik, Therapie. Stuttgart, S. 13–50.

ERMANN, M. (2016): Psychotherapie und Psychosomatik. Ein Lehrbuch auf psychoanalytischer Grundlage. Stuttgart.

FREUD, S. (1969): Über Psychoanalyse. In: Freud, S.: Darstellungen der Psychoanalyse. Frankfurt a. M., S. 50–101.

FREUD, S. (1973): Die zukünftigen Chancen der psychoanalytischen Therapie. In: FREUD, S.: Gesammelte Werke, Band 8. Frankfurt a. M., S. 103–115.

FREUD, S. (1981): Bruchstücke einer Hysterie-Anakyse. In: FREUD, S.: Gesammelte Werke, Band 5. Frankfurt a. M., S. 161–286.

FELSBERGER, H. (2018): Mentalisierungsbasierte Gruppenpsychotherapie in der Psychosenbehandlung. In: NOWACK, N. (Hg.): Psychodynamische Psychosen-Psychotherapie und sozialpsychiatrische Behandlung der Psychosen. Gießen, S. 65–84.

HARTWICH, P.; BÖKER, H. (2016): Übertragung und Gegenübertragung. In: BÖKER, H.; HARTWICH, P.; NORTHOFF, G. (Hg.): Neuropsychodynamische Psychiatrie. Berlin, S. 157–166.

KOHUT, H. (1975): Narzißmus. Frankfurt a. M.

KÖNIG, K. (1999): Psychoanalyse in der psychiatrischen Arbeit – eine Einführung. Bonn.

MENTZOS, S. (2001): Psychodynamik im psychiatrischen Alltag. In: SCHWARZ, F.; MAIER, C. (Hg.): Psychotherapie der Psychosen. Stuttgart, S. 94–101.

MENTZOS, S. (2009): Lehrbuch der Psychodynamik. Die Funktion der Dysfunktionalität psychischer Störungen. Göttingen.

NEUMANN, E. (2017): Grundlagen der psychodynamischen Psychotherapie. In: NEUMANN, E.; NAUMANN-LENZEN, M. (Hg.): Psychodynamisches Denken und Handeln in der Psychotherapie. Gießen, S. 31–135.

NEUMANN, E.; NAUMANN-LENZEN, M. (2017): Psychodynamisches Denken und Handeln in der Psychotherapie. Gießen.

ROHDE-DACHSER, C. (1983): Das Borderline-Syndrom. Bern.

Rohde-Dachser, C. (o. J.): Schwermut als Objekt. Über Struktur und Inhalt der Borderline-Depression. Abrufbar unter: www.rohde-dachser.de/pdf/schwermut-als-objekt.pdf.

Rosa, H. (2016): Resonanz. Eine Soziologie der Weltbeziehung. Berlin.

Rudolf, G. (2019): Psychodynamisch denken – tiefenpsychologisch handeln. Praxis der tiefenpsychologisch fundierten Psychotherapie. Stuttgart.

Schwarz, F. (2001): Übertragung und Gegenübertragung bei der Psychotherapie schizophrener Patienten. In: Schwarz, F.; Maier, C. (Hg.): Psychotherapie der Psychosen. Stuttgart, S. 127–135.

Stemmer-Lück, M. (2009): Verstehen und Behandeln von psychischen Störungen. Psychodynamische Konzepte in der psychosozialen Praxis. Stuttgart.

7. Zwischen Grandiosität und Minderwertigkeit: Selbst-Theorie und Narzissmus

Den Begriff »Narzissmus« hat die Psychoanalyse im Laufe ihrer Entwicklung mit unterschiedlichen Inhalten versehen, sodass man nicht von einem einheitlichen Begriffsgebrauch ausgehen kann. Allerdings drehen sich alle Erörterungen des Narzissmus um die libidinöse Besetzung der Selbstrepräsentanz, das heißt um die emotionale Bewertung des inneren Bildes, das man von sich, von der eigenen Person hat.

Wie unterschiedlich solche Vorstellungen sein können, möchte ich an drei Fallbeispielen zeigen.

BEISPIEL 1 Herr M. war davon überzeugt, ein besonderer Mensch zu sein: Er hielt sich für intelligent und gut aussehend und für jemanden, der beruflich herausragende Leistungen erzielte, einen großen Freundes- und Bekanntenkreis hatte und stets in einer intensiven Beziehung mit einer attraktiven Frau lebte. Schon als Kind und Jugendlicher hatte er geglaubt, dass ihm eigentlich mehr zustand, als er bekam.

Auf ein Stellenangebot als Herausgeber einer Zeitung bewarb er sich mit den Worten: »Ich bin außerordentlich begabt. Ich bin sicher, dass ich in dieser Position Großes leisten werde und in Kürze einen neuen Standard in dieser Region schaffen werde.« In seinem neuen Job brachte er zwar gute Leistungen – allerdings nicht so herausragende, wie er selbst geglaubt hatte. Außerdem war er nach kurzer Zeit bei seinen Kollegen und Mitarbeitern extrem unbeliebt. Sie hielten ihn für arrogant, eingebildet und egozentrisch. Er protzte oft mit grandiosen Plänen, manipulierte andere, hatte cholerische Gefühlsausbrüche und weigerte sich, Verantwortung zu übernehmen, wenn etwas schiefgelaufen war. Wenn ihn jemand nur leicht kritisierte, wurde er wütend und war überzeugt, dass die anderen nur neidisch auf ihn seien.

Auf den ersten Blick war Herr M. zwar charmant und gesellschaftlich erfolgreich. Seinen Charme setzte er aber nur ein, um aus anderen Menschen Nutzen zu ziehen. Auch seine Beziehungen waren oberflächlich: Er hatte von seinen Partnerinnen oft nach kurzer Zeit »genug«, behandelte sie dann abweisend und beendete die Beziehungen ziemlich gefühllos. Er selbst war über die

Trennungen nicht traurig – und auch andere Menschen bedeuteten ihm nichts, außer wenn sie für seine Ziele nützlich waren (nach COMER 2008). ×

BEISPIEL 2 Zum Erstgespräch im Rahmen einer Beratung stellt sich die junge Frau N., 26 Jahre alt, vor. Sie ist Erzieherin, hat bereits eine relativ erfolgreiche Berufslaufbahn hinter sich und ist gerade zur Leiterin zweier Kindergärten ernannt worden. Im Auftreten wirkt sie selbstbewusst, sehr offen und spontan in ihren Äußerungen. Der Psychotherapeut fühlt sich dadurch fast etwas eingeschüchtert, da er mit Klientinnen in diesem Alter häufig andere Erfahrungen gemacht hat: eher unsicher und zurückhaltend in der Darstellung ihrer Problematik.

Er bittet Frau N., ihm zu schildern, weswegen sie zu ihm komme und was er für sie tun könne. Was sie äußert, passt nun wieder eher zu seinen etwas klischeehaften Erwartungen bei therapiesuchenden jungen Frauen: Sie fühle »Ängste und Unsicherheiten« in ihrer Position als Leitung in den beiden Kindergärten, wisse nicht, wie sie ankomme bei den Kolleginnen, und ob die sie gut finden würden oder nicht. Es gäbe in ihrer Einrichtung andere ältere Kolleginnen, die schon länger als sie in der Einrichtung arbeiteten, denen sie aber jetzt bei der Auswahl für die Leitung vorgezogen worden sei und die jetzt wohl neidisch auf sie seien, so empfinde sie das jedenfalls öfter. Sie beschreibt dann Erfahrungen aus der letzten Zeit, in der es zu Unstimmigkeiten und Konflikten mit diesen dienstälteren Kolleginnen gekommen ist.

Der Therapeut lässt sich – wie üblich in solchen Erstgesprächen – beschreiben, wie sie bisher damit umgegangen sei. Sie antwortet abrupt: »Das ist jetzt doch uninteressant, ich will nicht darüber reden, was nicht so gut gelaufen ist, Sie sollten mir doch sagen, was hier das richtige Verhalten wäre.« Der Therapeut sei ihr empfohlen worden als jemand, der kompetent in solchen Coachings sei. Wenn er jetzt schon anfange, nach unwichtigen Dingen zu fragen, sei das nicht zielführend. Sie erwarte eine Therapie bzw. ein Coaching, das sie wirklich weiterbringe. Sie möchte auch, dass ihr Therapeut sie regelmäßig informiere über das, was in den Fallsupervisionen über sie herauskomme, die er ja wohl alle 14 Tage machen würde. Sie selbst stelle sich das Vorgehen in den ersten zehn Sitzungen etwa folgendermaßen vor ... Und dann konfrontiert sie den Therapeuten mit einem höchst ausdifferenzierten Therapiezielekatalog (sie selbst bevorzugt allerdings den Begriff »Coaching«). Der Therapeut ist einen Moment lang sprachlos. ×

BEISPIEL 3 Frau R. ist Mitte vierzig und seit einigen Jahren in sozialpsychiatrischer Behandlung. Vor etwa vier Jahren zog sie aufgrund einer krisenhaften

Lebenssituation in eine sozialpsychiatrische Wohngruppe. Seit zwei Jahren lebt sie wieder in einer eigenen Wohnung und wird dort intensiv ambulant betreut.

Frau R. leidet an wiederkehrenden depressiven Episoden. Die erste trat vor etwa fünf Jahren auf, als sich ihr Mann, der sie wohl schon länger betrogen hatte, von ihr trennte. Sie geriet in eine schwere emotionale Krise. Dabei wechselten sich Phasen schwerster depressiver Herabstimmung mit anderen Zeiten ab, in denen sie zwar nicht manisch war, aber doch sehr selbstbewusst auftrumpfend auftrat in dem Sinne: »Mir ging es zwar schlecht, aber das werde ich jetzt auch noch schaffen, schließlich habe ich lange genug unsere Familie aufrechterhalten und drei Kinder großgezogen.« Wenn sie dann Misserfolge bzw. Kränkungen erfuhr, zum Beispiel wenn sie von einem Mann, den sie interessant fand, nicht attraktiv gefunden wurde, kippte ihr Selbstvertrauen schnell wieder in eine klagende und hoffnungslose Stimmung um.

In der Betreuungseinrichtung nimmt sie an verschiedenen Gruppenaktivitäten teil, sie ist dann häufig das dominierende Zentrum der Gruppe. Sie bringt Aktivitäten in Gang, steht dann gerne im Mittelpunkt und kann leicht Kontakt zu anderen aufnehmen. Findet sie allerdings nicht genügend Beachtung, dann kann ihr Interesse an der Gruppe auch schnell erlahmen: »Da erzählen ja doch nur alle, wie schlecht es ihnen geht, und das hilft mir jetzt auch nicht weiter.«

Ihrem Betreuer schildert sie nach einiger Zeit, als man vertraut miteinander geworden ist, dass sie schon häufiger Suizidversuche unternommen habe. Dabei beschreibt sie intensiv, wie sehr sie sich nach all den Krisen und Enttäuschungen einfach nach Ruhe gesehnt habe, dass einfach mal nichts Negatives, sie Herabsetzendes und Deprimierendes passieren solle, dass sie einfach mal ganz loslassen möchte, ohne Rücksicht auf irgendetwas oder irgendwen. Einmal sei sie in so einem fast sehnsuchtsvollen Zustand ins Wasser gegangen und sei nur durch einen Zufall gerettet worden, sie hätte dabei genauso gut sterben können. Sie wollte sich einfach immer nur weitertreiben lassen und langsam dabei versinken. ×

Der Begriff »Narzissmus« leitet sich aus der griechischen Mythenwelt ab, und zwar vom schönen Jüngling Narkissos, der im Wasser eines Flusses sein Spiegelbild entdeckt und sich unsterblich darin verliebt (Ermann 2020). Narkissos geht an seiner übermäßigen Selbstliebe zugrunde, als er entdeckt, »daß sein Liebesobjekt keine unabhängige Existenz hat, sondern nur Trug seiner Vorstellung ist« (Wahl 1985, S. 12).

Nach Hans-Peter Hartmann (2018) erwähnt Freud den Begriff »Narzissmus« das erste Mal im November 1909 in einem Vortrag. In seinen Werken taucht er erstmals 1910 auf, und zwar im Rahmen seiner sexualtheoretischen Überlegungen. 1914 erscheint seine Arbeit *Zur Einführung des Narzißmus*, in der er zwischen primärem und sekundärem Narzissmus unterscheidet. Er vertritt hier die Ansicht, dass psychotisch Erkrankte vom reiferen sekundären Narzissmus wieder auf die Stufe des primären, rein auf das Ich bezogenen Narzissmus zurückfallen. Andere Autoren verwendeten (siehe Wahl 1985) den Begriff in dieser Zeit auch zur Kennzeichnung einer Perversion oder des schizophrenen Größenwahns. Diese Sichtweisen verloren sich aber wieder.
In der Auseinandersetzung mit dem Denken von Heinz Kohut (1975), der ein sehr differenziertes Bild des Narzissmus entworfen hat, werden die Bezeichnungen »Theorie des Selbst« und »Narzissmus-Theorie« häufig nebeneinander verwendet. Dies ist nicht unproblematisch, weil der Begriff »Narzissmus« heutzutage meist mit – moralisch verpönter – übermäßiger Selbstliebe in Verbindung gebracht wird und er daher eine abwertende Bedeutung zugeschrieben bekommt. Deswegen wird im folgenden Text zunächst vor allem von einer »Theorie des Selbst« und auch schon vom »narzisstischen System« gesprochen, bevor dann im Weiteren mehr und mehr auf das klinische Phänomen des Narzissmus bzw. die narzisstische Persönlichkeitsstörung als pathologischer Ausdrucksform eines gestörten Selbstbildes und eines labilen Selbstwertgefühls eingegangen wird.

Das Selbst

Die klassische Freud'sche Psychoanalyse kennt die psychischen Instanzen Ich, Es und Über-Ich – aber nicht das »Selbst«. Dieser Begriff wurde im Jahr 1950 von Heinz Hartmann (1972), einem Vertreter der »Ich-Psychologie«, als Erstem verwendet. Die Ich-Psychologie als eine Richtung innerhalb der Psychoanalyse entstand in den USA Mitte des letzten Jahrhunderts. Ihr Fokus lag nicht mehr in der Analyse der – sozial oft unangepassten – Triebmanifestationen, sondern eher in den Anpassungsleistungen, die das Ich gegenüber Kultur und Gesellschaft erbringt. Nach Hartmann wird nun das Selbst durch die psychischen Bilder und Repräsentanzen konstituiert, die das Individuum von sich selbst hat. Es ist also eine zusätzliche Instanz neben Ich, Es und Über-Ich. Man kann das Selbst aber auch als eine übergeordnete Struktur verstehen, die das Gesamtbild von Ich, Es und Über-Ich und sonstigen individuellen Charakteristiken umfasst (Ermann 2009).

Heinz Kohut (1975, 1979) erweiterte diese Überlegungen in umfassender Weise. Durch ihn entwickelte sich die Ich-Psychologie zu einer eigenständigen »Selbst-Psychologie«. In seinem Modell durchläuft das Selbst eine eigene Entwicklungslinie »neben« der Abfolge der klassischen triebbezogenen Entwicklungsphasen. Das Selbst entfaltet sich in einer besonderen Dynamik, und zwar nicht – wie die Triebe – nach dem Lustprinzip. Schon Walter G. Joffe und Joseph Sandler haben 1967 beschrieben, dass neben der Lust-Unlust-Regulation – das heißt der Triebbefriedigung, mit der sich die Psychoanalyse bis dahin am meisten beschäftigt hatte – noch ein zweites intrapsychisches Regulationssystem denkbar ist: die Aufrechterhaltung des affektiven Gleichgewichts, die man auch als »narzisstische Befriedigung« oder als »Wert-Unwert-Regulation« bezeichnen kann. Diese Ausdifferenzierung von Joffe und Sandler hat Kohut weitergeführt, indem er zwischen der Entwicklung des Triebsystems und der Entwicklung des narzisstischen Systems trennt und zwei voneinander geschiedene Entwicklungslinien annimmt, wenn auch zwischen beiden wichtige Verbindungen bestehen.

Neben die klassische triebbezogene Phasenlehre der Psychoanalyse (die sich auf verschiedene Körperregionen als Triebobjekte bezieht, angefangen mit der oralen Phase) stellt Kohut also die auf die Entwicklung des Selbst gerichtete Entwicklung des narzisstischen Systems. Die Art und Weise, wie das Individuum es schafft, ein tragfähiges überdauerndes Bild des eigenen Selbst sowie einen positiven Selbstwert zu entwickeln und zu regulieren, ist ein entscheidendes Element psychischer Gesundheit. Abhängig ist das Individuum dabei von seinen Beziehungspersonen, die »aus selbst-psychologischer Sicht die Funktion haben, das Selbst zu stabilisieren« (Ermann 2012, S. 32). Kohut spricht hier von »Selbstobjekten«, wobei erwähnt sein muss, dass dieser Begriff nicht die gleiche Bedeutung hat wie bei Otto F. Kernberg (siehe Kapitel 8).

Nach Michael Ermann stellt die Kohut'sche Selbstpsychologie eine Antwort auf eine Veränderung in den psychischen Krankheitsbildern dar, die seit der Mitte des letzten Jahrhunderts zu beobachten war und auch von anderen bekannten Personen wie Erich Fromm (*Furcht vor der Freiheit*, Erstveröffentlichung 1941, siehe 1993) oder Karen Horney (*Der neurotische Mensch unserer Zeit*, Erstveröffentlichung 1937, siehe 2014) beschrieben worden ist, später zum Beispiel auch von Christopher Lasch (1975) über die narzisstische Gesellschaft (siehe auch Dembeck 2016; Schmidbauer 2018).

Es handelt sich dabei um eine in den westlichen Gesellschaften sich zunehmend zeigende diffuse Selbstwert- und Identitätsproblematik. Menschen leiden nicht mehr so sehr an genauer bestimmbaren Konflikten zwischen unterdrückten Trieben (Sexualität) und versagender Gesellschaft (wie Freud sie für die konservativ-autoritäre, patriarchale Gesellschaftsform im auslaufenden 19. Jahrhundert beschrieben hat), sondern an einer tiefgehenden Selbstentfremdung mit Empfindungen von Leere, Sinn- und Beziehungslosigkeit. Sie sind ergebnislos mit der Frage beschäftigt, wer sie selbst eigentlich sind, wie sie leben wollen und welche anderen Menschen oder welche Ziele ihnen irgendetwas bedeuten. Das innere Bild, das man von sich selbst hat, verschwimmt in Augenblickserfahrungen, die keine sinnbildende Kontinuität mehr aufweisen.
Angesichts dieser diffusen Erfahrungswelt, der die Menschen in der westlichen postmodernen Industriegesellschaft in der Konfrontation mit sich selbst begegnen (siehe Lasch 1995) beschäftigt sich Kohut damit, wie Menschen das Selbst entwickeln und vor allem wie sie es über belastende Phasen hinweg stabil halten bzw. daran scheitern können, es stabil zu halten. Das Ringen um Kohärenz des Selbst wird zur »zentrale[n] Motivation der seelischen Prozesse« (Ermann 2012, S. 36). Bleibt das Selbst fragil oder inkonsistent, so kann es zu schweren psychischen Beeinträchtigungen kommen, die als »frühe« oder »narzisstische« Störungen bezeichnet werden. Ein Mensch mit einem diffusen oder unstrukturierten Selbst hat Schwierigkeiten, sich in zeitlicher Kontinuität als die immer gleiche Person zu erfahren, in Erleben und Verhalten kann er sehr wechselhaft sein, ohne dass ihm das selbst bewusst wäre, und eine klare Abgrenzung zwischen sich und den wichtigen Personen seiner Umwelt gelingt ihm nicht.
Heinz Kohut sieht solche frühen Störungen als das Ergebnis einer nicht erfolgreich durchlaufenen Entwicklungsphase, die zu unzureichenden Wahrnehmungs- und Erlebnisschemata für das Selbst und »wichtige Andere« geführt hat. Der Andere wird nicht als »Gegenüber mit eigenen Zielen und Interessen« erfahren. Vielmehr wird die andere Person nur in ihrer Funktion erlebt, die sie für den narzisstischen Menschen hat. Sie soll ihm Glanz geben, Bewunderung zeigen und ihn dadurch bestätigen und stabilisieren. Der Andere wird zum permanent dringend benötigten »Selbstobjekt«.

Entwicklung des Selbst

Anders als die Objektbeziehungstheorie (siehe dazu Kapitel 8), in der es von Anfang an sowohl um starke libidinöse als auch um intensive aggressive bis sadistische Impulse geht, die das Kind langsam lernen muss zu integrieren,

sieht Heinz Kohut als einen entscheidenden Reifungsfaktor für das sich entwickelnde Selbst die durch Empathie getragene Unterstützung, Bewunderung und Idealisierung, die das Kind anfangs von außen, also von wichtigen Anderen erfährt und die es schrittweise verinnerlichen muss.
Kinder sind darauf angewiesen, bewundert, gehätschelt, größer gemacht zu werden, als sie es schon sind. Durch diese Erfahrungen, die das Kind immer auf bestimmte Art, aber nicht zu intensiv, in seinen Fähigkeiten und seiner Liebenswürdigkeit »überhöhen«, übernimmt das Kind durch Identifikation mit dieser von außen gegebenen Bestätigung langsam ein positiv untermauertes Bild von sich selbst.
Aber nicht nur das Selbst, auch die Elternfiguren als idealisierte Andere werden im kindlichen Erleben anfangs überhöht und übernehmen dadurch eine stabilisierende Funktion für das Selbstbild und das Selbstwertgefühl. Sie sind sozusagen stabilisierende Außenstrukturen, die vom Kind als stützend und Sicherheit gebend imaginiert werden. Kinder haben deswegen ein starkes Bedürfnis, ihre Eltern zu idealisieren, und wollen oft so werden wie diese.

Narzisstische Kränkungen und ihre Kompensationsmöglichkeiten

Psychodynamische Theorien gingen früher von einem harmonisch-symbiotischen »Primärzustand« aus, den das Kind intrauterin und auch noch in der ersten Phase als Säugling erlebt. Margaret Mahler (1972) sah den Säugling und das Kleinkind so, dass erst nach einer autistischen und symbiotischen Entwicklungsphase langsam die Entwicklung in Richtung Individuation voranschreitet.
Die symbiotische Phase wäre danach ein Zustand von Spannungsfreiheit, Harmonie, Sicherheit und Geborgenheit – diese Annahme gilt heute als widerlegt (dazu unten mehr). Wie die neuere Säuglingsforschung zeigt, ist das Kind bereits sehr früh mit vielfältigen Wahrnehmungs- und Beziehungskompetenzen ausgestattet. Im Laufe der frühen Entwicklung kommt es aber naturgemäß zu unausweichlichen Bedürfnisfrustrationen, etwa ein akutes Verlangen nach Nahrung, Wärme, Nähe, Sicherheit, das nicht erfüllt wird, weil in dem Moment keine Bezugsperson verfügbar ist. Solche Bedürfnisfrustrationen fördern einerseits die Ich-Entwicklung (Ausbildung von Wahrnehmungs- und Denkfunktionen zum Bedürfnisaufschub, um sich in der widerständigen Realität

zu orientieren), andererseits bedeutet es Enttäuschung, Verunsicherung und Angst. Dem harmonischen Primärzustand folgt somit eine bedrohliche Erschütterung des Selbstgefühls, hiervon leitet sich das Konzept der »narzisstischen Kränkungen« (SCHMIDBAUER 2018) ab.

Mittlerweile gilt es als überholt, das Kind in seiner ersten Lebenszeit so zu sehen, als befände es sich in einer als autistisch oder symbiotisch-fantasierten Lebenswelt. Man geht vielmehr vom »kompetenten Säugling« (DORNES 1993) aus, der sich vom ersten Lebenstag an in einer regen Auseinandersetzung mit der Umwelt befindet, aktiv Kontakt zu primären Bezugspersonen aufnimmt und so einen weitaus stärker verankerten Kontakt in der gemeinsamen Realität hat, als die frühen Theoretiker vermuteten. Hier ist vor allem Daniel STERN (2015) zu nennen, der seine Erkenntnisse auf empirische Beobachtungsstudien bei Kleinkindern stützt: »Zuerst gibt es nur ein vages Gefühl vom Selbst (auftauchendes Selbst), dann schon ein klareres Gefühl von Selbstempfinden (Kernselbst), darauf folgt ein Gefühl eigener Subjektivität (subjektives Selbst), schließlich eine symbolische und sprachliche Vorstellung einer selbstständigen Person (verbales Selbst)« (KUTTER 2008, S. 86).

Näher kann hier nicht auf die Forschungen Sterns eingegangen werden. Wichtig ist sein Konzept der affektiv aufgeladenen sozialen Beziehungsmuster, die sich aus den vielen einzelnen Realerfahrungen mit den wichtigen Bezugspersonen in den ersten Lebensjahren ergeben. Es sind zunächst keine objektiv-symbolisch abrufbaren Erinnerungsmuster. Sie werden vielmehr in den ersten Lebensjahren als »bildloses affektiv-körperliches Muster gelebter Erfahrung« (ebd., S. 87) in den Tiefenstrukturen des Gedächtnisses abgelegt. Sie sind also nicht bewusst abrufbar, prägen aber doch intensiv die subjektive innere Erfahrungswelt und die Beziehungserfahrung zu wichtigen Anderen. So kann sich langsam eine stabile und differenzierte Selbststruktur aufbauen. Bei einer vernachlässigenden und kalten frühen Lebensumwelt bleibt das Selbst entsprechend fragmentiert und die Wahrscheinlichkeit steigt, dass es sich durch narzisstische Kränkungen, wie oben beschrieben, als von Auflösung und Vernichtung bedroht empfinden kann.

Die narzisstisch gestörte Entwicklung ist von Alice MILLER (1979) vor allem aus der Perspektive des Kindes beschrieben worden. Danach benutzen die Eltern ihr Kind unbewusst als Selbstobjekt für sich, das heißt, sie stabilisieren sich in ihrem Selbstwert über das Kind. Diese Stabilisierung erfolgt in der Regel über einen subtilen Austauschprozess, in dem die Eltern das am Verhalten und an den Eigenschaften des Kindes positiv erleben, was ihren eigenen Erwartungen entspricht. So gerät das Kind in eine Situation, in der es – weil es sich für die psychische Stabilität seiner Eltern verantwortlich fühlt – auf die Bedürfnisse der Eltern viel mehr achten muss als auf seine eigenen – häufig mit sehr negativen Konsequenzen für die spätere eigene psychische Stabilität. Es kann sein »wahres« Selbst nicht entfalten, sondern entwickelt ein »falsches« Selbst.

Die Bewältigung narzisstischer Kränkungen

Um drohenden Destabilisierungen des Selbst zu entgehen, stehen dem Menschen nach selbsttheoretischen Entwürfen verschiedene Kompensationsmöglichkeiten zur Verfügung, die unterschiedlichen frühen Entwicklungsstadien zuzurechnen sind und die alle auch noch im späteren Leben eine Rolle spielen können (siehe Henseler 1990):

Regression und Verschmelzung Dazu gehören zum Beispiel Wunschvorstellungen von der Aufgabe der eigenen Identität zugunsten einer imaginierten Verschmelzung oder Wiedervereinigung mit frühen Liebesobjekten.

Verleugnung und Idealisierung Eine weitere Möglichkeit, sich ein sicheres Selbstgefühl zu bewahren, besteht darin, dass man tatsächliche oder vermeintliche Mängel der eigenen Person, aber auch der Bezugspersonen verleugnet und unbewusst durch die Fantasien mit dem Gegenteil ersetzt, sich selbst oder andere also übermäßig idealisiert. Einfühlsame Eltern können – wie oben bereits dargestellt – dem Kind dabei helfen, indem sie es angemessen spiegeln und ihm beispielsweise mitteilen, wie groß und tüchtig es schon sei. In Maßen und in authentischer Form sollten die Eltern auch sich selbst als vollkommen und stark darstellen. Dadurch schaffen sie für das Kind neue Systeme der Vollkommenheit als »Gegenmittel« zu eventuell überfordernden Realitätskonfrontationen.

Im Kind werden dadurch die inneren Bilder oder Repräsentanzen des »Größenselbst« und der »idealisierten Elternimago« verankert, die wichtige Vorläufer des späteren reifen Selbstwertgefühls werden, wenn sie im Kontakt mit einer empathisch reagierenden Umwelt langsam relativiert und an die Gegebenheiten der Realität angepasst werden. Abgespaltene und dadurch in einfachen Formen verfestigte Größenselbst- und Elternimago-Strukturen können dagegen zu schweren narzisstisch-depressiven Störungen führen. Im Fallbeispiel von Frau R. (S. 104 f.) finden sich beide Tendenzen: Gelegentlich wird ihr Größenselbst aktiviert (»diese Krise schaffe ich auch noch«), zu anderen Zeitpunkten versucht sie durch das Suchen nach einem endlich mal starken Partner Stabilität in idealisierten Objektimaginationen zu finden.

Verinnerlichung Die Frustration, die – nach Kohut – durch die erforderlichen Anpassungen an die nicht immer bedürfnisgerechte Realität eintritt, kann zum Teil durch die schrittweise Verinnerlichung von idealen Aspekten wieder aufgehoben werden (»transmutierende Verinnerlichung«). Jeder Mensch trägt neben dem realen Bild der eigenen Person (»reales Selbst«) ein kaum bewusstes Idealbild seiner selbst in sich, das ihm als eine Art Schutz gegen alle tatsächlichen Fehler und Mängel dient. Dieses »ideale Selbst« übt also eine Pufferfunktion aus. Auch die idealen Aspekte der Erziehungspersonen, der »idealisierten Elternimago« werden umgewandelt und verinnerlicht, wobei sie dann zur Entwicklung des Über-Ichs bzw. Ich-Ideal-Systems beitragen.

Die letztgenannte Kompensationsmöglichkeit ist vor allem für eine normale, stabile Entwicklung des Selbst und der persönlichen Identität verantwortlich. Durch allmähliche Umformung des archaischen Größenselbst und der überhöhten Elternbilder entsteht ein gesundes Selbstgefühl. »Die gesunde Weiterentwicklung des Größenselbst [...] führt zur Selbstbehauptung und Selbstachtung [...]. Eine gesunde Entwicklung des Pols der Ideale führt zu fest verankerten Werten und Idealen sowie einer Fähigkeit zur Selbstberuhigung« (Milch 2019, S. 16 f.).

Am Ende der Entwicklung resultiert daraus nach Kohut ein »bipolares Selbst« mit einem ehrgeizig-antreibenden Pol einerseits und einem Pol sinnvoller Zielvorstellungen und Ideale andererseits, sodass eine Struktur entsteht, die den »Spannungsbogen« zwischen diesen beiden Polen reguliert (siehe Kohut 1979), wobei zu erwähnen ist, dass die Bezeichnung »bipolar« hier keine engere Beziehung zum Begriff der »bipolaren Störung« hat. Kohut schuf seine Bezeichnung des bipolaren Selbst, bevor in den Krankheitsklassifikationen das Krankheitsbild der bipolaren Störung als aktuellere Bezeichnung für die manisch-depressive Erkrankung verwendet wurde.

Das bipolare Selbst

Die Entwicklung des Selbst kann man sich als einen dialektischen Prozess vorstellen, bei dem das sich ausbildende Selbst dadurch Konturen annimmt, dass sich das Kind zwischen Fantasien und Repräsentanzen eines überhöhten Selbst (»Größen-Selbst«) und eines überhöhten Objekts (»idealisierte Eltern-Imago«) hin- und herbewegt. Auch bei einer normalen Entwicklung kommt es immer wieder zu Inkompatibilitäten und Versagungen zwischen den Wünschen und Bedürfnissen des Kindes und der Anerkennung bzw. Spiegelung durch das

Gegenüber. Größen-Selbst und idealisierte Elternimago fungieren als Puffer für solche Frustrationen, durch den diese zwangsläufigen Bedürfnisversagungen ausgeglichen oder zumindest abgemildert werden. Stehen solche Puffer nicht zur Verfügung, können dramatisch krisenhafte Verläufe bis hin zu akuter Suizidalität wie bei Frau R. im dritten Fallbeispiel (S. 104f.) auftreten.
Die Bipolarität des Selbst stellt also eine flexible Struktur zur Regelung des Selbstgefühls dar. Im Rahmen einer normalen Entwicklung relativieren sich die Extreme dieser inneren Bilder. Die Anerkennung und positive Spiegelung durch die Eltern wird langsam ersetzt durch Wertschätzung für sich selbst: »Auf diese Weise entwickelt sich ein ›gesunder Narzissmus‹, der es ermöglicht, realistische Ziele anzustreben und das Selbstgefühl auch unter Belastungen aufrechtzuerhalten« (ERMANN 2012, S. 39).
Dieser »gesunde Narzissmus« hat eine wichtige stabilisierende Funktion, genauso wie alle Menschen im Leben immer wieder ein gewisses Maß an Anerkennung und Bestätigung durch andere brauchen. Möglich ist allerdings auch, dass bei einer ungenügenden Verankerung dieser Strukturen und bei Belastungen, die das mühsam erreichte psychische Gleichgewicht stören, die frühen Selbstobjekte wieder in ihrer »primitiven« Extremform aufbrechen: als pathologische Selbstüberhöhung bei gleichzeitiger Missachtung und Abwertung anderer oder als pathologische Bindung oder Unterwerfung unter idealisierte Objekte, die für die Selbstkohärenz benötigt werden, die das Individuum aber in extrem depressiv-abhängige Erlebensweisen drängen kann. Menschen, denen es vielleicht lange Zeit unter Nutzung eines Größen-Selbst gelang, nach außen hin stark und glorios zu wirken, können innerlich sehr labil sein und auf Enttäuschungen, die als narzisstische Kränkungen wirken und nach außen hin gar nicht so gravierend wirken mögen, mit heftigen psychischen Krisen reagieren. Dies führt uns zur Pathologie des narzisstischen Systems.

Narzissmus als klinisches Phänomen

Es ist nicht einfach, zwischen »Narzissmus« als einer »normalen« Charakterorientierung und Narzissmus als pathologischem Phänomen zu unterscheiden.
Gerhard DAMMANN (2012, S. 17) schreibt dazu:

» Unter Narzissmus versteht man [...] eine Konzentration des seelischen Interesses auf das eigene Selbst. Aus dieser Definition wird ersichtlich, dass wir es also *mit einem Spektrum* zu tun haben, das von normalem, angemessenem Narzissmus zu schweren narzisstischen Störungen reichen kann. Wenn die narzisstische Problematik überwiegt, zum Beispiel bei der narzisstischen Persönlichkeitsstörung, dann dominieren die Beschäftigung mit dem eigenen Selbst und dem Selbstwert, die Beziehungen zu anderen Menschen und die Interaktionen mit diesen – und es kommt zum Beispiel zu ständigen Vergleichen mit anderen, dem Bedürfnis nach Bestätigung oder Neid. «

Das Krankheitsbild der narzisstischen Persönlichkeitsstörung

Von einer narzisstischen Persönlichkeitsstörung kann man sprechen, wenn ein Individuum nach außen hin ein übertrieben selbstbezogenes und »arrogantes« Verhalten zeigt, sich selbst übermäßig wichtig nimmt und deswegen immer im Mittelpunkt stehen und von anderen bewundert und bevorzugt behandelt werden möchte sowie dazu tendiert, andere auszunutzen und für eigene Zwecke zu funktionalisieren.

Trotz dieser Grandiosität im Auftreten sind diese Persönlichkeiten – auch durch geringfügige Anlässe – leicht verletzbar (»narzisstische Kränkung«). Sie sind stark von der bewundernden Anerkennung anderer abhängig, suchen aktiv Menschen, die ihnen dies bieten, beenden die Beziehung aber auch schnell wieder, wenn der andere sich nicht mehr wie gewünscht verhält. Deswegen verlaufen Beziehungen mit einem narzisstischen Partner oft dramatisch oder achterbahnartig.

Claas-Hinrich Lammers (2015, S. 10) unterscheidet den »vulnerablen« vom »grandiosen« narzisstischen Typus. »Der vulnerable ist geprägt von hoher Anspannung, Dünnhäutigkeit bzw. Empfindsamkeit, Ängsten in sozialen Beziehungen, sozialer Vermeidung, Schamgefühlen, pathologischer Selbstabwertung, Hilflosigkeit und einem Gefühl der inneren Leere bis hin zur Suizidalität. Dabei weisen diese Patienten gleichzeitig einen extremen Selbstbezug auf, haben Größenphantasien und erwarten eine entsprechende Anerkennung durch andere Menschen.« Hieran wird deutlich, dass sich übersteigerte Größenfantasien und totale Selbstabwertungstendenzen nicht gegenseitig ausschließen. Lammers weist deswegen auch darauf hin, dass es sich beim grandiosen und vulnerablen Typus nicht um unterschiedliche Patienten handeln muss: »Es scheint einen vulnerablen und einen grandiosen Pol des Narzissmus zu geben, zwischen denen die Betroffenen oszillieren« (ebd., S. 11). Bei Frau R. im dritten Fallbeispiel ist dies deutlich festzustellen.

Nach Annegret Boll-Klatt und Mathias Kohrs haben Menschen mit einer narzisstischen Struktur in ihrer Entwicklung nicht ausreichend liebevolle Beziehungserfahrungen verinnerlicht. Im unbewussten Erleben gehen sie deswegen auch nicht von einer Erwiderung positiver Gefühle aus – und sind zu der inneren Konsequenz gelangt, dass jede liebevolle Zuwendung ihrerseits in Verlust und Demütigung endet. »Es sind dies Patienten, denen Liebesbeziehungen nicht gelingen und die sich auf grandiose egozentrische Beziehungs- und Lebensentwürfe zurückziehen« (Boll-Klatt & Kohrs 2018, S. 522). Unterschwellig können sie voller Neid auf andere Personen sein, wenn diese über irgendein Gut oder eine Fähigkeit verfügen, die sie selbst nicht haben. Sie versuchen, es auch zu bekommen bzw. es dem anderen »kaputt zu machen«, wenn sie selbst es schon nicht haben können.

Narzisstisch gestörte Persönlichkeiten sind kaum fähig zur Empathie. Beziehungspartner werden funktionalistisch zur Stabilisierung des eigenen Selbst benötigt (als »Selbst-Objekt«). Daraus wird ersichtlich, dass sie trotz aller nach außen demonstrierten Wichtigkeit und Bedeutung innerlich an starken Minderwertigkeitsgefühlen leiden, die durch die Ausnutzung anderer ausgeglichen werden sollen. Nichtsdestoweniger sind sie durch ihre Fähigkeit zur Selbstpräsentation und ihre Geschicklichkeit in Beziehungen im sozialen und beruflichen Bereich häufig sehr erfolgreich.

Die narzisstische Persönlichkeitsstörung aus der Sicht der Selbst-Psychologie

Aus Sicht der heutigen Psychoanalyse ist die narzisstische Persönlichkeitsstörung eine frühe Störung, ihre Grundpathologie ist also in den ersten Lebensjahren verortet. Die umfassende Bedürftigkeit des Kleinkindes, die weitestgehend ausbleibenden empathischen Spiegelungsreaktionen der wichtigen Anderen sowie unvermeidlich in dieser Lebensphase auftretende Frustrationen bewirken die Bildung einer fragilen psychischen Struktur, was dann zu einem differenzierten Krankheitsbild führen kann, das unter die Bezeichnung »narzisstische Störung« fällt.

Die tiefenpsychologische Herleitung dieses Störungsbildes ist dabei vielschichtiger als diejenige in den Klassifikationssystemen ICD und DSM. Dort werden eigentlich nur bestimmte Aspekte des Gesamtbildes aufgeführt, die vor allem auf eine Störung bzw. Reaktivierung von Größen-Selbst-Fragmenten beruht.

Ein Mensch mit einer narzisstischen Persönlichkeitsstörung hat keine stabile Struktur des Selbst, keine »Selbstkohäsion« (Anzieu 1996, S. 162), sie ist – im Sinne des bipolaren Selbst nach Kohut – anfällig in zweierlei Richtung: Entweder wird bei Kränkungen das Größen-Selbst mit entsprechenden selbstüberhöhenden Folgen reaktiviert oder der wichtige Andere muss als stützendes Selbstobjekt im Sinne des idealisierten Objektes (Eltern-Imago) herhalten und kann nur in dieser idealisierten Funktion, nicht aber als gleichberechtigter Partner erlebt werden. Größenselbst und Idealisierungen werden also als stützende Hilfen, als Selbstobjekte, gebraucht, um dem Selbst Stabilität und Kohärenz zu verleihen. Die betroffene Person verfügt nicht über genügend gesunden Selbstwert, und die andere Person, von der sie Bewunderung für die eigene Größe verlangt, wird damit in ihrer Funktion als stützendes narzisstisches Selbstobjekt zum äußeren »Selbstwert-Versorger« für den Narzissten.

Stehen solche Selbstobjekte aber nicht (mehr) zur Verfügung (weil man verlassen worden ist, nicht mehr bewundert wird, sich nicht mehr durch Erfolge gegenüber anderen besonders hervorheben kann), kommt es zur narzisstischen Krise, zur Angst vor dem Verlust des Selbst, also drohender Selbstfragmentierung mit unangenehmen Gefühlen von Selbstentfremdung, innerer Leere und Orientierungsverlust. »Die Betroffenen stürzen in tiefe Verzweiflung, erleben ihr Leben leer und sinnlos und sind zutiefst enttäuscht von sich selbst und ihrem Leben« (Ermann 2016, S. 208). Solche massiven Frustrationen können nur durch idealisierende Abwehrmechanismen erträglich abgemildert werden: Es kann zu Größenideen und einer Überhöhung des Selbst führen, aber gelegentlich auch zur Überhöhung anderer Personen, Ideologien, Gruppen, an denen dann das eigene Ich partizipierend sich zu stabilisieren versucht.

Eine solche gestörte narzisstische Persönlichkeit entspricht also nicht unbedingt dem, was im Alltagsverständnis unter »Narzissmus« verstanden wird: ein arroganter, selbstbezogener Mensch, der ein starkes Selbstbewusstsein nach außen trägt. Das gestörte bipolare Selbst des Narzissten kann ihn auch zu extremen Idealisierungen von anderen führen, was immer mit massivem Verlust von Selbstwert und Autonomie verbunden ist. Das Verdienst der Kohut'schen Selbst-Psychologie besteht unter anderem darin, diese Ambivalenz bzw. Bipolarität herausgearbeitet zu haben.

Nach Auffassung der Selbst-Psychologie ist also die unvollkommene Entwicklung des Selbst der entscheidende Wegbereiter für eine narzisstische Störung. Es besteht kein kohärenter, affektiv mit positiver narzisstischer Energie besetzter subjektiver psychischer Raum, der als Schutz gegen innere oder äußere Frustrationen wirken kann. Stattdessen werden kompensatorische Abwehrmechanismen eingesetzt, die das Selbstgefühl kompensieren sollen. Wichtige Andere werden zu »Selbstobjekten«, die für die Aufrechterhaltung des narzisstischen Gleichgewichts benötigt werden. Sie werden mit narzisstischer Energie besetzt, dienen also der »Selbstliebe«, sie werden nicht libidinös besetzt als äußere, vom Selbst getrennte Liebesobjekte. Deswegen sind die Beziehungen narzisstischer Persönlichkeiten oft wechselhaft, kurzlebig und abrupt endend. Für das Gegenüber besteht kein empathisch unterfüttertes Interesse, es wird lediglich im Licht der eigenen Bedürfnisse erlebt. Der Partner einer narzisstischen Persönlichkeit kann sich allerdings im Sinne einer »narzisstischen Kollusion« (Willi 1975, S. 65; Ermann 2020, S. 87 ff.) in der Beziehung einrichten: Das heißt, er stabilisiert oder steigert seinen Selbstwert dadurch, dass er am Glanz und der Grandiosität des Narzissten teilhat (»Du bist toll und ich bin ein Teil von dir!«). Um die Beziehung nicht zu gefährden, darf der Partner allerdings nicht die Position des Bewunderers verlassen, er darf also beispielsweise nicht zu selbstständig werden.

Narzissten in einer Helferbeziehung begegnen

Eins machen die verschiedenen Facetten und Auslegungen der Selbst- oder Narzissmustheorie deutlich: Narzissmus hat wenig mit einem übersteigerten, sondern viel mit einem schwankenden oder brüchigen Selbstwertgefühl zu tun.

Im ersten Fallbeispiel von Herrn M. könnte man dazu verführt sein, nur die übersteigerte arrogant-aufgeblasene Seite seines Narzissmus wahrzunehmen. Bei genauerer Betrachtung ist aber nicht mehr zu übersehen, wie sehr er andere sowohl beruflich als auch privat als »Selbstwert-Zulieferer« braucht, weil seine innere Leere ansonsten unerträglich für ihn wäre. Claas-Hinrich Lammers (2015) betont, dass Menschen mit narzisstischen Problematiken eine sehr individuell-zugewandte, aktive Beziehungsgestaltung benötigen – wenn sie kleinste Anzeichen von Gleichgültigkeit oder Desinteresse empfinden, kann das schnell zu einem Beziehungsabbruch führen. Nur bei deutlich gespürtem Interesse des Therapeuten oder Beraters wird es dem Klienten möglich sein, seine meist sehr große Scham zu überwinden, um dann über innere Leere,

Minderwertigkeits-, Entfremdungs- und Sinnlosigkeitsempfindungen zu sprechen. Die Auswirkungen einer solchen Schambehaftetheit eigener Probleme treten im zweiten Fallbeispiel der jungen Frau N. (S. 104) zutage.

Narzissten als »Beziehungsdominierer«

Wenn wir in der Praxis mit Menschen mit narzisstischen Problematiken zu tun haben, die uns mit ihrem arroganten großspurigen Verhalten »nerven« oder vielleicht auch unter Druck setzen, muss man sich ihr grundlegendes Defizit an innerer Stabilität immer wieder – auch wenn es manchmal schwerfällt – vor Augen führen. Wenn jemand in sich zu wenig Selbstwert und Selbstachtung verspürt, müssen andere als Vehikel für »Selbstwertzufuhr« dienen. Für einen narzisstisch labilen Menschen ist das sein Lebensschema, mit dem er unhinterfragt und »automatisiert« seiner Umwelt begegnet. Die Interaktionspartner können sich dabei regelrecht »überfahren« fühlen – so erging es dem Psychotherapeuten von Frau N. im zweiten Fallbeispiel.

Das Beispiel zeigt auch, wie die Klientin die Äußerung ihrer Schwierigkeiten nur dadurch in eine für sie ertragbare Ausdrucksform bringt, dass sie sich selbst in einem positiv überhöhten Bild darstellt oder aber – als sie unter den Druck gerät, dem Therapeuten auf seine Nachfrage hin ihre Schwierigkeiten schildern zu müssen – den Therapeuten in eine Position bringt, in der er entweder selbst in eine überhöhte idealisierte Position gebracht wird (schließlich sei er ihr ja als äußerst kompetenter Coach empfohlen worden) oder aber – wenn er diese Idealfunktion nicht erfüllt – von ihr »vorsorglich« schon mal als potenzieller Versager erlebt wird. Hier wechselt die Klientin dann wieder in eine eigene überhöhte Position, indem sie einen differenzierten Therapieplan für ihre eigene Therapie entwickelt. Man sieht, wie die Klientin ihr Grundthema »Wie wichtig und bedeutend bin ich?« unbewusst dadurch zu bewältigen versucht, dass sie entweder sich selbst oder – bei drohender Kränkung des eigenen Größengefühls – auch den anderen in eine überhöhte Position bringt (»Wenn ich selbst hier schon nicht so toll bin, dann musst du es wenigstens sein«).

In einer solchen Konstellation wird es dann wichtig, im Sinne einer »komplementären Beziehungsgestaltung« (Lammers 2015) die verdeckten, nur indirekt spürbaren Bedürfnisse des Klienten zu erkennen und zu berücksichtigen: »Diese Bedürfnisse haben weniger mit dem Wunsch nach Dominanz, Bewunderung und Kontrolle zu tun, sondern vielmehr mit adaptiven Bedürfnissen wie zum Beispiel Zugehörigkeit, Geborgenheit, positiver Beachtung, Respekt und Akzeptanz« (ebd., S. 110). Solche Wünsche und Bedürfnisse leiten auch die wahrscheinlich beruflich zutiefst verunsicherte Frau N. Ihre narzisstische Schambehaftetheit verhindert jedoch, sie zur Sprache zu bringen.

Empathische Konfrontation

Konfrontiert man narzisstisch geprägte Menschen damit, dass es bei ihnen veränderungsbedürftige Persönlichkeitsanteile gibt, so ist die Gefahr groß, dass man sie dadurch – wie erwähnt – sehr beschämt oder kränkt. Um das zu umgehen, empfiehlt Lammers, im Sinne einer »empathischen Konfrontation« vorzugehen: »Zusammenfassend besteht die Technik darin, dass die Patienten auf die Problematik ihres Verhaltens hingewiesen werden, der Therapeut die negativen Wirkungen dieses Verhaltens auf ihn oder andere Menschen berichtet, aber darüber hinaus dieses Verhalten empathisch vor dem Hintergrund der Lebensgeschichte und der gegenwärtigen Lebenssituation des Patienten gewürdigt wird« (Lammers 2015, S. 107).

Hier ein Beispiel für empathische Konfrontation in Bezug auf Frau R. im dritten Fallbeispiel (S. 104 f.), die die Gruppensituation so uninteressant findet: »Für Sie mag das uninteressant oder sogar manchmal abstoßend wirken, was die anderen Teilnehmer in der Gruppe erzählen. Ich kann das nachvollziehen, weil Sie einen ganz anderen persönlichen Hintergrund haben und solche für Sie merkwürdigen Verhaltensweisen nicht kennen und für sich auch nicht akzeptieren. Trotzdem frage ich mich, ob Sie merken, wie das wohl auf die anderen wirkt, wenn Sie sie so krass ihre Ablehnung spüren lassen. Es kann sein, dass Sie für andere dadurch arrogant wirken, obwohl Sie das sicher nicht wollen.«

Depressiv-narzisstische und suizidale Krisen

Als Kompensationsmöglichkeit für schwerwiegende narzisstische Kränkungen wurde die Regression auf einen früheren Entwicklungsstand beschrieben. Dieser Versuch, durch urtümliche Verschmelzungserfahrungen eine intensiv ersehnte Nähe und Aufgehobenheit zu spüren, kann sinnvoll zur Herleitung suizidaler Dynamiken herangezogen werden. Jürgen Kind spricht hier von »fusionärer Suizidalität«. Gemeint ist damit, dass Menschen in suizidalen Krisen ihre Beziehungserfahrungen als so wenig anerkennend und bestätigend, vielmehr als so vernichtend und entwertend erleben, dass ihr aktuelles psychisches Strukturniveau das nicht mehr auffangen kann und quasi »durchbricht« auf ein ganz frühes Niveau des Erlebens. »Suizidphantasien nach dem ›Verschmelzungstyp‹ beinhalten die Vorstellung eines ruhigen endlosen Schlafes in einer bergenden, gleichmäßig harmonischen Welt« (Kind 1992, 37). Dieser Zusammenbruch der psychischen Struktur tritt manchmal deutlicher hervor als die zugrunde liegende gegen sich selbst gerichtete Aggression, die gemeinhin als Hauptquelle suizidaler Tendenzen gesehen wird.

Bei Frau R. im dritten Fallbeispiel ist das Ringen um Anerkennung und Bestätigung der eigenen Person durch andere hervorstechend. In Zeiten, in denen das gewährleistet ist, ist sie relativ stabil (relativ geordnetes Familienleben bis zur Trennung des Ehemannes; Situationen, in denen sie als attraktiv empfunden wird). Bei »Anerkennungsentzug« verdüstert sich ihre Stimmung schnell bis zur Suizidalität. Dabei ist ihr Selbsterleben nach den vielen krisenhaften Jahren so verunsichert, ihre psychische Struktur so fragil, dass sie bei ihrem Kampf um Anerkennung schon resigniert und auf das ganz frühe Niveau von Verschmelzungserleben »durchbricht«, das als archaisches Symbol für Aufgehobensein und Geborgenheit erlebt wird.

Hinzuweisen ist noch auf den Zusammenhang zwischen einer labilen narzisstischen Identitätsstruktur und Depressionen. Dies trifft auf Frau R. zu. Sie hat in ihrem Leben mehrere sehr schwere depressive Episoden durchgemacht. Wenn jemand kein stabiles Bild von sich selbst entwickeln konnte, große Schwierigkeiten mit der Selbstwertregulation und der Autonomieentwicklung hatte und wenn das Erleben von sich selbst auf wenige minderwertig-defizitäre Muster beschränkt ist, dann kann das bei entsprechenden Auslösern (das heißt narzisstischen Kränkungen) wie bei Frau B. (Fremdgehen des Mannes, Ablehnung durch einen anderen Mann, mit dem sie gerne eine Beziehung gehabt hätte) zu diesen schwerwiegenden depressiven Einbrüchen führen.

Depressionen dieser Art, die also auf narzisstisch gestörtem und damit eher unreifem Niveau der Persönlichkeitsorganisation anzusiedeln sind, sind meist schwerwiegender als depressive Reaktionen auf »normal-neurotischem« Niveau, die zutreffender als Trauer oder Traurigkeit zu bezeichnen wären, in die zum Beispiel ein Mensch mit einer relativ gefestigten Identitätsstruktur gerät, wenn er gravierendere Verluste oder Enttäuschungen erfahren musste, diese aber meist besser überwinden kann, weil ihm dafür reifere Verarbeitungsmechanismen zur Verfügung stehen und nicht solche drastisch-destruktiven wie die von Frau R. Nach Lukas Zabel (2019, S. 90) sind die Depressionen auf narzisstischem Niveau vor allem durch Schamgefühle geprägt, wie bei der Erzieherin Frau N. im zweiten Fallbeispiel, die es am liebsten hätte, wenn gar nicht darauf eingegangen wird, wo ihre Schwächen und Probleme liegen: »Ich will nicht darüber reden, was nicht so gut gelaufen ist.« Depressionen auf dem höher strukturierten neurotischen Niveau sind dagegen durch Schuldgefühle gekennzeichnet, beispielsweise Erwartungen anderer nicht erfüllt zu haben oder etwas falsch gemacht zu haben.

»Bösartiger« (maligner) Narzissmus

Narzisstische Störungen können auf einem Kontinuum angesiedelt werden. Otto F. Kernberg (2009, S. 263 f.) hat folgende Differenzierung getroffen:

- Auf einem hohen Funktionsniveau sind betroffene Menschen relativ gut sozial angepasst. Sie schwanken allerdings zwischen Langweiligkeits- und Leeregefühlen und einem immensen Bedürfnis nach Glanz und Bewunderung durch andere. Sie sind sich ihrer emotionalen Schwierigkeiten nicht bewusst, kommen aber im sozialen Umgang so gut klar, dass sie meist keine therapeutische Hilfe in Anspruch nehmen.
- Das »mittlere« Niveau nach Kernberg entspricht ungefähr den Beschreibungen in den vorangehenden Textteilen.
- Maligner Narzissmus zeichnet sich nach Kernberg durch teilweise extrem antisoziales Verhalten und paranoide Züge aus. Aggression gegen andere Menschen ist alltäglich. Da kaum Empathiefähigkeit vorliegt, ist es umstritten, inwieweit diese Menschen therapeutisch noch erreichbar sind. Kernberg spricht von einem »pathologischen Größenselbst« mit einer Idealisierung aggressiver und sadistischer Merkmale. Bei manchen Menschen mit dieser Problematik sind aber Über-Ich-Reste vorhanden, sodass gewalttätige Impulse in Grenzen noch kontrolliert werden können. Beim» pathologischen Narzissmus« ist dagegen keinerlei inneres Wertsystem mehr vorhanden. Gewalt und Aggression werden offen zur Befriedigung eigener Bedürfnisse eingesetzt, es gibt keine Hemmungen mehr, bis hin zum Charakterbild des »Psychopathen«. Dieser Begriff wird neuerdings wieder für Menschen verwendet, die zu äußerster Gewalttätigkeit bis hin zu Massenmorden in der Lage sind.

Vom – vor allem beruflich – erfolgreichen und gesellschaftlich anerkannten Typus bis hin zum kriminellen Gewalttäter: Das Spektrum der Erscheinungsformen narzisstisch geprägter Persönlichkeiten ist sehr weit!

Hilfreiche Hinweise zum Umgang mit narzisstisch gestörten Personen

Wie können nun sozialpsychiatrisch Tätige in ihrer täglichen Praxis mit solchen Menschen möglichst förderlich umgehen? Hier eine kleine Auswahl von Hinweisen, die hilfreich sein können.

Die narzisstische Problematik erkennen Menschen mit narzisstisch schwankendem Selbstbild gelingt es oft sehr gut, im Anfangskontakt das Gegenüber für sich einzunehmen. Ihre innere problematische und defizitäre Seite kann dabei schnell übersehen werden. Gerhard DAMMANN (2012, S. 18) beschreibt folgende Hinweise für narzisstische Pathologien, auf die man im Erstkontakt achten kann:

- Kann jemand bei Problemen differenziert auch eigene Anteile sehen oder nicht?
- Kann jemand Fehler zugeben und sich entschuldigen?
- Weist ein Lebenslauf eine bestimmte Kontinuität auf?
- Übt eine Person eine starke Faszination aus?
- Hat die Person langjährige Mitstreiter und Freunde?
- Hat jemand angefangene Projekte, Studiengänge u.a. beendet, auch wenn es schwierig oder langweilig wurde?
- Kann jemand auch die Leistungen anderer voll würdigen?
- Wie beziehungsfähig erscheint jemand gerade im privaten Bereich?
- Entsteht ein beidseitiges Gespräch oder bleibt es bei einem Monolog?

Wertschätzung Dafür, dass sich die Klientinnen und Klienten überhaupt um Hilfe, Beratung, Therapie bemühen, sollten sie Wertschätzung erfahren. Für einen Menschen mit narzisstischer Problematik ist der erste Schritt oft auch der schwierigste: Sich selbst als belastet, therapie- oder unterstützungsbedürftig, als leidend oder als nicht so lebenstüchtig wie andere zu präsentieren, kostet immense Überwindung und ist sehr angst- und schambesetzt. Als therapeutisches Gegenüber muss man das wirklich als ersten Erfolg schätzen und würdigen, den die Betroffenen im Umgang mit sich selbst erreicht haben.

Anerkennung spüren lassen Sich immer wieder deutlich machen, dass es um einen Menschen geht, der – manchmal schon verzweifelt – um Anerkennung kämpft, auch wenn sein unangenehmes anmaßendes Verhalten das Gegenüber leicht dazu veranlassen kann, gerade diese Anerkennung nicht zu geben, sondern ihn eher »auflaufen« zu lassen, auf die Warteliste zu schieben usw.

Auf Gegenübertragungsphänomene achten Menschen mit narzisstischer Störung lösen beim Gegenüber häufig Gefühle aus, dass man selbst nicht so wichtig ist, diesem Menschen besonders verpflichtet ist und mit eigenen Bemühungen für ihn »in Vorleistung« gehen muss. Solche Gegenübertragungen sind nicht nur unvermeidlich, sie können sogar viel zur Klärung dessen beitragen, was sich im Inneren des Klienten abspielt. Wichtig dabei ist, die eigenen Gegenübertragungsprozesse nicht als »unfachlich« oder gar als »persönliches Versagen« zu sehen – siehe dazu das Kapitel 6 zu Übertragungen und Gegenübertragungen.

Vom Klagen zum Anklagen Menschen, die aufgrund ihrer instabilen Selbst-Struktur depressive Tendenzen entwickeln, neigen zu Beginn eines therapeutischen oder beratenden Prozesses dazu, sehr über ihr Schicksal zu klagen, dass ihnen Ungerechtigkeiten passiert seien, für die sie nicht verantwortlich seien, dass ihr Leid besonders groß sei usw. Die helfende Person kann sich dadurch veranlasst sehen, sich mit dem Klienten gegen dieses Leid zu verbünden, Unterstützung zu versprechen und eine baldige Besserung in Aussicht zu stellen. Wenn aber bei der Klientin die Strukturen des Selbst sehr fragil sind, kann es lange dauern, bis die in Aussicht gestellte Linderung eintritt.

Da es nun ebenso zur narzisstischen Charakteristik gehört, hohe Anforderungen an sein Gegenüber zu stellen, kann das ursprüngliche Klagen der Patientin langsam in ein – eher unterschwelliges – Anklagen umschlagen (»Sie haben es mir zwar versprochen, aber mir geht es immer noch nicht besser«), was die helfende Person dann im ungünstigen Fall auf sich bezieht, sich minderwertig und ineffektiv in ihren therapeutischen Qualitäten empfindet. Hier ist es wichtig, durch Supervision und Selbstachtsamkeit sich nicht in solche Interaktionsfallen der passiv-aggressiven Schulzuschreibung durch die Klientin verstricken zu lassen.

Auf Schwankungen vorbereitet sein Menschen mit einer narzisstischen Störung haben zwar meist ein gefestigteres psychisches Strukturniveau als Menschen mit Borderlinestruktur (siehe gesonderten Teil in Kapitel 8 über Objektbeziehungstheorie). Trotzdem können, wie oben hergeleitet, geringfügige Kränkungen das Selbsterleben massiv ins Schwanken bringen. Als Gegenüber kann man in die Dynamik miteinbezogen werden, zum Beispiel für einen Misserfolg verantwortlich gemacht zu werden, weil die therapeutische Unterstützung nicht gut genug war, weil man keinen Termin frei hatte, als es wichtig war, usw.

Es kann sogar passieren, dass gerade dann, wenn man zu wichtigen therapeutischen Fortschritten gekommen ist, es dem Klienten wieder schlechter geht, weil es für ihn schwer erträglich ist, dass die therapeutische Person sich ihm, dem Klienten, in gewissem Sinne als überlegen erwiesen hat, weil sie für ihn etwas erreicht hat, was er allein nicht geschafft hat. Als Reaktion muss dieser »Erfolg« des Therapeuten dann konterkariert werden, indem man zeigt, dass es einem doch nicht weitergeholfen habe und dass es einem erneut schlecht gehe (»negative therapeutische Reaktion«).

In den Siebzigerjahren hat sich das Narzissmuskonzept über den psychoanalytischen Rahmen hinaus in andere Forschungsbereiche ausgebreitet. Es wurde von einzelnen Autoren zur Analyse aktueller Entwicklungen in psychosozialen Arbeitsfeldern herangezogen, so unter anderem in der »Helferdebatte«, was wichtige Aspekte der Arbeit in Hilfesystemen reflektierbar machte.

Das »Helfer-Syndrom«, das Wolfgang SCHMIDBAUER (1977, 1983, 2007) bei vielen in psychosozialen Arbeitsfeldern Tätigen entdeckt hat, weist enge Bezüge zu narzisstischen Problematiken auf. »Anderen helfen zu wollen« geschieht nach Schmidbauer oft aus einem Abwehrmotiv heraus: Der Helfer will (unbewusst) seine eigene emotionale Hilflosigkeit, unter der er stark leidet, weil er überhöhte Idealvorstellungen von dem hat, was er eigentlich als Mensch leisten müsste, hinter einer stark scheinenden und idealen Fassade (der des kompetenten Therapeuten) verdecken. Entstanden ist das überhöhte Ich-Ideal durch eine Erziehung, in der sich nur bestimmte »gute« Eigenschaften entwickeln durften, während das Kind die von den Eltern abgelehnten »schlechten« Eigenschaften abspalten und verdrängen musste. Das Kind entwickelt daraufhin einen Perfektionsdrang, diesen »guten« von ihm erwarteten Eigenschaften zu entsprechen. Sonstige Gefühle, Bedürfnisse oder Schwächen, die diesem Ideal nicht entsprechen, werden tabuisiert; das Kind wird unfähig, sie zu äußern. Im Erwachsenenleben schafft sich der Helfer dann eine Kompensation darin, dass er Schwäche und Hilflosigkeit und ein offenes Eingestehen emotionaler Probleme nur bei anderen (den Klienten) akzeptieren kann, während demgegenüber das eigene Selbstbild von solchen »Flecken« um jeden Preis freigehalten werden muss. All das sind völlig unbewusst ablaufende Prozesse, sie sollten aber von Helfenden reflektiert werden.

Literatur

ANZIEU, D. (1996): Das Haut-Ich. Frankfurt a. M.

BOLL-KLATT, A.; KOHRS, M. (2018): Praxis der psychodynamischen Psychotherapie. Stuttgart.

COMER, R. J. (2008): Klinische Psychologie. Heidelberg.

DAMMANN, G. (2012): Narzissmus. Wichtige psychodynamische Konzepte und ihre Auswirkungen auf die klinische Praxis. In: DAMMANN, G.; GRIMMER, B.; SAMMET, I. (Hg): Narzissmus: Theorie, Diagnostik, Therapie. Stuttgart.

DEMBECK, K. (2016): Die Selbstsucht der anderen. Berlin.

DORNES, M. (1993): Der kompetente Säugling. Frankfurt a. M.

ERMANN, M. (2009): Psychoanalyse in den Jahren nach Freud. Stuttgart.

ERMANN, M. (2012): Psychoanalyse heute. Entwicklungen seit 1975 und aktueller Bestand. Stuttgart.

ERMANN, M. (2016): Psychotherapie und Psychosomatik – Ein Lehrbuch auf psychoanalytischer Grundlage. Stuttgart.

ERMANN, M. (2020): Narzissmus. Vom Mythos zur Psychoanalyse des Selbst. Stuttgart.

FREUD, S. (1978): Zur Einführung des Narzissmus. In: FREUD, S.: Das Ich und das Es und andere metapsychologische Schriften. Frankfurt a. M., S. 19–42.

FROMM, E. (1993): Die Furcht vor der Freiheit. München.

HARTMANN, H. (1972): Ich-Psychologie. Studien zur psychoanalytischen Theorie. Stuttgart.

HARTMANN, H.-P. (2018): Narzissmus und narzisstische Persönlichkeitsstörungen. Göttingen.

HENSELER, H. (1990): Narzisstische Krisen. Zur Psychodynamik des Selbstmords. Wiesbaden.

HORNEY, K. (2014): Der neurotische Mensch unserer Zeit. Gießen.

JOFFE, W. G.; SANDLER, J. (1967): Über einige begriffliche Probleme beim Studium narzisstischer Störungen. In: Psyche, 21, S. 152–165.

KERNBERG, O. F. (2009): Die narzisstische Persönlichkeit und ihre Beziehung zu antisozialem Verhalten und Perversionen – pathologischer Narzissmus und narzisstische Persönlichkeit. In: KERNBERG, O. F.; HARTMANN, H.-P. (Hg.): Narzissmus – Grundlagen, Störungsbilder, Therapie. Stuttgart, S. 263–307.

KIND, J. (1992): Suizidal. Die Psychoökonomie einer Suche. Göttingen.

KOHUT, H. (1975): Narzißmus. Frankfurt a. M.

Kohut, H. (1979): Die Heilung des Selbst. Frankfurt a. M.

Kutter, P. (2008): Moderne Psychoanalyse. Eine Einführung in die Psychologie unbewusster Prozesse. Stuttgart.

Lammers, C.-H. (2015): Psychotherapie narzisstisch gestörter Patienten. Ein verhaltenstherapeutischer Ansatz. Stuttgart.

Lasch, C. (1975): Das Zeitalter des Narzißmus. Hamburg.

Mahler, M. (1972): Symbiose und Individuation. Stuttgart.

Milch, W. (2019): Selbstpsychologie. Göttingen.

Miller, A. (1979): Das Drama des begabten Kindes und die Suche nach dem wahren Selbst. Frankfurt a. M.

Schmidbauer, W. (1977): Die hilflosen Helfer. Reinbek.

Schmidbauer, W. (1983): Helfen als Beruf. Die Ware Nächstenliebe. Reinbek.

Schmidbauer, W. (2007): Das Helfer-Syndrom – Hilfe für Helfer. Reinbek.

Schmidbauer, W. (2018): Das Geheimnis der Kränkung und das Rätsel des Narzissmus. Stuttgart.

Stern, D. (2015): Die Lebenserfahrung des Säuglings. Stuttgart.

Wahl, H. (1985): Narzißmus? Stuttgart.

Willi, J. (1975): Die Zweierbeziehung. Reinbek.

Zabel, L. (2019): Narzisstische Depression. Gießen.

8. Zwischen Begeisterung und Verzweiflung: die Borderlineproblematik

In der heutigen Psychoanalyse nehmen »klassische« Themen wie Triebe und Triebkonflikte zwischen Instanzen wie Ich und Es nur noch einen begrenzten Raum ein. Ein Analytiker aus der Nachfolgegeneration nach Freud, Michael Balint, hat für den traditionellen Freud'schen Ansatz die Bezeichnung »Ein-Personen-Psychologie« gewählt, weil es hier vorwiegend um die innerpsychische Dynamik zwischen konflikthaften Triebinhalten, zwischen Individuen und gesellschaftlichen Normen, zwischen bewussten und unbewussten Prozessen (»dynamisches« Unbewusstes) usw. geht. Davon hebt Balint die »Zwei-Personen-Psychologie« ab (siehe Ermann 2012, S. 16), mit der die ursprünglichen psychoanalytischen Konzepte seit der Mitte des 20. Jahrhunderts entscheidend weiterentwickelt wurden. Dieses über die Psychodynamik des Individuums hinausgehende Modell hat als »Objektbeziehungstheorie« weitreichende Bedeutung erlangt und ist eine wichtige »Basis des psychoanalytischen Denkens geworden« (Ermann 2012, S. 25).

BEISPIEL 1 Frau E. lebt in einer intensiv betreuten Wohngruppe. Da fast immer zwei bis drei Teammitglieder in der Einrichtung sind, nutzt sie diese Gelegenheiten, mehrere Betreuer gleichzeitig einzuspannen: »Herr L., meinen Sie, dass Frau R. jetzt Zeit für mich hat? Sie war vorhin so wortkarg zu mir.« Oder: »Herr L., ich hätte gerne die Packung Müsli aus dem Vorratslager, aber Frau G. war dagegen, ich weiß gar nicht, wieso.« ×

BEISPIEL 2 Weil er demnächst eine neue Arbeit in einer anderen Einrichtung beginnen wird, bereitet der Betreuer Herr L. den Abschied von seiner Klientin Frau C. behutsam vor, er spricht es bereits zwei Monate vor seinem Weggang an. Frau C. ist anfangs geschockt, aber durch die längere »Verabschiedungszeit«, die ihr Betreuer ihr durch die rechtzeitige Ankündigung ermöglicht hat, kann Frau C. langsam akzeptieren, dass Herr L. geht. Sie zeigt Herrn L. ihre Dankbarkeit, betont, dass sie sich durch ihn wirklich weiterentwickelt habe, und schenkt ihm eine von ihr selbst gebastelte Collage mit Erinnerungen an die gemeinsame Zeit. Herr L. ist erleichtert, dass sich die Ablösung nun so positiv gestaltet hat. Am nächsten Tag, seinem zweitletzten Tag in der Einrichtung, sieht er Frau C. im Regen im Garten stehen, wo sie sich demonstrativ in seinem Blickfeld postiert hat, mit völlig verweintem Gesicht und in dramatisch leidender Pose. ×

BEISPIEL 3 In der Gesprächsgruppe einer Einrichtung für ambulante Betreuung wird das Thema »Wie geht es mir in der Einrichtung, was habe ich in den letzten sechs Monaten erreicht?« erörtert. Die Teilnehmerinnen sind sehr engagiert, erzählen von ihren Veränderungen, von Krisen, sie sind aber insgesamt der Meinung, dass sie schon recht viel für sich erreicht haben. Frau S., die am Anfang auch noch in diesem Sinne berichtet hatte, zum Beispiel dass sie sich jetzt mehr zutraue als früher, wird im Laufe der Sitzung schweigsamer. Nach einer guten halben Stunde springt sie abrupt auf und schreit in den Raum: »Das ist ja fürchterlich, ich halte dieses positive Gerede hier nicht mehr aus!« ×

BEISPIEL 4 Frau M. ist 47 Jahre alt, gelernte Bankangestellte und hat zwei schon erwachsene Töchter. Sie lebte bis vor etwa zwei Jahren mit ihrem Mann zusammen. Nach erheblichen Ehekonflikten, die sich vor allem um Schulden und Alkoholkonsum des Mannes drehten, aber auch um außereheliche Beziehungen von Frau M., ist sie in eine schwere psychische Krise geraten, wurde etwa fünf Monate stationär psychiatrisch behandelt und ist dann in eine Wohngruppe für psychisch kranke Menschen gezogen.

Hier hat sie sich erstaunlich schnell stabilisiert. Sie übernahm viele Aufgaben im Haus, kümmerte sich um andere Bewohnerinnen und wurde zum stabilisierenden Faktor in der Wohngruppe. An manchen Tagen ging es ihr aber auch ganz plötzlich schlecht, sei meinte dann immer, mit dem Leben nicht zurechtzukommen, und äußerte suizidale Gedanken.

Nach einem Jahr in der Wohngruppe hat sich Frau M. insgesamt so entwickelt, dass ihre Betreuerinnen und sie sich selbst auch so einschätzen, dass sie wieder selbstständig wohnen kann. Sie hat mittlerweile einen neuen Partner kennengelernt, zu dem sie ziehen möchte. Der Auszug aus der Wohngruppe wird geplant.

Am Tag vor dem geplanten Einzug bei ihrem Freund kommt es zu einer heftigen Auseinandersetzung mit ihm, in deren Folge Frau M. alle Auszugspläne verwirft. Sie gerät wieder in eine schwere psychische Krise (»Entweder bringe ich mich oder ihn um!«) und wird erneut in der psychiatrischen Klinik aufgenommen. Nur zufällig erfahren die Wohngruppen-Mitarbeiterinnen von einer Mitbewohnerin, dass Frau M. im Kriminellenkiez der Stadt schon versucht hat, sich eine Schusswaffe zu besorgen. ×

Zum Verständnis der folgenden Ausführungen ist es zunächst wichtig, den Objektbegriff der Psychoanalyse zu verdeutlichen.
Michael Ermann (2012) weist darauf hin, dass seit Freud in der Psychoanalyse der Begriff »Objekt« im Sinne des Subjekt-Objekt-Dualismus verstanden wird, der auf den französischen Philosophen René Descartes zurückgeht. Das Subjekt ist der Wahrnehmende, das Objekt der Wahrgenommene, also auch eine Person, das Gegenüber, der Andere (ebd., S. 24).
Nun spricht auch Sigmund Freud schon von Objekten, aber in seinen Betrachtungen geht es vor allem darum, wie die (primär sexuellen) Triebe des Individuums umgesetzt werden und zur Befriedigung gelangen, nämlich mithilfe der Triebobjekte, das heißt wichtigen anderen Personen, die in der kindlichen Entwicklung zum Triebziel werden (anfangs sind das als »Partialobjekte« nur wichtige Körperteile des Gegenübers, etwa die Mutterbrust). Auf Besonderheiten der Personen, die als Triebobjekte fungieren, oder auf interaktionelle Spezifika zwischen den Beteiligten, geht Freud aber wenig ein.

Grundlegende Überlegungen zur Objektbeziehungstheorie

Wegbereitend für die Ausarbeitung der Objektbeziehungstheorie (OBT) war die Londoner Kinderpsychoanalytikerin Melanie Klein (siehe dazu Kennel & Reerink 2015), die aus der therapeutischen Arbeit mit Kindern Rückschlüsse auf die frühe Entwicklung von Beziehungsstrukturen zwischen Kleinkind und erwachsenen Bezugspersonen zog. Es geht also um die frühen Beziehungserlebnisse eines Individuums, etwa in den ersten drei Lebensjahren. Die jeweiligen Beziehungserfahrungen prägen ganz grundsätzlich die Qualität der sich langsam entwickelnden psychischen Strukturen des Individuums. Einzelne Triebimpulse wie Lust oder Hass sind zwar wichtig, entscheidend wird aber, wie Objektbeziehungserfahrungen internalisiert werden.
Die OBT analysiert, wie sich die Erfahrungen mit wichtigen Anderen, also mit den Bezugspersonen, wie sich die eigenen und die beim Gegenüber erlebten Affekte, wie die Reaktionen der anderen auf gezeigte Bedürfnisse, wie sich Empathie oder das Nichtverstehen der anderen einprägen in die Erlebniswelt des Kindes. Diese Erfahrungen werden verinnerlicht, sie verschmelzen langsam zu inneren Bildern, die sich immer mehr als Vorstellungen von sich selbst und anderen stabilisieren und als Selbst- und Objektrepräsentanzen langsam zu

Bausteinen für das Erleben von Identität und eines eigenständigen Selbst sowie einer vom Selbst unabhängigen Umwelt werden.

Reale äußere »Objekte« (also wichtige andere Personen) werden zu inneren Objekten, zu sich langsam verstetigenden Vorstellungen (Repräsentanzen), wie andere und die Außenwelt insgesamt zu einem stehen, ob sie wohlgesonnen oder feindlich, unterstützend oder schädigend sind. »Internalisierte Objektbeziehungen sind affektgetönte Vorstellungen, Erlebnisniederschläge von Interaktionen, die innerpsychisch repräsentiert sind« (Stemmer-Lück 2009, S. 57).

Daniel Stern spricht von »generalisierten Interaktionsrepräsentanzen«: Sie »resultieren aus dem unmittelbaren Eindruck mannigfaltiger, realer Erfahrungen, und sie integrieren die unterschiedlichen Handlungs-, Wahrnehmungs- und Affekt-Attribute des Kern-Selbst zu einem Ganzen« (Stern 2015, S. 143 f.). Damit wird das heutige intersubjektive Konzept sehr deutlich: Von den frühesten Lebenstagen an übernehmen wir affektiv gefärbte Interaktionserfahrungen, wir sind also schon immer in intersubjektive Erfahrungswelten eingebunden, deren Kernelemente wir dann langsam zu einem eigenen tragfähigen Selbst integrieren (siehe auch Kapitel 7 zur Selbst-Theorie).

In der psychischen Entwicklung werden die inneren Objekte zu »Identitätsbausteinen«. Über viele Tausend Einzelinteraktionen werden anfangs isolierte Beziehungserfahrungen aufgenommen, die sich langsam zu Teilobjekten zusammenfügen. Bei ungünstigen Bedingungen bleiben die Teilobjekte als fragmentierte Erlebnis- und Identitätsbausteine nebeneinander bestehen. Dies kann zum Beispiel bei Vernachlässigung und Misshandlung, aber auch bei einer überengagierten Erziehungshaltung passieren. Das Kind und auch der spätere Erwachsene ist dann nicht in der Lage, auf eine integrierte, gewachsene Identitätsstruktur zurückgreifen, die ihm ein festes Bild von sich selbst vermittelt. Nichtintegrierte Teilobjekte führen zu zersplitterten Erlebnisspuren und können zu schweren Beeinträchtigungen wie Identitätsdiffusion, dissoziierten Erlebnismustern, impulsivem desintegriertem Verhalten usw. führen (etwa Fallbeispiel 2: Gestern wurde noch in Dankbarkeit ein Geschenk überreicht, heute zeigt sich die Klientin anklagend im Regen).

Da die inneren Objekte die Entwicklung von Denken, Fühlen und Verhalten strukturieren (Kutter & Müller 2008, S. 76), kommt es bei defizitärer Ausprägung dieser inneren Objekte auch zu entsprechenden Störungen oder Ausfallerscheinungen im Denken, Fühlen und Handeln. Entscheidend ist dabei nach Melanie Klein das Muster von zwei möglichen Positionen, die das sich entwickelnde Individuum zur Welt einnehmen kann: die »paranoide« oder die »depressive Position« (Ermann 2014, S. 25).

Die paranoid-schizoide Position

Urtümliche Affekte wie Angst, Liebe oder Hass können das Kind überfluten, da es sie noch nicht kognitiv verarbeiten und dadurch abmildern kann. Um sich vor ihrer zerstörerischen Wirkung zu schützen, setzt das Kleinkind »primitive« Abwehrmechanismen ein. Wichtig ist hier die Spaltung, durch die angenehme (»gute«) Teilobjekterfahrungen von negativen (»bösen«) unbewusst separiert werden. Aufgrund seiner noch nicht vorhandenen kognitiven Fähigkeiten (es hat noch keine Fähigkeit zur Symbolisierung bzw. Mentalisierung, also zur inneren geistigen Abbildung von Erlebnisinhalten), kann das Kind unterschiedliche Erfahrungsqualitäten, die es in Bezug auf eine einzelne Person erlebt, noch nicht integrieren. Eine Bezugsperson ist zu einem Zeitpunkt, wenn sie als bedürfnisbefriedigend und unterstützend erlebt wird, »ideal« und zu einem anderen Zeitpunkt, wenn das Kind Frustrationen durch sie erfährt, »böse«. Dass jemand zu einem Zeitpunkt das Kind angemessen empathisch behandelt, zu einem anderen Zeitpunkt aber noch nicht (vielleicht nur aus Müdigkeit, Abgelenktheit o. Ä.), ist für das Kind noch nicht integrierbar.

Die ersten Lebensmonate werden nach Melanie Klein von der »paranoiden Position« beherrscht. Nach der geschützten und verbundenen Phase im Mutterleib erlebt das Kind nach der Geburt das erste Mal Trennung, Auf-sich-gestellt-Sein, auch Hunger oder Kälte. Dadurch, dass innerlich ein gutes oder ideales Teilobjekt ausgebildet wird, rettet sich das Kind hinweg über unangenehme Basisempfindungen, wenn es sich verlassen, verfolgt und schutzlos fühlt, sobald die Mutter nicht da ist. Die beim Kleinkind natürlich nur in rudimentärer Form gegebenen, aber doch intensiven Angst-, Bedrohungs- und Verfolgungsgefühle werden abgemildert. Dabei kann der Wechsel vom guten zum bösen Teilobjekt sehr schnell erfolgen, das zeigen die manchmal rapiden und plötzlichen Stimmungswechsel bei Kleinkindern.

Die depressive Position

Obwohl die Begrifflichkeit es nicht unbedingt annehmen lässt, ist der Wechsel von der paranoiden zur depressiven Position ein Fortschritt. Wenn das Kind bei einer einigermaßen förderlichen und empathisch reagierenden Umwelt im Laufe seiner Entwicklung vermehrt positive und stabilisierende Erfahrungen macht, gewinnt das Ich, weil die Hirnentwicklung fortgeschritten ist, langsam an kognitiver Symbolisierungsfähigkeit, das heißt an Bewältigungs- und Verarbeitungsmöglichkeiten für enttäuschende Erfahrungen. Gute und böse

Teilobjektfantasien müssen nicht länger strikt voneinander getrennt gehalten werden, das Kind erkennt langsam, dass die »gute« Mutter, die es nährt und liebt, gleichzeitig die »böse« Mutter ist, die manchmal nicht da ist oder »falsch« reagiert usw. Gefühle von Bedrohtheit und Enttäuschung können durch die gefestigte gute Objektvorstellung überstanden werden. Das Kind weiß zum Beispiel, dass die Mutter bald wiederkommen wird, auch wenn sie im Moment nicht greifbar ist.

Das Kind gewinnt an Erfahrungstiefe. Wenn an einem Liebesobjekt widersprüchliche Tendenzen wahrgenommen werden und nicht gleich in »nur gut« und »nur böse« gespalten werden, beginnt das Erleben und Akzeptieren von Ambivalenz (auch »Ambiguitätstoleranz«). Die eigenen Affekte werden ebenfalls differenzierter wahrgenommen und die Wichtigkeit der Mutter wird gefühlt, dadurch können auch Schuldgefühle ihr gegenüber entstehen, wenn man wütend-aggressive Impulse gegen sie hatte. Es entstehen Mitgefühl, Sorge um den anderen usw. Dies ist das Charakteristikum der »depressiven Position«.

Der von Melanie Klein verwendete Begriff »Position« soll verdeutlichen, dass es sich hier nicht um eine zeitlich genauer bestimmbare Entwicklungsphase (wie etwa die orale Phase) handelt, sondern um eine psychische Konstellation des Erlebens, in die man im Leben immer wieder geraten kann, vor allem in Lebenssituationen, die durch Stress und Belastungen gekennzeichnet sind. Wenn sich Menschen in Krisen befinden, können heftige negative Affekte, Rückzug, Verfolgungsängste, Erleben von negativen Teilobjekten in Form von Katastrophenfantasien, Schwarz-Weiß-Denken usw. auftauchen (Ermann 2012, S. 75).

»Containing« und »Holding«

In einer paranoid-schizoiden Position kann eine Entlastungsmöglichkeit gefunden werden, um die unerträglich negativen Affekte nach außen zu verlagern, also auf eine andere Person zu projizieren. Dies geschieht vor allem durch den Prozess der projektiven Identifikation – auch dies natürlich alles unbewusst!

Diese Außenverlagerung hat einen psychologischen Sinn: Wenn die Bezugsperson die erschreckenden Affekte des Kindes empathisch aufnimmt (als »container« nach Bion, siehe Ermann 2014 sowie das 9. Kapitel zu Psychosen), sich dadurch aber nicht überwältigen lässt, sondern dem Kind vermittelt und ihm gegenüber verbalisiert, dass es sich gerade zum Beispiel heftig erschrocken oder schrecklich gefürchtet hat, ihm dabei aber Schutz, Sicherheit und Fürsorge gibt, wenn sie also die Affekte »markiert« benennt, gleichzeitig aber als bewältigbar darstellt, dann erkennt das Kind langsam, dass solche Schreckenszustände »überlebbar« sind, dass man ihnen einen Namen geben kann und mit ihnen umzugehen lernen kann. Die sogenannte Markierung durch die Mutter und den Vater ist vor allem wichtig, damit das Kleinkind erkennt, dass es nicht der Affekt der Mutter ist, der da gespiegelt wird.

Das Kind bekommt also seine eigenen Schreckensfantasien in gezähmter Form zurückgespiegelt, sodass sie an Bedrohungspotenzial verlieren. Dieses Modell des »containment« von Affekten, die für das Kind momentan überwältigend wären, die aber von einer genügend empathischen Bezugsperson in für das Kind erträgliche Varianten umgewandelt werden, ist vor allem von Wilfred Bion, aufbauend auf Klein, ausgearbeitet worden. Donald W. Winnicott hat dem das Konzept des »Holding« hinzugefügt. Bezugspersonen sollen danach eine unterstützend-fürsorgliche Atmosphäre für das Kind bereithalten (»good-enough environment« – es ist also keineswegs eine unrealistisch fehlerlose Erziehungsumwelt vonnöten), in der das Kind seine anfänglich fragmentierten und zwischen Liebe und Hass aufgespaltenen inneren Objekte langsam stabilisieren und integrieren kann. Im Gegenteil: Eine angemessene Frustration stellt einen Entwicklungsanreiz dar. Durch Sensibilität und Empathie gelingt es, dem Kind genügend warme und stabilisierende Resonanz seiner eigenen Befindlichkeiten und Affekte zurückzugeben, sodass das Kind langsam eine gefestigte Struktur des Ich oder Selbst aufbauen kann (siehe KUTTER & MÜLLER 2008, S. 46 ff.).

Schwere Persönlichkeitsstörungen

Das Grundmodell von Melanie Klein, dass weniger die Betrachtung der individuellen Triebdynamik als vielmehr die von außen kommenden, durch Bezugspersonen vermittelten affektiven Erfahrungen entscheidend für die Ausprägung psychischer Strukturen sind, wurde vor allem von Otto F. Kernberg ausdifferenziert und zu ätiologischen Modellen für schwere Persönlichkeitsstörungen ausgearbeitet.

In einer Zusammenfassung durch die Arbeitsgruppe von Kernberg wird der Basisgedanke der OBT formuliert: »In der Objektbeziehungstheorie [...] wird davon ausgegangen, dass die von Freud beschriebenen Triebe – Libido und Aggression – immer in Bezug auf einen spezifischen Anderen – ein Objekt – erlebt werden. Innere Objektbeziehungen sind die Bausteine psychischer Strukturen

und dienen als Organisatoren von Motivation und Verhalten« (Clarkin u.a. 2008, S. 1).
Dies ist zunächst eine Neuformulierung der Freud'schen Theorie der Triebe, die nun nicht mehr als isolierte Quelle von nach Befriedigung strebenden Impulsen betrachtet werden. Vielmehr sind sie in das System der Grundaffekte eines Menschen eingebunden. Affekte im Zusammenhang mit Selbst- und Objektrepräsentanzen sind zentrale Determinanten des Trieblebens, spezifische Konstellationen von einzelnen Affekten formieren sich dann zu Triebkonstellationen. Affekte bestimmen aber auch die innerpsychischen Instanzen, wie zum Beispiel das Über-Ich. Unter dem Einfluss wohlwollender Affekte bildet es sich in »weicherer« Form aus, unter dem Einfluss aggressiver Affekte kann es zur strengen und grausamen Macht im Individuum werden.
In Bezug auf die innerpsychische Dynamik von Selbst und Objekt spricht Kernberg nun von »Objektbeziehungsdyaden«: Sie setzen sich zusammen aus einer Selbstrepräsentanz als erlebter Vorstellung des eigenen Selbst und einer Repräsentanz des wichtigen Anderen (Objektrepräsentanz) sowie durch einen diese beiden Pole verbindenden spezifischen Affekt. Michael Ermann (2012) bezeichnet sie als SAO-Einheiten, als Verbindung von Selbstrepräsentanz, spezifischem Affekt und Objektrepräsentanz. Die SAO-Einheiten sind dann in dieser neuen Perspektive die Bausteine der sogenannten Triebe. Der jeweils vorherrschende Affekt aktiviert die Triebe und seine besondere Qualität wie Lust oder Hass bestimmt die Art, wie das Objekt erlebt wird.
Dabei ist immer zu beachten, dass Selbst- und Objektrepräsentanzen keine realitätsgerechten Abbilder der eigenen bzw. der anderen Person beinhalten, sondern zum Teil fragmentierte Strukturen sind, in denen sich frühe Erlebnisspuren mit Fantasien gemischt haben.

Entwicklungsfaktoren

Die OBT geht davon aus, dass die frühkindliche Entwicklung gekennzeichnet ist durch das Erleben von Situationen bzw. »Moment-zu-Moment-Erfahrungen« (Clarkin u.a. 2008, S. 2), die sich in ihrer affektiven Intensität unterscheiden. Ist die affektive Beteiligung gering, kann das Kind quasi in Ruhe seine Welt aufnehmen und langsam kognitiv strukturieren. Anders in affektiv aufgeladenen Situationen, wenn es entweder um Bedürfnisbefriedigung geht (»Ich will mehr!!«) oder aber um den Wunsch nach Schmerzbeseitigung (»Mach das weg!!«). Solche mit Spitzenaffekten durchsetzten Beziehungserfahrungen werden schneller und intensiver verinnerlicht als emotional entspanntere. Dies hat mit der evolutionären Bedeutung von Affekten zu tun, da sie letztendlich Signalsysteme sind, die aktiviert werden, wenn es um das Überleben wichtiger Ereignisse geht.

Erfährt das Kind durch eine empathische Bezugsperson eine Bedürfnisbefriedigung oder die gewünschte Unterstützung, so wird sich die Selbstrepräsentanz eher in Richtung eines ausgeglichen-zufriedenen Selbst und die Objektrepräsentanz zum Bild eines verlässlich nährenden und förderlichen Anderen hin bewegen. Frustrierende Erlebnisse durch eine unempathische Bezugsperson bauen ein inneres Bild vom anderen und von der Außenwelt auf, das durch Enttäuschung, Versagung oder Bedrohlichkeit gekennzeichnet ist und das eines hilflosen und verlassenen Selbst, für das sich die Welt nicht interessiert.

Entscheidend für die Normalität oder Pathologie der individuellen psychischen Entwicklung ist letztlich, wie sich das Verhältnis von »gelingenden« und »gestörten« Interaktionserfahrungen ausgestaltet. Kernberg weist aber darauf hin, dass es wegen der vom Kind manchmal sehr stark erlebten Intensität negativer Spitzenaffekte in einzelnen Objektbeziehungserfahrungen trotz einer generell »guten« Beziehungsstruktur doch zu einzelnen aggressiv-sadistischen Verinnerlichungen kommen kann.

Ein weiteres Charakteristikum des Kernberg'schen Modells, das schon zur Herleitung schwerer Persönlichkeitsstörungen hinführt, besteht in der Annahme, dass am Anfang der kindlichen Entwicklung positive und negative Repräsentanzen des Selbst und der Objekte innerlich getrennt gehalten werden. Das heißt, dass verinnerlichte idealisierte Bilder, die aus den positiven Beziehungserfahrungen herrühren, in Abstand gehalten werden zu den inneren negativen Erlebnisniederschlägen, die aus den Erlebnissen von Alleingelassen-Werden und Nichtverstanden-worden-Sein herrühren. »Mithilfe dieser Trennung sollen die idealisierten Repräsentanzen (durchzogen von warmen und liebenden Gefühlen gegenüber einem als optimal befriedigend erlebten Objekt) vor den negativen Repräsentanzen (die an die Affekte von Wut und Hass gegenüber einem als verfolgend und verletzend wahrgenommenen Objekt geknüpft sind) geschützt werden« (ebd., S. 5 f.). Das »Böse« wird also auf eine Erlebnisseite gedrängt, damit das »Gute« auf der anderen Erlebnisseite seinen Raum behalten kann. Damit ist der frühe bzw. »primitive« Abwehrmechanismus der Spaltung beschrieben, der immer am Anfang pathologischer Entwicklungen zu schweren Persönlichkeitsstörungen wie Borderline-, antisozialer, schizoider oder schwerer narzisstischer Persönlichkeitsstörung steht.

Entwicklung beginnt also mit scharfen Trennungen zwischen positiven und negativen Inhalten, bei ungünstigen Bedingungen bleibt diese Spaltung im Erleben bestehen, bei guten Bedingungen wird sie langsam aufgehoben. Existieren genügend förderliche Sozialisationsbedingungen, die eine empathische Resonanz auf die Äußerungen des Kindes bereithalten, sodass dem Kind genügend Freiraum für eine entspannte emotionale Entwicklung gelassen wird, kommt es zu einer allmählichen Integration »guter« *und* »böser« Repräsentanzen, das heißt, das Kind erkennt, dass eine Extremisierung des Erlebens in zwei getrennte Sphären nicht angemessen ist, weil sich viele Erlebnisse und Beziehungserfahrungen in dem weiten Zwischenraum zwischen »eindeutig positiv« und »eindeutig negativ« abspielen. Es werden komplexere und realitätsangepasstere Vorstellungen des Selbst und der wichtigen Anderen ausgebildet. Das heranwachsende Individuum erkennt, dass andere Menschen und man selbst auch manchmal eher durch positive Merkmale und bei anderen Gelegenheiten eher durch ungünstigere Merkmale gekennzeichnet sind sowie »die Fähigkeit besitzen, in manchen Momenten befriedigend, in anderen frustrierend zu sein« (Clarkin u.a. 2008, S. 5).

Hier noch einmal die Inhalte der OBT kurz zusammengefasst:

- Die Entwicklung des psychischen Apparates wird unter dem Einfluss der Internalisierung von Objektbeziehungen zu signifikanten Anderen gesehen.
- Die Repräsentanz des Selbst in Interaktion mit anderen unter Dominanz eines wichtigen Affektes ist der Baustein für die spätere psychische Struktur. Das Kleinkind baut Erinnerungsspuren auf, macht die Beziehungserfahrung in sich permanent, zum Beispiel als Selbstrepräsentanz, Objektrepräsentanz und freudiger Affekt, wenn es etwa eine angenehme Interaktion mit der Mutter ist; dies hilft als Kompensation in frustrierenden Situationen.
- In der weiteren Entwicklung erkennt das Kind, dass die freudige Mutter und die ärgerliche Mutter eins sind, und auch es selbst, das glückliche und das traurige Kind, immer es selbst ist.
- Die Objektbeziehungen vereinheitlichen sich langsam, es kann eine Integration zur »guten« internalisierten Mutter stattfinden, aber auch zum negativen Gegenteil der »bösen« oder »hassenden« Mutter.

Die Besonderheiten der Borderline-Persönlichkeits-Organisation

Mit der »Borderline-Persönlichkeits-*Organisation*« (BPO) ist nicht die Borderline-*Persönlichkeitsstörung* gemeint. Vielmehr handelt es sich um die Beschreibung eines geringen Strukturiertheitsgrades der psychischen Innenwelt eines Menschen. Eine solche defizitäre Ausprägung kann zu einer Borderline-Persönlichkeitsstörung (Borderline-PKS) führen, aber auch zu anderen schweren Persönlichkeitsstörungen. Die BPO beschreibt also ganz allgemein eine bestimmte Stufe der psychischen (Un-)Strukturiertheit, die für die Entstehung von schweren psychischen Störungen, weit überwiegend Persönlichkeitsstörungen, verantwortlich sein kann.

Entscheidend für die Gefestigtheit und damit auch die gesunde Stabilität einer psychischen Struktur ist, wieweit sich klar abgegrenzte und integrierte Selbst- und Objektrepräsentanzen ausgeprägt haben. Ganz pauschal kann man Persönlichkeiten mit einem »kohärenten und integrierten Selbst- und Fremdkonzept« (Clarkin u.a. 2008, S. 12) von denjenigen Persönlichkeiten unterschieden, denen dieses kohärente Identitätsgefühl fehlt. Letztere defizitäre Struktur wird von Kernberg als »Identitätsdiffusion« konkretisiert (siehe unten).

Mit diesen Grundüberlegungen kann man dann ein Mehr-Ebenen-Modell der Persönlichkeitsorganisation entwerfen, das von »gesund« bzw. »normal« bis »schwer pathologisch« bzw. »psychotisch« reicht. Den leichtesten Pathologiegrad bezeichnet man als »neurotische« Persönlichkeitsorganisation. Obwohl Menschen mit dieser Pathologie psychische Probleme haben, tragen sie in sich ein kohärentes Selbst und Fremdempfinden. Sie sind meistens sozial gut integriert.

BEISPIEL 1 Hier ein Fallbeispiel für ein psychisches Problem auf *neurotischem* Niveau: Ein Patient von dreißig Jahren hat andauernde Probleme in Leistungssituationen, schon zweimal hat er ein Studium kurz vor dem Examen abgebrochen und steckt auch jetzt während der zweiten Phase eines beruflichen Abschlusses in der Krise. In der Therapie stellt sich heraus, dass er deshalb größte Schwierigkeiten hat, erfolgreich ein Studium bzw. eine Ausbildung abzuschließen, weil das heißen würde, danach vom Status her besser dazustehen als sein Vater und sein Bruder, die es – im Gegensatz zu ihm – nicht geschafft haben, aus relativ einfachen Sozialverhältnissen »aufzusteigen«. Sein Über-Ich verbietet es ihm, besser zu sein als seine Familienangehörigen – es ist also ein unbewusster innerpsychischer Konflikt. ×

BEISPIEL 2 Auf *Borderlineniveau* würde das Problem etwa folgendermaßen aussehen: Der Patient scheitert in Leistungssituationen, weil er sich chaotisch oder gar nicht vorbereitet, weil er meint, er könne ohnehin alles, und habe es nicht nötig, sich vorzubereiten. Ist er dann durch eine Prüfung gefallen, gibt er den Prüfern die Schuld, die unmögliche Fragen gestellt und ihn ohnehin schon immer »auf dem Kieker« gehabt hätten. Überhaupt sei das Studium für ihn nicht das Richtige, da würden seine Fähigkeiten nicht zur Geltung kommen. Die Kommilitonen seien auch alle entweder missgünstig oder ziemlich unfähig, mit denen könne er sowieso nichts anfangen. ×

Nach Michael Ermann (siehe Kapitel 2) handelt es sich im ersten Fall um eine »Verdrängungsabwehr« eines Menschen mit höherem psychischen Strukturniveau, beim zweiten dagegen um eine »Spaltungsabwehr« auf niedrigem Strukturniveau.

Identitätsdiffusion als Grundbedingung der BPO

Die Identitätsdiffusion ist eine allgemeine defizitäre Disposition für schwere Persönlichkeitsstörungen. Sie ist gekoppelt mit dem Einsatz »früher« bzw. »primitiver« Abwehrmechanismen. Die Nicht-Integriertheit positiver und negativer Teilobjekte wird aufrechterhalten durch die Mechanismen von Spaltung, Projektion und projektiver Identifikation, das heißt der Auslagerung negativer, nicht tolerierbarer Affekte auf äußere Objekte. Die mangelnde Integration der inneren Objekte hat zur Folge, dass Betroffene sich im Kontakt mit anderen als unreflektiert, widersprüchlich oder auch chaotisch in ihren Selbst- und Fremdbeschreibungen darstellen. Sie sind auch unfähig, sich dieser Widersprüchlichkeiten im Kontakt mit anderen bewusst zu werden. Äußert also beispielsweise das Gegenüber seine Verwirrung oder ein Befremdung über die Art und Weise, wie sich jemand gerade im therapeutischen Erstkontakt dargestellt hat, so können die Angesprochenen damit nichts anfangen und fahren entweder auf die gleiche Art fort oder versuchen eine Rechtfertigung dessen, was sie bisher geäußert haben, was dann wiederum eher verwirrend ist und nichts klarer macht.
John F. Clarkin, Frank E. Yeomans und Otto F. Kernberg fassen zusammen: »Auf der Verhaltensebene zeigt sich eine Borderline-Struktur als emotionale Labilität, Wut, interpersonelles Chaos, impulsives selbstdestruktives Verhalten sowie mangelhafte Realitätsprüfung. [...] Typisch für das diffuse und fragmentierte Identitätserleben [...] ist das Oszillieren zwischen sanfter Hilflosigkeit und zornerfüllter tyrannischer Aggression sich selbst und anderen gegenüber« (Clarkin u.a., 2008, S. 13). An dieser Stelle muss noch einmal der Hinweis erfolgen, dass man bei einer solchen Charakterisierung wahrscheinlich als Erstes an die konkrete Form der Borderline-Persönlichkeitsstörung denkt. Eine BPO mit den gerade aufgeführten Ausdrucksformen kann man aber auch bei

schizoiden, narzisstischen und weiteren schweren Persönlichkeitsstörungen finden.

Unreife Abwehrmechanismen und ihre Konsequenzen

Unreife oder »primitive« Abwehrmechanismen zeichnen sich dadurch aus, dass sie nicht – wie die reiferen Abwehrformen – intrapsychische Konfliktspannungen (zwischen Triebimpuls und Über-Ich etwa) durch Verdrängung, Verschiebung o. Ä. auf eine Art zu lösen vermögen, bei denen das Individuum seine Realitätsanpassung nicht verliert. Primitive Abwehrmechanismen führen vielmehr dazu, dass das Individuum in seiner Beziehung zu sich selbst oder zu anderen massiven Beeinträchtigungen oder Verzerrungen unterworfen ist, die ein realistisches Bild der eigenen Person oder der wichtigen Anderen verhindern. Diese Abwehrmanöver spielen sich als automatisch ablaufende Vorgänge tief im Unbewussten ab, sie haben sich in den ersten Lebensjahren, als die kognitiv-reflexiven Funktionen noch unausgebildet waren, als »implizites Beziehungswissen« (Junker 2013) in die Psyche eingraviert, sind aber dem Individuum im normalen Alltag nicht zugänglich.

Alle primitiven Abwehrmechanismen zeichnen sich aus durch den Vorgang der Spaltung, der Aufteilung in zwei gegensätzliche Polaritäten. Etwas ist *nur* gut oder *nur* schlecht und nur *eine* Meinung ist die einzig richtige, es gibt keine Alternative. Das, was gestern war, hat für heute keine Bedeutung. Es kann zu plötzlichen Veränderungen im Leben kommen, zu 180-Grad-Wendungen, die dann ihrerseits nicht lange vorhalten, sodass Außenstehende meist den Eindruck bekommen, dass es sich hier um eine chaotische Lebensführung handelt, was die Betroffenen aber nicht bewusst erleben oder steuern können.

Die Auslöser für diese abrupten Kehrtwendungen sind häufig minimal. Da das Individuum wegen seiner starren inneren Gespaltenheit kein Gespür für die Relevanz oder Irrelevanz äußerer Vorkommnisse hat, wird auf situative Gegebenheiten unangemessen, häufig übermäßig und dramatisch reagiert. Mehrdeutigkeiten oder Widersprüchlichkeiten können nicht differenziert aufgenommen und reflektiert werden, sondern werden mit einer »Entweder-oder«-Reaktion beantwortet. Es ist noch keine »Ambivalenzfähigkeit« erreicht, das heißt, dass emotional vermischte, nicht eindeutige Erfahrungen nicht ertragen werden. Ein Mensch mit BPO erlebt innere Impulse undifferenziert und »undosiert«, »mit der ganzen affektiven Heftigkeit, die für das emotionale Chaos verantwortlich ist, das die betreffenden Person in dieser Situation erlebt« (Clarkin u. a. 2008, S. 15).

Verkompliziert wird diese chaotische Erlebens- und Verhaltensstruktur dadurch, dass zum Prozess der Spaltung noch die projektive Identifizierung hinzukommt. Es ist der Versuch der betroffenen Person, sich dadurch zu entlasten, dass nicht tolerierbare, hasserfüllte innere Inhalte auf ein Gegenüber projiziert werden. Die eigene innere Aggression wird dann auf eine andere Person verlagert. Man verhält sich diesem Menschen gegenüber in einer latent aggressionsfördernden Art und Weise so, dass das Gegenüber tatsächlich schließlich selbst aggressiv reagiert – obwohl es anfangs keinerlei Aggressionen bei sich erlebt und gespürt hat. Damit ist es dann der Person mit BPO »gelungen«, sich zu entlasten bzw. den »bösen« inneren Anteil besser zu kontrollieren (und den »guten« in sich zu schützen), weil die Wut jetzt bei der anderen Person liegt.

»Ich-dystone« und »ich-syntone« Symptomatiken

In psychodynamischer Sichtweise befindet sich ein typisch neurotischer Klient auf einer höheren psychischen Strukturebene als ein pathologischer, das heißt, er hat eine relativ gefestigte Identität mit stabilen psychischen Strukturen. Kommt es bei ihm zu einem unbewussten intrapsychischen Konflikt, können akute Symptome auftauchen wie Ängste oder Zwänge, »unter denen er leidet und die ihn in die Behandlung führen« (Boll-Klatt & Kohrs 2018, S. 477). Die Symptome werden als ich-dyston erlebt, also als nicht zum Selbstbild und dem Selbsterleben passend, als negative Veränderungen des Erlebens und Befindens. Dies fördert meistens die Behandlungsmotivation. Allgemein wird mittlerweile die Einschätzung vertreten, dass solche »klassischen Neurosen« heutzutage nur noch selten vorkommen.

» Der Borderline-Patient dagegen kommt in der Regel mit unerträglichen inneren Zuständen und Beeinträchtigungen in die Behandlung, die in vielem neurotischen Symptomen ähneln, allerdings selten ein konsistentes Bild ergeben. Die häufig bereits früh und als ganz selbstverständlich geschilderten Auffälligkeiten im Verhalten, der Lebens-, insbesondere auch der Beziehungsgestaltung usw., die deutlich einen hochpathologischen Charakter aufweisen, sind dagegen in der Regel ich-synton. Sie werden kaum problematisiert. Damit konfrontiert reagieren Borderline-Patienten häufig aggressiv oder verwundert « (ebd.).

Bei Ich-Syntonie existiert also keine kritische, selbstreflexive Distanz zum eigenen Erleben und Verhalten (mangelnde Fähigkeit zur Mentalisierung, siehe Kapitel 5 zu Bindung und Mentalisierung). Borderlinebetroffene leiden von daher eigentlich nicht an sich selbst: »Auf Nachfrage entsteht meist der Eindruck, sie litten an den Anderen, ihrer Behandlung durch die Gesellschaft usw.« (ebd., S. 478). Auf Menschen mit solchen »ich-syntonen« Problematiken trifft man heute in therapeutischen Kontexten häufiger als früher.

Hilfreiche Hinweise zum Umgang mit Borderlinebetroffenen

Die Klientin Frau E. im ersten Fallbeispiel zu Beginn des Kapitels zeigt den Betreuern gegenüber ein Verhalten, in dem sie ihre Bedürfnisse und Anliegen unbewusst zu Anliegen der Betreuer machen möchte, damit diese nun wieder bei den eigentlich Gemeinten intervenieren. Es entsteht eine diffuse Beziehungsstruktur, bei der es vorkommen kann, dass sich Betreuerinnen mit dem Anliegen von Frau E. identifizieren, obwohl sie eigentlich gar nichts damit zu tun haben (projektive Identifikation, siehe dazu auch das Kapitel zu Widerstand, Abwehr und Abwehrmechanismen).

Diese Beziehungsverkomplizierungen sind häufig schon Formen von Spaltungsprozessen, bei denen die Borderlinepersönlichkeit ihre eigenen unvereinbaren inneren Konfliktinhalte unterschwellig auf andere Personen verlagert, die dann jeweils eine Seite des Konflikts »austragen« – und dabei miteinander in Konflikt geraten. Aus dem »intrapersonellen« Konflikt ist dann ein ausgelagerter »interpersoneller« geworden.

Doch zunächst zu den *intrapersonellen Spaltungen.*

Der Betreuer Herr L. im zweiten Fallbeispiel (S. 127 f.) ist Zeuge der miteinander nicht in Einklang zu bringenden positiven »guten«, optimistischen Erlebensaspekte und der negativen »schlechten« oder »unfähigen« emotionalen Seite von Frau C. geworden. Einerseits will die Klientin selbst daran glauben, dass sie es erreichen wird, sich eine schöne Zukunft zu schaffen und sich selbst in einer positiven Entwicklung zu sehen (die liebevoll erstellte Collage). Die andere Seite ist aber genauso präsent und wirkmächtig: die Trauer, die Verlusterlebnisse, das mangelnde positive Selbstbild. Frau C. kann beides nicht zusammenbringen und in eine, wenn auch ambivalente emotionale Erfahrung integrieren (»Es ist zwar nicht schön, dass er mich verlässt, aber ich habe viel von ihm gehabt, das bleibt mir«). Sie kann diesen Abschied nicht mit sich selbst abmachen, sie muss es allen zeigen, vor allem ihrem Betreuer ganz konkret, wie sie allein und verlassen im Garten nassregnet.

Wenn der Betreuer Herr L. diese Verlassenheitserfahrung mit Frau E. (S. 127) noch thematisieren will, sollte er die Metaphorik dieses Bildes ebenfalls ganz konkret ansprechen: »Wie ein armer, gottverlassener Tropf standen Sie da ganz allein im Regen.« Damit zeigt er, dass er sich sehr gut in die Erfahrungswelt von Frau E. einfühlen kann und das Erlebnis des Verlassenwerdens, das für Menschen mit Borderlinestruktur ein zentrales Problem ist, weil »Alleinsein« für sie meist »Verlassen-worden-Sein« heißt, nachvollziehen kann.
Bezüglich der *interpersonellen Spaltung* noch einmal zurück zum ersten Fallbeispiel von Frau E.:

BEISPIEL Frau E. ist in ihrer Wohngruppe eine kurzfristige Beziehung mit einem Mitbewohner eingegangen, in deren Folge sie schwanger wird. Sie spricht daraufhin ihren Bezugsbetreuer an, dass sie ihm etwas mitteilen möchte, aber nur unter der Bedingung, dass er es niemandem weitererzähle. Der Betreuer, noch etwas unerfahren in der Arbeit und auch geschmeichelt von diesem Vertrauensbeweis, sichert ihr das zu. Frau E. berichtet ihm nun von der Schwangerschaft und ihren inneren Konflikten, ob sie das Kind zur Welt bringen oder lieber abtreiben soll. Unversehens ist der Betreuer in eine paradoxe Situation geraten: Bespricht er dieses wichtige Thema im Weiteren ausschließlich mit ihr, verstößt er gegen ein wichtiges Prinzip der Teamarbeit, dass alle Kollegen immer über wichtige Angelegenheiten der Bewohner informiert sein müssen. Berichtet er die Schwangerschaft seinen Teamkollegen, begeht er eine andere Art von Vertrauensbruch, denn er hat seiner Klientin zunächst zugesagt, dass er die Information vertraulich behandeln werde.
Frau E. hat ihren eigenen schweren Konflikt damit zwar nicht gelöst, aber die Last der Verantwortung, wie sie jetzt mit dieser Situation umgehen soll, zumindest zum Teil weitergegeben an ihren Betreuer, der nun seinerseits sehr belastet davon ist und erst mit großer innerer Überwindung und sehr verschämt in der Teamsitzung über diese Angelegenheit berichtet. Das Team reagiert nun seinerseits gespalten: Einige Kolleginnen finden, dass sein Zugeständnis an sie, es vertraulich zu behandeln, ein schwerer Vertrauensbruch ihnen gegenüber sei – andere Kollegen äußern Verständnis, man habe das nicht immer so schnell im Blick. Das Team ist zum Austragungsort von Ambivalenzen geworden, die Frau E.s gespaltener Erlebniswelt entstammen. ×

Viele Borderlinepersönlichkeiten haben eine Tendenz zu unerwarteten Reaktionen und zu Impulsdurchbrüchen. Solche plötzlichen Impulse können Ausdruck der oftmals beschriebenen Schwäche bei der Regulierung von plötzlich einschießenden Affekten und Handlungen sein (siehe Böker & Northoff

2016). Bei solchen überraschenden affektiven Situationszuspitzungen muss man auch die aus der Identitätsdiffusion herrührende »Geschichtslosigkeit« in Bezug auf sich selbst und auf persönliche Beziehungen in Rechnung stellen. Die Betroffenen haben große Schwierigkeit, sich und die Beziehungserfahrungen, die sie machen, in eine historische, gewachsene Erfahrungsreihe zu stellen, was lindernd auf einzelne zugespitzte Affekte wirken würde: Eine innere Affektregulierung steht Betroffenen oft nicht zur Verfügung, etwa diese: »Ich habe mich jetzt zwar über ihn total geärgert, aber ich weiß, eigentlich ist dies eine ganz angenehme und mir wohlgesonnene Person, deswegen lasse ich jetzt auch meinem Ärger nicht freien Lauf, sondern warte mal ab, wie es weitergeht mit uns.«

Frau S. im dritten Fallbeispiel (S. 128) scheint die vorrangige Beschäftigung mit positiven Themen in der Gruppe zu überfordern, weil die negativ-destruktiven Seiten ihres Erlebens langsam unterzugehen drohen in der Diskussion. Sie kann ihren Ärger aber auch nicht in dem Sinne besänftigen, dass sie sich innerlich auf die Geschichte der Gruppe besinnt (»Ich finde jetzt zwar alles viel zu beschönigend, was beredet wird, aber das war schon öfter so in der Gruppe, ich sage nachher etwas dazu, wenn es passt, früher konnte ich das auch ganz gut einbringen«).

Die Impulsdurchbrüche können jedoch noch viel heftiger ausfallen. Dies besonders dann, wenn es den Betroffenen in ihrer bisherigen Entwicklung nicht gelungen ist, die böse-sadistischen Gefühlanteile so zu integrieren, dass sie noch regulierbar sind:

Das vierte Fallbeispiel von Frau M. (S. 128) zeigt, wie es geradezu gefährlich werden kann, wenn ein betroffener Mensch zwischen seinen guten positiven (»Ich bin liebenswert und attraktiv, ich komme mit anderen gut klar und werde mein Leben gut gestalten«) und seinen negativ-aggressiven Gefühlsanteilen (»Letzten Endes enttäuschen mich alle, sehen mich und meine Wünsche nicht, was soll dann das Leben?«) in heftigster Form hin- und hergeworfen wird. Die Impulse haben durch ungünstige biografische Erfahrungen ihre frühkindliche Heftigkeit und Unkontrollierbarkeit behalten. Die Kränkung durch ihren Freund weckt nun extrem aggressive Tendenzen bei Frau M. Das Betreuungsteam hat sich zu früh nur auf die positiven Seiten ihrer Entwicklung konzentriert (und den Auszug befördert), wahrscheinlich gab es für Frau M. zu wenig Möglichkeiten, die ganze Negativität und Destruktivität ihres Inneren (und damit ihre ganzen Selbstzweifel) auch einmal äußern zu können. Michael Ermann (2016, S. 214) schreibt dazu, dass Borderlinebetroffene ihre impulsregulierenden Ich-Funktionen oft nur in Anwesenheit von Personen aufrechterhalten können, die ihr Selbst stabilisieren. Stehen diese – das heißt im Fallbeispiel die Betreuungspersonen – nicht zur Verfügung (Frau M. hatte schon viel Zeit in ihrer neuen Wohnung verbracht), kann das Selbst fragmentieren, sodass die aggressiven Impulse ungehindert nach außen dringen.

Ein selbststabilisierendes Gegenüber ist für Borderlinebetroffene also von großer Bedeutung. Man muss allerdings auch immer darauf gefasst sein, dass Betroffene versuchen, mit »therapiegefährdendem Verhalten« sich selbst vor zu viel Nähe und persönlicher Gebundenheit zu schützen. Kontakte können plötzlich abgebrochen, Helfende mit massiven Vorwürfen, man habe mehr von ihnen erwartet, konfrontiert oder Hilfen ins Lächerliche gezogen werden (Rahn 2011). Solche massiven Gegenreaktionen von Betroffenen sollten immer als »Notwehrversuche« betrachtet werden, um ihre Ambivalenz zwischen bedrohlicher Nähe und schützender Distanz irgendwie in den Griff zu bekommen.

Diese Personen haben insgesamt – aufgrund tiefliegender archaischer Ängste – starke Tendenzen, das therapeutische Geschehen zu kontrollieren und die Behandlungsbedingungen zu bestimmen. In psychodynamischer Sichtweise wird dies als »omnipotente Kontrolle« (Boll-Klatt & Kohrs 2018, S. 481) durch den Klienten gesehen. Sie kann sich in sehr dominanter Weise vollziehen, aber auch in subtileren Formen. Die therapeutische Person kann die auf sie ausgeübte Kontrolle zum Beispiel an dem Gefühl spüren, der Klientin dauernd »hinterherzulaufen«, sich eher unterwürfig ihren Sichtweisen anzupassen oder überhaupt die Initiative im therapeutischen Prozess zu verlieren.

Annegret Boll-Klatt und Mathias Kohrs beschreiben außerdem, dass Betroffene oft »eine stark ausgeprägte Identität als Opfer früher Traumatisierungen« (ebd.) entwickelt haben. Das heißt, sie sehen und erleben sich selbst als ausschließlich durch andere beeinträchtigt und geschädigt. Bei schweren Traumatisierungen entspricht dies natürlich der Realität, aber es kommt auch vor, dass in der Opferrolle ein dauerhafter Weg gefunden worden ist, jegliche Eigenverantwortung für sich selbst und seine Befindlichkeit abzulehnen. »Der Therapeut wird hier in eine Identifizierung mit der Opferperspektive des Patienten hineingezwungen« (ebd.). Versucht er, diese einseitige Perspektive, die das Opfer auf sich selbst hat, auch nur geringfügig zu relativieren, so kann das dazu führen, dass das »Opfer« den Therapeuten massiv entwertet – und damit in tragischer Weise selbst zum Täter wird und die therapeutische Person zu einer Art Opfer macht. Hier ist therapeutisches Verständnis und sensibler Umgang mit dem Thema sehr wichtig, damit es nicht zu vorschnellen Kontakt- und Behandlungsabbrüchen kommt.

Eine andere Gefahr liegt in der Über- oder Fehleinschätzung ihrer Kompetenzen. Borderlinepersönlichkeiten können sich oft gut darstellen, sich differenziert ausdrücken über ihre emotionalen Befindlichkeiten und auf diesem Weg auch gut Kontakte herstellen. Es kommt allerdings nicht selten vor, dass verbale, kommunikative Fähigkeiten darüber hinwegtäuschen, wie schwach und brüchig die emotionale Seite ist. Zwar vollziehen sich Betreuungsbeziehungen immer auf verschiedensten intersubjektiven – bewussten und unbewussten – Ebenen, es kommt im therapeutischen Alltag aber häufig vor, dass sich der Austausch primär über explizit-verbale Ebenen vollzieht, also in dem Medium, in dem Borderlinebetroffene meist sehr kompetent sind. Wenn die Betreuungsperson dann die »schwache emotionale Seite«, also die negativ besetzten affektiven Selbstanteile, nicht genügend würdigt und stärkt, dann kann es überraschend zu plötzlichen krisenhaften Einbrüchen oder Rückzügen bzw. zum Abbruch der Betreuung kommen.

BEISPIEL Herr W. ist Abteilungsleiter in einem mittelständischen Unternehmen. Er wirkt bei der ersten Begegnung sehr förmlich-korrekt, aber auch etwas jungenhaft brav und freundlich. Er schildert als Anlass für seinen Therapiewunsch seine »Ängste«, dass seine Vorgesetzten schlecht über ihn denken und man ihm Fehler bei seiner Arbeit nachweisen könne. Dies belastet ihn, da er für einen großen Teil der finanziellen Abläufe der Firma verantwortlich ist.

Die Beratung verläuft etwas zäh. Die Entstehung seiner Ängste wird relativ schnell klar: Seine Eltern waren beide Lehrer, relativ streng und mit hohen Erwartungen an ihren einzigen Sohn, emotional allerdings recht kühl. Zuwendung gab es nur für exzellente Leistungen: »Wieso hast Du eine 2 und keine 1 geschrieben?« Die Versuche des Therapeuten, ihm diese verinnerlichte Zensurinstanz so zu verdeutlichen, dass sie auch langsam eine Abmilderung seiner überaus starken Erwartungshaltung an sich selbst (sein Über-Ich) bewirkten, brachten wenig. Der Klient wirkte irgendwie verfestigt in den von ihm geschilderten »Ängsten«. Gleichzeitig vermittelte er dem Berater häufig, dass er bei ihm in die richtigen Hände geraten sei. Der Therapeut wunderte sich nach einiger Zeit etwas über diese Idealisierung, da bis dahin eigentlich keine Fortschritte erzielt worden waren.

Als wieder einmal die Biografie von Herrn W. Thema war und der Klient ein wenig mehr als früher seine Enttäuschung über seine Eltern beschreiben konnte (bisher hatte er sie zwar angeklagt, aber danach immer gleich betont, dass er das ganz gut bewältigt habe seit seiner Jugend), äußerte der Berater die

Vermutung, dass seine »Ängste« vielleicht gar keine Ängste im eigentlichen Sinne seien, sondern dass das von ihm Geschilderte eher wie heftige Enttäuschung, wie depressives Erleben aussehen würde. Der Klient ließ sich nur durch ein leichtes Zusammenzucken anmerken, dass ihn diese Interpretation wohl getroffen hatte. – Ein paar Tage nach dieser Sitzung teilte er abrupt dem Berater mit, dass er keine weiteren Sitzungen mehr wahrnehmen möchte. ✖

Man muss davon ausgehen, dass der Berater hier im Vorgehen ein zu hohes psychisches Niveau (im Kernberg'schen Sinne ein »klassisch-neurotisches«) vorausgesetzt hat, weil er anfangs den Worten des Klienten gefolgt und davon ausgegangen war, dass es sich um eine Angstproblematik im klassischen Sinne handle. Durch die Verteilung der Rollen in der Therapie und durch die Art der Kommunikation seiner Probleme konnte der Klient seine bisherige – durch Abwehr stabilisierte – psychische Integrität einigermaßen wahren: hier als der von den Eltern schlecht behandelte Sohn, dort die kalten überfordernden Eltern; hier der idealisierte Therapeut und dort der brav wirkende Klient. Als der Berater durch die Erwähnung von »Depression« diese Aufspaltung in dem Sinne aufweicht, dass der Klient erfahren muss, dass er depressive Anteile und damit auch »Böses« seiner Eltern in sich trägt, das Böse also nicht nur »außen« ist, sondern auch in ihm, kann er diese Konfrontation innerlich nicht aushalten und muss die Beratung abbrechen. Sein Problem hätte also vom Therapeuten nicht auf dem neurotischen, sondern auf dem Borderline-Strukturniveau eingeordnet werden müssen.

Es ist also für den Umgang mit Betroffenen wichtig, sich ein genaues Bild zu machen, auf welchem Niveau ein psychisches Problem zu verorten ist und welche praktischen Konsequenzen daraus für das therapeutische Vorgehen resultieren. Der Klient kann sein Leiden nur als »Angstproblem« schildern, obwohl es sich um eine strukturell tiefergehende Störung handelt. Hätte der Klient ein stabileres Niveau gehabt, wäre durch ein »klassisches« angsttherapeutisches Vorgehen wahrscheinlich bald eine Abmilderung seiner Ängste erfolgt. Auf dem Borderline-Strukturniveau konnte der Klient zu diesem Zeitpunkt aber die Interpretation »das ist depressiv« nicht ertragen. Hier wäre es wichtig gewesen, das Bedürfnis des Klienten, seine psychische Welt in »böse« Außenstehende und »gute« Innenstrukturen aufzuteilen, erst einmal zu respektieren und dann angemessen mit ihm zu reflektieren.

Marsha M. Linehan (1996), die mit der Ausarbeitung ihrer kognitiv-verhaltensorientierten »Dialektisch-behavioralen Therapie« (DBT) viel zur Entstigmatisierung und fundierten Unterstützung von Borderlinebetroffenen beigetragen hat, formulierte folgende Grundannahme zum Umgang mit Betroffenen: »Borderline-Patienten versuchen, das Beste aus ihrer gegenwärtig verheerenden Situation zu machen« (Bohus 2011, S. 620). Dies sollte man nie vergessen. Auch borderline-typisches Verhalten ist immer ein Lösungsversuch.

Literatur

Bohus, M. (2011): Dialektisch-behaviorale Therapie für Borderline-Störungen. In: Dulz, B. u.a. (Hg.): Handbuch der Borderline-Störungen. Stuttgart, S. 619–639.

Böker, H.; Northoff, G. (2016): Persönlichkeitsstörungen. In: Böker, H.; Hartwich, P.; Northoff, G. (Hg.): Neuropsychodynamische Psychiatrie. Berlin, S. 365–382.

Boll-Klatt, A.; Kohrs, M. (2018): Praxis der psychodynamischen Psychotherapie. Stuttgart.

Clarkin, J.F., Yeomans, F.E.; Kernberg, O.F. (2008): Psychotherapie der Borderline-Persönlichkeit – Manual zur psychodynamischen Therapie. Stuttgart.

Doering, S. (2016): Übertragungsfokussierte Psychotherapie (TFP). Göttingen.

Ermann, M. (2012): Psychoanalyse heute. Stuttgart.

Ermann, M. (2014): Der Andere in der Psychoanalyse. Stuttgart.

Ermann, M. (2016): Psychotherapie und Psychosomatik. Ein Lehrbuch auf psychoanalytischer Grundlage. Stuttgart.

Junker, H. (2013): Intersubjektivität und implizites Gedächtnis. Frankfurt a.M.

Kennel, R.; Reerink, G. (Hg.) (2015): Klein – Bion. Eine Einführung. Frankfurt a.M.

Kernberg, O.F. (1983): Borderline-Störungen und pathologischer Narzissmus. Frankfurt a.M.

Kernberg, O.F.; Hartmann, H.-P. (2009): Narzissmus. Grundlagen, Störungsbilder, Therapie. Stuttgart.

Kernberg, O.F. (2012): Einführung in die Psychoanalyse. Die Kernberg Vorlesung. Stuttgart.

Kutter, P.; Müller, T. (2008): Psychoanalyse. Stuttgart.

Linehan, M.M. (1996): Dialektisch-behaviorale Therapie der Borderline-Persönlichkeitsstörung. München.

Rahn, E. (2011): Borderline verstehen und bewältigen. Köln.
Stemmer-Lück, M. (2009): Verstehen und Behandeln von psychischen Störungen. Stuttgart.
Stern, D. (2015): Die Lebenserfahrung des Säuglings. Stuttgart.
Yeomans, F.; Clarkin, J.; Kernberg, O. F. (2017): Übertragungsfokussierte Psychotherapie für Borderline-Patienten – Das TFP-Praxismanual. Stuttgart.

9. Zwischen Selbstverlust und Weltverlust: psychotische Sphären

Die klassisch-psychiatrische Sichtweise von Psychosen unterlag immer der Gefahr, ungewöhnliche Verhaltens-, Erlebens- und Denkweisen als gesellschaftlich nicht konform und damit abwertend zu beurteilen, was den Umgang mit psychotisch Erkrankten – bis heute – klar erkennbar oder zumindest unterschwellig beeinflusst. Das zeigt sich historisch auch in der Tradition der psychiatrischen Klassifikation.

Das »triadische System« nach Emil Kraepelin und Kurt Schneider war lange Zeit das klassifikatorische Leitmodell der traditionellen Psychiatrie. Es beschreibt folgende Kategorien psychischer Krankheiten (siehe Schott & Tölle 2006, S. 325 f.):

endogen schizophrene und affektive Psychosen, die von »innen heraus«, also biologisch-genetisch bedingt sind und einer nicht beeinflussbaren Eigendynamik unterliegen;

exogen organische Psychosen, die durch »äußere« Schädigungen des zentralen Nervensystems (etwa Hirnverletzungen oder Infektionen), aber auch durch körperbiologisch schädliche Einflüsse wie zum Beispiel Stoffwechselerkrankungen, zustande kommen;

psychogen durch konflikthafte biografische Einflüsse bedingte seelische Erkrankungen wie Neurosen und reaktive Störungen.

Nicht unerheblich ist in diesem Zusammenhang, dass der Begriff »endogen«, der für die hier primär zu betrachtenden schizophrenen Psychosen lange Zeit zu einem unabtrennbaren klassifikatorischen Anhängsel geworden ist, dem »Degenerationsmodell der Psychiatrie« (ebd., S. 102) entstammt. Dies war eine in der Mitte des 19. Jahrhunderts weit verbreitete Theorie des französischen Psychiaters Morel, nach der sich in Bezug auf bestimmte menschliche Eigenschaften über Generationen hinweg genetische Defekte anhäufen konnten, die dann letztlich in schwerwiegenden psychischen Störungen münden würden. Eine »endogene« schizophrene Psychose (bzw. nach damaliger Terminologie eine »dementia praecox«) erscheint in diesem Licht als der Prototyp eines eigengesetzlichen psychischen Verfallsprozesses, der nur noch pathologischer Art sein kann und in dem keinerlei einfühlbare oder nachvollziehbare, für das betroffene Subjekt bedeutsame Inhalte mehr aufgespürt werden können.

Kraepelin ist zwar ein Bemühen um eine sich dem Individuum annähernde verstehende Psychopathologie nicht abzustreiten, er blieb jedoch skeptisch: »Die Einfühlung ist ein recht unsicheres Verfahren« (Kraepelin 1920, zitiert nach Schott & Tölle 2006, S. 122). Diese medizinische Betrachtung und die frühe Psychoanalyse teilten also die Haltung, dass Psychosen kaum behandelbar seien.

Beispiel 1 Frau V. ist vierzig Jahre alt, ich lernte sie anlässlich eines Vortrags kennen. Sie ist gelernte Bauzeichnerin, arbeitet allerdings nicht mehr in diesem Beruf, seitdem sie mit 25 Jahren ihre erste Psychose erlebt hat. Sie schildert es selbst so, dass es für sie damals eine schwierige Lebenssituation gewesen sei, ihre Arbeit war sehr anstrengend und sie verdiente wenig, aus finanziellen Gründen war sie wieder bei ihren Eltern eingezogen. Sie hatte damals schon einige Wochen lang eine Aufgedrehtheit und Anspannung gespürt. Nach außen hin funktionierte sie noch, innerlich fühlte sie sich aber schon »völlig verrückt«. All den Aufruhr in ihrem Innern konnte sie aber längere Zeit gut verbergen.
Sie machte zu der Zeit eine Psychotherapie und selbst vor ihrer Therapeutin konnte sie ihre innere »Verdrehtheit« geheim halten. Von ihren Eltern fühlte sie sich mehr und mehr bedroht, deswegen war sie der Meinung, dass sie unbedingt von zu Hause wegmüsse. Also ging sie spontan auf Reisen, ohne recht zu wissen, was sie an ihrem Ziel eigentlich wollte. Zum Schluss landete sie in Berlin, wo sie sich das Brandenburger Tor ansah, erregte auf dem Europa-Center Aufsehen, weil sie sich dort sehr auffällig verhielt und man dachte, dass sie sich umbringen wolle. Auf der Ruine der Gedächtniskirche sah sie jedoch einen Engel, worauf ihr die plötzliche Erkenntnis kam: »Ich will kein Engel sein, ich will leben.« Sie versuchte, an der Außenmauer der Kirche hochzuklettern, was ihr aber nicht gelang.
Auf irgendeine Art schaffte sie es zurück in ihre Heimatstadt. Ihre Verwandten waren in Aufruhr, es war eine chaotische Situation zu Hause und sie dachte nur: »Jetzt wird es Zeit, dass ich abgeholt werde.« Zum Notarzt sagte sie nur: »Bringen Sie mich weg!«
In der Psychiatrie zu sein, fand sie am Anfang recht positiv, sie hatte ein Gefühl wie im Urlaub, meinte, dass eine ganze Etage für sie gebucht sei, sie tanzte und bestellte sich Sekt für den Abend. Die Ärzte bemühten sich redlich um sie, sie hatte jedoch das Gefühl, dass sie vieles gar nicht erzählen könne und wolle. Als man ihr eröffnete, dass sie an einer »endogenen Psychose« leide, dachte sie: »Nein, das bin ich nicht, meine Gefühle mögen vielleicht komisch und überdreht sein, aber ich bin nicht psychotisch, nicht persönlichkeitsgespalten!«

Nach einigen Wochen wirkte sie nach außen sehr viel ruhiger und wurde entlassen, weil der behandelnde Arzt meinte, sie sei nun völlig normal. Das Erste, was sie zu Hause machte, war, dass sie das Telefon fest abklebte, weil sie sich abgehorcht fühlte. Sie erzählte aber weiterhin kaum etwas von ihrem inneren Wirrwarr, beschloss jedoch, für sich allein eine Therapie zu machen, das heißt, Ereignisse aus ihrer Vergangenheit, die sie »innerlich ganz weit weggedrängt hatte« und nun in der akuten Psychose zumindest ansatzweise wiedererlebte, aufzuarbeiten. Sie war in dieser Zeit sehr kreativ, schrieb Gedichte, malte. Dieser Zustand sei sehr angenehm gewesen, aber nach einem Jahr kippte ihre Stimmung, sie wurde wieder sehr aufgewühlt und kam erneut in die Psychiatrie. Solche »Auf-und-ab-Touren« wiederholten sich noch öfter. Sie machte irgendwann eine neue Ausbildung in der Verwaltung und schaffte das auch ganz gut. Wenn es an ihren Arbeitsplätzen jedoch zu stressig wurde, kam es zu erneuten psychotischen Ausbrüchen, sodass sie vor ein paar Jahren berentet worden war. ×

BEISPIEL 2 Herr N., 33 Jahre alt, ist öfter Patient auf der psychiatrischen Station eines Allgemeinkrankenhauses mit der Diagnose »paranoid-halluzinatorische Schizophrenie«. Er hat in den letzten Jahren ein unstetes Leben mit wechselnden Aufenthaltsorten geführt. Waren es zunächst noch eigene kleine Wohnungen, in denen er für kürzere Zeit lebte, bis ihm wegen seines Verhaltens gekündigt wurde, so kam er im letzten Jahr in einem Männerwohnheim für Wohnungslose unter. Dazwischen lagen mehrere stationäre Aufenthalte in der psychiatrischen Klinik. Der Grund für die Aufnahme in die Psychiatrie bestand meist darin, dass er Einrichtungsgegenstände und seine (wenigen) persönlichen Habseligkeiten aus dem Fenster auf die Straße geworfen hatte.

Seine Eltern hatten sich kurz nach seiner Geburt getrennt, wobei er zunächst bei seiner berufstätigen Mutter blieb. Eine schwere Hirnhautentzündung im Alter von zweieinhalb Jahren machte einen mehrmonatigen Krankenhausaufenthalt notwendig. Kaum war dies durchgestanden, gab die Mutter den nunmehr Vierjährigen in die Obhut seiner Großeltern. Kurz nach der Einschulung reagierte der Junge mit Leistungsverweigerung. Die Großeltern versuchten, mit ihm den schulischen Stoff zu üben. Dann, inzwischen neunjährig, gaben sie ihn in die Obhut des Vaters, da der Junge ihrer Meinung nach eine »starke Hand« brauche.

Das Leben mit dem beruflich sehr engagierten Vater – Besitzer mehrerer mittelständischer Unternehmen – und der Stiefmutter blieb schwierig und konfliktreich. Für den Vater bestand die Lebensaufgabe eines Mannes darin, möglichst viel Geld zu verdienen. Herr N. wuchs in dem Glauben auf, später im väterlichen Betrieb eine überragende Position einnehmen zu können, was ihn trotz seiner anfänglichen Schulschwierigkeiten motivierte, Schule und Lehre abzuschließen.

Die Konfrontation mit der Realität im Betrieb des Vaters wurde aber im Erleben von Herrn N. zur Katastrophe, da er die vom Vater geforderten Tugenden wie Durchhaltevermögen, Pünktlichkeit und Ehrlichkeit nicht ausreichend zeigte.

Herr N. heiratete mit 22 Jahren, trennte sich aber nur drei Monate nach der Hochzeit von seiner Frau. Aus der Ehe ging ein Sohn hervor, der bei der Mutter blieb. Die nächsten Jahre schlug sich Herr N. mit kurzfristigen Anstellungen durch, zum Teil auch im Umfeld der väterlichen Betriebe. Er beschäftigte sich viel mit Literatur, unter anderem auch aus dem esoterischen Themenspektrum. Immer mehr zog er sich zurück. Sein Vater meldete sich in regelmäßigen Abständen bei ihm und versuchte ihm deutlich zu machen, dass er sein Leben ändern müsse.

Herrn N.s Befindlichkeit kreiste immer mehr um bestimmte Ideen, zum Beispiel wie er andere Menschen durch Denken und Blickkontakt beeinflussen könne. Umgekehrt fühlte er sich manchmal, wenn er aus dem Fenster sah und bestimmte andere Menschen, die etwa sein Alter hatten, beobachtete, von diesen bis ins Innerste berührt: Dies seien seine Freunde, sie würden es ja auch wissen.

Als er eines Abends anfing, seine Möbel aus dem Fenster zu werfen, wurde er das erste Mal in eine psychiatrische Klinik gebracht. Es folgten mehrere, meist kürzere stationäre Aufenthalte. Er verlor nun seine Wohnung und lebte in dem erwähnten Männerwohnheim. Als er auch dort seine kärgliche Habe aus dem Fenster beförderte, kam er erstmals auf eine psychiatrische Station.

Dort wirkt er sehr ungepflegt, redet ungeordnet über Kinder, Nahrung, ägyptische Pyramiden und Außerirdische. Wenn seine Bezugstherapeutin, das übrige Personal oder die Mitpatienten Kontakt zu ihm aufnehmen wollen, blockt er dies meist ab durch ein provozierend-angstmachendes Verhalten. Dennoch zeigt er einen missionarischen Eifer in Bezug auf vegetarisches Essen. Ansonsten ignoriert er die Stationsregeln und zieht sich ins Bett zurück, wann immer er will. Die Visiten des leitenden Arztes erwartet er schlafend im Bett. Er verdunkelt sein Zimmer durch Zuziehen der Vorhänge. Er sagt, dass er auf seine Wiederbelebung warte – wie die Pharaonen in den Grabkammern der Pyramiden. ×

BEISPIEL 3 Frau Reuter ist 44 Jahre alt und wird von einer gemeindepsychiatrischen Einrichtung innerhalb eines intensiv betreuten Einzelwohnens ambulant unterstützt. Sie ist als Einzelkind aufgewachsen. Ihre Mutter wird als dominante und lieblose Person beschrieben, die ihrem Kind kaum Anerkennung gegeben und es immer abgewertet hat. Der Vater hat sich eher untergeordnet und passiv in die Familiensituation eingefügt. Angenommen von ihren Eltern fühlte sich Frau Reuter nur dann, wenn sie die sehr hohen Ansprüche, die an sie gestellt wurden, absolut erfüllte. Sie sollte nett, adrett, klug und tüchtig sein, also sozusagen das »Ausstellungsstück« der Familie abgeben.

Die Jugendzeit war wegen der harten, lieblosen Erziehung nicht einfach für Frau Reuter. Dennoch erreichte sie die Mittlere Reife und absolvierte eine Ausbildung zur Bankkauffrau. Wiederholt hatte sie Schwierigkeiten am Arbeitsplatz, weil sie psychisch nicht sehr stabil war und selbst auch meinte, den Anforderungen dort nicht gewachsen zu sein. Sie wechselte ein paar Mal ihren Arbeitsplatz und konnte sich auch immer relativ schnell hocharbeiten, sodass sie von Vorgesetzten und Kollegen als tüchtig anerkannt wurde.

Mit 23 Jahren heiratete sie; für sie die lange erträumte Chance, endlich das Elternhaus hinter sich lassen zu können. Sie zog von zu Hause direkt in die eheliche Wohnung, die aber nicht einmal zweihundert Meter entfernt und in Sichtweite der elterlichen Wohnung lag!

Die Ehe gab ihr anfangs Stabilität, blieb jedoch kinderlos, und zwar trotz des Wunsches nach einem Kind. Da aus medizinischen Gründen eine eventuelle Geburt mit gefährlichen Risiken verbunden sei, entschloss sich Frau Reuter zu einer Sterilisation. Im Alter von 28 wurde eine Tochter adoptiert, schon früh nach deren Geburt.

Zwei Jahre nach dieser Adoption, als Frau Reuter dreißig war, kam es zur ersten psychischen Erkrankung. Sie musste nun öfter längerfristig in einer psychiatrischen Klinik wegen depressiver Zustände behandelt werden. Die Adoptivtochter wurde von der Großmutter, also der Mutter von Frau Reuter, versorgt. Dadurch kam es zu einer Art »Generationsdiffusion«: Die Adoptivtochter wurde auch zu einer Art Schwester für Frau Reuter, mit der sie um die Gunst und Anerkennung durch die Mutter kämpfte.

Frau Reuters Ehe wurde einige Jahre nach der Adoption geschieden. Zwischen den Klinikaufenthalten unternahm Frau Reuter Arbeitsversuche, die in den Intervallen der psychischen Stabilität auch meist gut gelangen.

In den letzten Jahren nun ist der Zustand von Frau Reuter sehr wechselhaft. In Krisenzeiten kommt es zu ernsthaften Suizidversuchen; sie zeigt Symptome von Wahnerleben: »Ich bin die schuldigste Frau der Welt, ich schulde allen etwas«, »Ich koste dem Staat so viel Geld, die Klinik wird wegen mir noch Konkurs machen, aber ich kann das doch auch nicht bezahlen, ich habe doch überhaupt nichts!« In manischen Phasen fühlt sie sich übermächtig, meint alles unter Kontrolle zu haben und ist überzeugt davon, dass sie die Einrichtung, von der sie seit einigen Jahren betreut wird, viel besser leiten könnte als ihr Bezugsbetreuer. Das Interessante dabei ist, dass ihr in den jeweils vorangehenden submanischen Wochen und Monaten tatsächlich viel gelingt: Sie bekommt Zusagen für zwei solide dotierte Stellen, kann sich ihren Eltern gegenüber gut behaupten und verhält sich verantwortungsvoll gegenüber ihrem Kind.

Momentan ist fraglich, inwieweit die klinische Behandlung und die komplementäre sozialtherapeutische Betreuung in der Lage sein werden, ihr zu einem einigermaßen stabilisierten Alltagsleben zu verhelfen. ×

BEISPIEL 4 Der hochaufgeschossene Herr B., Mitte vierzig, lebt seit einigen Jahren in einer Wohngruppe. Er trägt sein Haar sehr lang, hat eine leptosome Statur und wirkt dadurch insgesamt wie ein Hippie aus den 1960er-Jahren. Er lebt zurückgezogen in seinem Einzelzimmer und sagt, es sei ihm wichtig, allein zu sein, er könne mit den meisten Mitbewohnern nicht richtig reden. Im Umgang mit seinen Mitbewohnern und auch mit dem Betreuungsteam wirkt er meistens bescheiden-freundlich und hilfsbereit, weswegen er auch einer der beliebtesten Mitbewohner bzw. Klienten in der Einrichtung ist.

Vor der Wohngruppe hat er zehn Jahre in der Obdachlosigkeit verbracht, in die er geraten war, als er mit 21 Jahren aus Kanada, wo er mit seinen Eltern die meiste Zeit seiner Jugend verbracht und wo sein Vater versucht hat, die Familie als Konditor, Schweinefarmer, Zimmermann und Goldsucher durchzubringen. Während seiner langen Obdachlosigkeit ernährte er sich schlecht, er hatte Angst, vergiftet zu werden, und entwickelte ein Hungerödem, weshalb er zuerst auf eine internistische Station im Krankenhaus kam, dann in die Psychiatrie, weil sich deutliche psychische Problem bei ihm zeigten. Nun lebt er seit drei Jahren in der Einrichtung.

Trotz seiner Freundlichkeit strahlt er gleichzeitig eine Fremdartigkeit und eine schwer fassbare Bedrohlichkeit aus, sodass manche der Bewohnerinnen und Bewohner, aber auch Mitarbeiterinnen sagen, sie hätte gerade abends ein »komisches« Gefühl, wenn man ihm allein begegne. Es sei irgendwie unheimlich, man habe jedoch keine Angst, dass er gewalttätig werde.

Wenn man mit Herrn B. zu tun hat, erlebt man gleichzeitig verschiedene Eindrücke: eine positiv getönte Präsenz, eine unendliche Ferne in Bezug auf das, was ihn jetzt vielleicht beschäftigen könnte, und ein Gefühl, ihm irgendwie zu nahe zu sein, ihn zu bedrängen, ohne dass man es will.

Seine Gedankenwelt wurde zu Beginn der Betreuung dominiert von der Überzeugung, dass er sich seit 15 Jahren im Kampf gegen das Böse befinde. Man habe ihn vergiften wollen, er werde verfolgt als falscher Prophet, es habe Versuche der Genmanipulation gegeben, die Netzwerke des Satans, der Weltkapitalismus und die Weltgesundheitsorganisation wollten ihn von den Menschen fernhalten. Er wirkt derart überzeugt von diesem gigantischen Komplott gegen ihn, dass man als Gegenüber innerlich Schwierigkeiten verspürt, nicht in diesen Mahlstrom von Bedrohung hineingezogen zu werden, und fast automatisch Distanz zu ihm herstellen möchte, er also Nähe nicht aufkommen lässt.

Nach drei Jahren in der Wohngruppe äußert Herr B. immer noch fundamentale Existenzängste, die Polebenen der Erde würden sich ändern, die Mondbahn auch, irgendwann würde die Sonne über dem Nord- und dem Südpol aufgehen, das Polareis würde abschmelzen, letztendlich die Erde in der Sonne verglühen. Es gebe schon Evakuierungspläne, von denen er wisse, die aber geheim gehalten würden, damit keine Panik aufkomme. Wegen all dieser Umstände lebe er sozusagen »14-Tage-weise«, ein längerer Zeitraum sei für ihn nicht zu überschauen. Als sein Betreuer ihm sagt, dass er diese Sichtweise nicht teile, dass er aber auch den Eindruck habe, dass diese unterschiedliche Einschätzung für ihn nicht so schlimm sei, meint Herr B.: »Ich lebe im Atomkrieg, Sie nicht. Unterschiedliche Einschätzungen sind nicht mein Problem, ich komme damit klar, dass Sie nicht zwischen den Zeilen lesen und bestimmte Dinge nicht wissen wollen.« Ohnehin würde er bald seine sterbliche Hülle verlassen, Wesen aus einer der übergeordneten siebten Dimension des Kosmos würden seinen Astralkörper holen und ihn bei sich aufnehmen. ×

In allen Fallbeispielen wird deutlich: Die Betroffenen erfahren eine enorme Konflikthaftigkeit in sich, eine Zwiespältigkeit bis hin zu einer Zerrissenheit zwischen polaren Erlebensmöglichkeiten, zwischen einer Bezogenheit auf sich selbst, die alles andere unwichtig werden lässt, und einer Unterworfenheit unter fremde Wesenheiten oder Bedrohungssituation, zwischen einem Erleben der eigenen Nichtigkeit und der übermäßigen Einflussmacht anderer, zwischen einem ausschließlichen Geltenlassen der eigenen Erlebniswelt und einem Selbstverlust in den mal lockenden, mal verschlingenden Fängen verführerisch-bedrohlicher Anderer. All das ist so extrem, dass die psychischen Funktionen, die für Orientierung und angemessenen Umgang mit der Außenwelt sorgen, zumindest zeitweilig schwer beeinträchtigt oder gar außer Kraft gesetzt sind. Thomas Bock hat die enorme Zerrissenheit und Fragmentierung in der Identität, die Betroffene schmerzhaft erleben, in vielen Veröffentlichungen dargestellt (siehe beispielsweise Bock 1997, Bock & Heinz 2016).

Menschen erleben ihre Identität in einer Psychose als fundamental bedroht, angegriffen durch übermächtige Instanzen und fragmentiert in Bruchstücke von Erleben und Handeln, die ihren Zusammenhang verloren haben – und nach außen häufig bizarr oder »sinnlos« wirken. Kommunikation und sich daraus ergebende Unterstützungsmöglichkeiten für die Klientinnen und Klienten können sich deswegen sehr schwierig gestalten. Dieser Verlust von nachvollziehbarer Bedeutung oder Logik in der Kommunikation ist ein zentrales Kriterium in der klassisch-psychiatrischen Sichtweise gewesen.

Betrachten wir das seltsame Verhalten von Herrn N. im Beispiel 2, so scheint man der negativen Sichtweise der klassischen Psychiatrie nur zustimmen zu können: Weswegen macht jemand solche unsinnigen Dinge? Herr N. hat nicht viel Geld, und das wenige, das er besitzt, verliert er durch sein psychotisches Agieren auch noch, er schmeißt es buchstäblich zum Fenster hinaus. Man könnte meinen, dass da doch wirklich alle Vernunft verloren gegangen ist, dass da nur noch sinnlos-pathologische Vorgänge walten.

Im Folgenden soll versucht werden, über die psychodynamischen Ansätze einen Verständnisweg zu bahnen.

Das psychodynamische Verständnis von Psychosen: psychotische Prozesse als Schutz- oder Bewältigungsmöglichkeiten

Es ist das Verdienst Sigmund Freuds gewesen, eine neue Perspektive in die Betrachtung psychischer Auffälligkeiten eingeführt zu haben. Man muss seine Annahmen aus heutiger Sicht zwar ebenfalls relativieren und kritisch hinterfragen, weil sich mittlerweile adäquatere psychodynamische Perspektiven ergeben haben, trotzdem war die neue Sichtweise von Freud ein entscheidender Wendepunkt in der Betrachtung auch von Psychosen. In den mittlerweile gut hundert Jahren nach Freud hat es eine Vielzahl von Erweiterungen oder Revisionen gegeben, die hier nicht alle vorgestellt werden können (siehe dazu Ermann 2010). Nach Hans-Peter Kapfhammer (2006) sind folgende Ansätze zum tiefenpsychologischen Psychoseverständnis wichtig:

- Psychosen als Folge einer triebhaften Konfliktabwehr (Freud),
- Psychosen als Folge einer Ich-Schwäche (Ich-Psychologie),
- Psychosen als Folge gestörter basaler Beziehungen (Objektbeziehungstheorie),
- Psychosen als Folge einer fragmentierten Selbst-Struktur (Narzissmustheorie).

Der erste Ansatz ist von Freud entwickelt worden, der zweite hat seinen Ursprung in US-amerikanischen Modellen der »Ich-Psychologie«. Der dritte Ansatz bezieht sich auf die Objektbeziehungstheorie und der vierte hat die von Heinz Kohut begründete Selbst-Theorie als Ausgangsbasis (siehe die Kapitel 7 und 8).

Sehr bedeutend für das Verständnis und den praktischen Umgang mit Betroffenen sind zwei aktuelle tiefenpsychologische Ansätze, die die Eigenart psychotischer Prozesse besonders differenziert und gut nachvollziehbar behandeln. Um sie wird es in der weiteren Darstellung vor allem gehen, es handelt sich dabei um die Theorien von Stavros Mentzos und Gaetano Benedetti:

- Psychosen als Folge unlösbarer psychischer Dilemmata sowie
- Psychosen als Folge existenzieller Grenzsituationen.

Doch zunächst zu Sigmund Freud und danach zum Ich-Psychologen Harold F. Searles.

Freud: Die Psychose als »verrückter« Ausdruck von Triebwünschen

Eine der Grundannahmen von Freud bestand darin, dass menschliche Lebensaktivität unablässig durch Triebenergie gespeist wird. Die Triebe sind libidinös auf andere bezogen und/oder aggressiv-selbsterhaltend ausgerichtet. Diese Grundfolie, mit der Freud zunächst neurotische, vor allem hysterische Fehlentwicklungen analysiert hatte, wurde von ihm dann auch zum Verständnis von psychotischen Prozessen herangezogen.

Diese Betrachtungsweise ist aus heutiger Sicht nicht mehr angemessen, aber bereits mit diesem Erklärungsparadigma hat Freud die psychotischen Prozesse aus der Sphäre der Nichtverstehbarkeit herausgeholt.

DER FALL SCHREBER Bei diesem sehr bekannt gewordenen Fallbericht handelt es sich um die Krankengeschichte des damaligen sächsischen Gerichtssenatspräsidenten Dr. jur. Daniel Paul Schreber, der an »Paranoia« erkrankt war und seine

eigene Leidensgeschichte als *Denkwürdigkeiten eines Nervenkranken* im Jahr 1903 veröffentlicht hatte. Schreber war der Sohn von Daniel Gottlieb Moritz Schreber, der als Begründer der »Schreber-Vereine« die Bewegung der nach ihm benannten Schrebergärtner in Deutschland begründete. Er war Arzt und ein Verfechter sehr harter, körperlich züchtigender Erziehungsmethoden, die man heute der »schwarzen Pädagogik« zuordnen würde. Der Sohn Daniel Schreber war den gewaltsamen Züchtigungen seines Vaters ausgeliefert gewesen.
Freud hat seine *Psychoanalytischen Bemerkungen über einen autobiographisch beschriebenen Fall von Paranoia (Dementia paranoides)* (Freud 1911/1982) allein auf die Selbstzeugnisse von Schreber aufgebaut, er hat ihn nicht als Patienten behandelt. Es gelingt Freud aber sehr überzeugend, Schrebers paranoide Episoden als Ausdruck homosexueller Wunschfantasien zu analysieren. Wesentlicher Inhalt von Schrebers Wahn war die Überzeugung, dass er berufen sei, die Welt zu erlösen, dafür sei aber zunächst seine »Verwandlung zum Weibe« (ebd., S. 87) erforderlich, dass er aber bei der Vollendung seiner Mission behindert werde. Zunächst machte er seinen behandelnden Arzt dafür verantwortlich, später sogar Gott.
Freud analysiert diesen Fall sehr ausführlich und macht deutlich, wie in Schrebers psychotischen Wahngebilden »die Gefühlsbedeutung [...] als äußerliche Macht projiziert« und »der Gefühlston ins Gegenteil verkehrt« wird (ebd., S. 108). Die als ursprünglich auf den Vater gerichteten, aber wahrscheinlich nie erfüllten Liebesimpulse ihm gegenüber werden also externalisiert, als von außen kommend erlebt und wegen ihrer Bedrohlichkeit abgewehrt und ins Gegenteil verkehrt. Nicht von ihm geht der Kontaktwunsch – ursprünglich auf den Vater bezogen – aus, der Kontakt wird ihm durch die extreme Verfolgung durch Arzt und Gott (Stellvertreter des Vater-Symbols) aufgedrängt: »Der Ersehnte wurde jetzt zum Verfolger, der Inhalt der Wunschphantasie zum Inhalt der Verfolgung« (ebd., 114). ×

Für Freud zeigt sich also der Wahn eines paranoid-schizophren Erkrankten als umfassende, auf Kosten der Realitätswahrnehmung gehende Projektion, das heißt als Abwehrmechanismus, als Verlagerung von eigenen stark tabuisierten psychischen Anteilen in die Außenwelt.
Joachim Küchenhoff sieht hier eine historische Wende in der Betrachtung von Psychosen. Der psychotische Wahn werde auf psychologische Weise abgeleitet und nun als Lösungsversuch, als konstruktive Leistung verstanden: »Das kommt einer Umwertung des Wahns gleich: Was bis dahin als Inbegriff von Pathologie angesehen wurde, wird verstehbar als Bewältigungsversuch«

(Küchenhoff 2012, S. 33). Oder mit Freuds eigenen Worten: »Was wir für die Krankheitsproduktion halten, die Wahnbildung, ist in Wirklichkeit der Heilungsversuch, die Rekonstruktion« (Freud 1911/1982, S. 135).
Im vierten Fallbeispiel zu Beginn dieses Kapitels (Herr B.) ist das Motiv des Heilungsversuches ebenfalls gut erkennbar:
Herr B. lebt in der Erfahrung eines kaum beeinflussbaren Hin- und Hergerissenseins zwischen Elternteilen sowie zwischen den Kontinenten. Das wird ausgedrückt als das Ausgeliefertsein an übergeordnete kosmische Mächte. Dies erlebt er aber nun nicht mehr als rein negativ-schicksalhaftes Verlassenwerden. Die kosmischen Kräfte, die ihn aufnehmen werden, sind für ihn auch Repräsentanten von Fürsorglichkeit und Obhut. Hier wird auf andere Art das Ersehnte zum Charakteristikum der Verfolger. In der Projektion verschmelzen seine negativen Erfahrungen von Diskontinuität (er weiß nicht, wann sie seinen Astralkörper abholen werden) mit seinen Wünschen nach Schutz und Aufgehobenheit.
Im Laufe der Jahrzehnte nach Freud sind viele Modelle und Konzepte entwickelt worden, die sich auf psychotische Prozesse beziehen. So ist eine heterogene und schlecht überschaubare Welt von Theorien und manchmal auch nur Theoriebruchstücken entstanden, die hier nicht dargestellt werden kann (siehe dazu im Überblick Küchenhoff 2012).
Im Folgenden werde ich deshalb nun noch ausgewählte andere Verständnismodelle vorstellen, die das Phänomen der Psychose oder Verrücktheit in der Gesamtheit ihrer jeweils individuellen Symptomatik in subjektorientierter Perspektive relativ gut nachvollziehbar machen. Zunächst soll auf einen ich-psychologischen Ansatz eingegangen werden, der zwischen der klassischen Freud'schen Theorie und den aktuellen Modellen einzuordnen ist.

Searles: Psychose als »verrückte« Abwehr von Nähe und Abhängigkeit

In den USA etablierten sich in den Dreißiger- und Fünfzigerjahren des letzten Jahrhunderts Ansätze zum Verständnis und zur Therapie schizophrener Erkrankungen, die eine tiefenpsychologische Schwerpunktsetzung in Richtung der »Ich-Psychologie« hatten (siehe Ermann 2009).
Die Ich-Psychologie stellte insbesondere die Rolle des Ichs und seiner Abwehrfunktionen bei psychischen Konflikten heraus. Eigentlich besteht die Rolle des Ichs darin, zwischen Anforderungen der inneren Bedürfniswelt des Individuums und der realen Außenwelt zu vermitteln. Bei einer psychotischen

Ich-Störung ist das Ich derart labil und fragmentiert, dass es solche integrierenden Funktionen nicht mehr erfüllen kann. Selbst- und Objektrepräsentanzen zerfließen und durchdringen einander. Die äußeren Objekte werden libidinös entleert, das Individuum verliert den realitätsgerechten Bezug zu ihnen, baut aber in Wahn und Halluzinationen eine neue Welt auf. Es werden Ersatz-Objektrepräsentanzen geschaffen, die aber ihren Bezug zu den realen äußeren Objekten verloren haben. Umso intensiver werden nun die bedrohlichen emotionalen Gewichtungen, die von ihnen ausgehen, zum Beispiel bei einem Verfolgungswahn.

Wegen vielfältiger frühkindlicher Ablehnungserfahrungen gilt für psychotische Störungen, dass Abhängigkeit als höchst bedrohlich erlebt wird und abgewehrt werden muss, zumal gilt, dass bei Menschen mit psychotischen Leiden alle Affekte ihren Charakter der abgestuften Signalfunktion verloren haben, »sondern stets maximale Intensität erreichen« (Maier 2001, S. 7). Dazu kommt, dass das Individuum durch die schwachen realitätskontrollierenden Funktionen des Ichs ohne Schutzmöglichkeit (wie Ablenkung, kognitive Neubewertung oder Relativierung) dasteht und sich unmittelbar der Realität ausgeliefert fühlt, also der bedrohlichen Reizüberflutung hilflos ausgesetzt ist. Vielfältige Abwehrmanöver sind die Folge.

Die psychotische Abwehr von Abhängigkeit ist ein Hauptthema bei Harold F. Searles. Sein *Psychoanalytischer Beitrag zur Schizophrenieforschung* (1974, ursprünglich aus dem Jahr 1965) scheint auch aus heutiger Sicht noch geeignet, um zum adäquateren Verständnis und zum Umgang mit schizophrenen Menschen beizutragen, auch wenn seine Ausdrucksweise und Begrifflichkeit sehr in der klassischen tiefenpsychologischen Terminologie verwurzelt sind. Seine Analysen des ambivalenten Bedürfnisses nach Abhängigkeit und der verschlüsselten Kommunikationsformen des schizophrenen Menschen nehmen vieles vorweg, was Stavros Mentzos später als das »schizophrene Dilemma« umrissen hat (dazu unten ausführlicher).

Ohne detailliert auf die Problementstehung einzugehen, betont Searles, dass ein schizophrener Mensch ein starkes unbewusstes *Abhängigkeitsbedürfnis* hat – so stark, dass er »von einer anderen Person fordert, sie solle die totale Verantwortung übernehmen für die Befriedigung all seiner Bedürfnisse« (Searles 1974, S. 9). Dies vollzieht sich deswegen, weil der Betroffene in seiner Biografie auf so viel Ablehnung, Entwertung und Verunsicherung gestoßen ist, dass er daraus die innere Schlussfolgerung gezogen hat, wohl ein zu nichtiges Wesen zu sein, um als autonomer Mensch in der Welt bestehen zu können, und sich deswegen der Gegenwart anderer bedienen müsse, um in der Welt zu überleben.

Das Abhängigkeitsbedürfnis ist der Person aber nicht bewusst zugänglich, weil es immer mit Ängsten vor neuerlichen Frustrationen verbunden ist. Dadurch sind meist verschiedene Abwehrmechanismen wirksam, die das Individuum vor dieser Angst schützen sollen – sie bewirken, dass der betroffenen Person diese Bedürfnisse und Ängste in ihrer eigentlichen Qualität gar nicht präsent sind.

Searles beschreibt verschiedene Möglichkeiten von Abwehrmaßnahmen gegen das subjektiv nicht erträgliche Abhängigkeitsbedürfnis.

- Selbsthass, der es dem Betroffenen zum Beispiel nur dann als erlaubt erscheinen lässt, seine Bedürfnisse passiv zu äußern, wenn er körperlich erkrankt oder in bedrohliche Krisen geraten ist. Die Abwehr von Abhängigkeit kann auch auf den Therapeuten projiziert werden, dann ist der andere derjenige, der Abhängigkeit verhindert und ablehnt: »Ich weiß ja, Sie wollen eigentlich gar nicht mit mir arbeiten.«
- Klammern an das unmittelbar Gegebene: Weil Erinnerungen an die eigene Vergangenheit, die durch bestimmte Geschehnisse in der Gegenwart ausgelöst zu werden drohen, schon im Vorfeld unerträglich sind, klammert sich der Betroffene ausschließlich an das unmittelbar Gegebene, das ihm die einzige Sicherheitsquelle zu sein scheint.
- Befürchtungen, man könne durch Kontakt zu anderen schädliche Dinge in sich aufnehmen oder seine Identität verlieren – deswegen Flucht in paranoide Ideen, die vor der Erkenntnis der »verschlingenden« Abhängigkeitsbedürfnisse schützt, die als völlig übermäßig und unerlaubt empfunden werden.
- Insgesamt kann der Betroffene sich wegen der als hochgradig ambivalent und gefährlich erlebten und verdrängten Abhängigkeitsbedürfnisse »nicht das Gefühl gestatten, dass er von einer anderen Person etwas wirklich Wertvolles bekommen« könnte (ebd., S. 17).

Dieser kurze Abriss der höchst fragilen und ambivalenten psychischen Struktur, die schizophrene Menschen im Kontakt zu anderen aktualisieren, lässt schon erahnen, wie schwierig sich der Umgang mit Betroffenen vor allem in akuten psychotischen Phasen gestalten kann. Searles gibt einige Hinweise in seiner Schrift über »schizophrene Kommunikation« (siehe weiter unten).

Benedetti: Psychose als Rettung vor Fragmentierung und Verlust der Selbst-Identität

Von Gaetano Benedetti sind sehr eigenständige Konzeptionen des Verstehens und der Therapie schizophrener Psychosen entwickelt worden, die sich in ihrer Terminologie etwas weiter von der Psychoanalyse entfernen als zum Beispiel diejenige Mentzos', die im nächsten Abschnitt vorgestellt wird.

Benedetti beschreibt »drei grundlegende Situationen, welche die schizophrene Psychose charakterisieren und sich in ihren Symptomen widerspiegeln:

1. der Rückzug aus der sozialen Welt,
2. die autistische Suche nach dem eigenen Selbst,
3. die Spaltung des Selbst.« (Benedetti 2002, S. 14).

Der *Rückzug* geschieht nicht nur dann, wenn die subjektive Überzeugung dominant geworden ist, dass man inkompetent für die Auseinandersetzung mit den Alltagsnotwendigkeiten sei, »sondern auch durch eine fortschreitende Unfähigkeit, sich von allen Objekten abzugrenzen« (ebd., S. 15). Der Schizophrene hat »keinen Platz im anderen und die anderen keinen Platz in ihm«. In dieser »haltlosen« Situation versucht der Patient »verzweifelt, sich durch ständige Selbstdefinitionen des eigenen Zustands, der immer wahnhafter und konfuser wird, ein Gesicht zu geben [...]. Je mehr der Patient sich allein erforscht, um so weniger findet er über seine eigenen Gedanken hinaus« (ebd., S. 17f.).

Mit diesem *Autismus* geht die *Spaltung* einher: Das Selbst verliert seine zusammenhängende Identität, Teile des Selbst werden in die Außenwelt projiziert und als halluzinatorisches oder wahnhaftes Phänomen veräußert: Das »führt in eine unerhörte Bedeutungsfülle der eigenen Welt (in der jedes banale Detail, vom Baum im Garten bis zum Liedchen im Radio, das dem Patienten etwas Privates mitteilt, sich ganz speziell auf ihn bezieht)« (ebd., S. 18).

Hinzu kommt die »Desymbolisierung der Welt« (Benedetti 1998, S. 33): Die Symbole verlieren in der Welt des Psychotikers ihre Abstraktheit und ihren Freiraum der Interpretierbarkeit. Das Individuum hat keine Entscheidungs- und Handlungsfreiheit mehr, jedes banale Ereignis hat eine unmittelbare und nicht diskutierbare Bedeutung: »Geheime Zeigefinger erheben sich aus jeder Ecke der Welt und weisen auf den Kranken hin, um ihn ins Rampenlicht der Aufmerksamkeit zu stellen« (ebd., S. 36).

Psychotisch Betroffene haben also keinen Spielraum zwischen realen Benennungen von Sachverhalten und Eigenschaften sowie symbolischen Bedeutungen. Als ich in einem Gespräch mit einem Klienten – es ging um die wahrscheinliche behördliche Ablehnung eines Antrages von ihm, der aber nicht besonders wichtig war – die Äußerung fallen ließ: »Das wird Sie nicht umhauen«, schreckte er zusammen und fragte verängstigt, ob es denn bei der Sozialbehörde Leute gäbe, die einen verprügeln würden.

Rückzug, Spaltung und Autismus verlieren jedoch bei Benedetti den alleinigen Charakter von Defekt und Ich-Schwäche. Allerdings können diese Phänomene extrem ausgeprägt sein – Benedetti schildert an anderer Stelle eine Patientin, die durch die bloße Anwesenheit anderer Menschen in einen Zustand seelischer Entrückung geriet: »Die Kranke wurde in diesem Erleben zum Objekt der anderen«, dies »führte bei der Patientin zum Versuch einer Art Selbstvergeistigung, einer Entmaterialisierung, einer Entfremdung, indem sie nicht körperhaft erscheinen wollte. Diese sonderbare Einstellung äußerte sich im Wahn, die anderen würden ihr den ›Körper stehlen‹« (Benedetti 1976, S. 47).

Dieses Leiden an der Unfähigkeit, der Begegnung mit anderen oder überhaupt der Wahrnehmung durch andere standzuhalten, weil das eigene Selbst einfach keine stabile zusammenhängende Grundlage dafür bietet, kann zum Erlebnis der »schizophrenen Nicht-Existenz« führen, wie bei einer anderen Patientin, »die so überzeugt davon war, tot zu sein, dass sie jeden Morgen in den Zeitungen nach ihrer eigenen Todesanzeige suchte« (Benedetti 2002, S. 27).

Die schizophrene Erfahrung kann also bis zur Auflösung der eigenen körperlichen Existenz gehen. Benedetti sieht aber nun in dieser »psychotischen Selbstentgegenständlichung« (Benedetti 1976, S. 47) in dialektischer Dynamik gleichzeitig eine »antipsychotische Intention«, das heißt den unbewussten Versuch der Betroffenen, die letzten Reste ihrer Subjektivität und ihres Selbstseins zu retten. Die erste Patientin rettet durch die »Entmaterialisierung« zumindest ihre nichtkörperlichen Anteile, bei der zweiten Patientin sieht Benedetti die »›Proklamation‹ der Nicht-Existenz (Enttäuschung darüber, nie die gesuchte Anteilnahme gefunden zu haben)« als die einzige ihr mögliche Art an, überhaupt noch zu existieren.

Solche Phänomenologien »negativer Existenz«, bei denen sich zumindest vordergründig die psychischen Strukturen auflösen (auch wenn man die innewohnenden antipsychotischen Intentionen nicht übersehen darf), können ganze »Todeslandschaften der Seele« (Benedetti 1994) konstituieren. Dies sind »Leerräume, in denen gewisse menschliche Fähigkeiten nicht zur Entwicklung gelangen und existentiell unentbehrliche Grundmuster sich nicht konfigurieren können« (ebd., S. 51). Benedetti vergleicht diese Löcher in der psychischen Struktur mit kollabierenden kosmischen Schwarzen Löchern, die zu Zerrissenheit und Auflösung der Identität führten.

Progressive Psychopathologie: Psychose als »Schritt nach vorn«

So drastisch sich die Bilder der vorherigen Beispiele existenzieller Leere beim psychotisch erkrankten Menschen ausnehmen, so wenig darf man den Fehler machen, Benedetti als Vertreter einer ausschließlich defektorientierten Psychiatrie auszumachen, der bei einer Psychose nur den Einbruch schrecklicher, sinnloser Erlebnisinhalte in die fragile Psyche betont. Im Gegenteil: Man muss ihn als einen Autor betrachten, der äußerst differenziert das »Zweigleisige«, das Nebeneinander von destruktiven und konstruktiven psychischen Strebungen sieht. Plastisch wird das in seiner Ausformulierung der »progressiven Psychopathologie«, er schreibt auch von »kommunikativer Psychopathologie«. Damit sind psychopathologische – also etwa wahnhafte oder halluzinatorische – Ausdrucksweisen gemeint, deren sich der Patient bedient, um anders noch nicht formulierbare »antipsychotische Intentionen« auszudrücken. Die Psychopathologie eines Menschen wird also nicht mehr als nur regressive primitive Äußerung seelischer Inhalte gedeutet, sondern »als ein Schritt nach vorn«: »Die Psychopathologie wird in dieser Sicht als Raum der Kommunikation akzeptiert; sie wird durch die Intentionen, die sich in diesem abnormen Raum formen, progressiv, und sie ist in dieser Form der progressiven Psychopathologie eine Herausforderung an jene konservative Umwelt, die sich gegen das Nicht-Angepaßte auflehnt« (BENEDETTI 1998, S. 69 f.).
Darauf aufbauend kann Benedetti in oberflächlich noch so hoffnungslos anmutenden psychotischen Thematiken (siehe oben die Fallbeispiele, in denen sich die Betroffenen als bereits tot wähnen) einen »Keim der Bewegung«, eine Dialektik von Identitätszerfall und Identitätssicherung bzw. -erweiterung erkennen. Benedetti gelingt es somit, selbst sehr destruktiven und zersplittert-psychotischen Prozessen eine positive Perspektive abzugewinnen.

Zur Schutz- und Bewältigungsfunktion des Wahns

Der Frage, ob wahnhaften Prozessen ein subjektiver Sinn und eine Rationalität unterliegen, nähert sich der Autor mit der Formulierung dreier Grundtypen der Wahnbildung:

1. Eine grundsätzliche Bedeutung des Wahns liegt nach Benedetti darin, dass sich in ihm »jeweils eine vitale Möglichkeit des Patienten ausdrückt, die in der Anpassung an bisherige einengende Lebensverhältnisse zunächst verdrängt und dann schließlich in der irrealen Weise des Wahns gelebt wird« (BENEDETTI

1998, S. 24). Ein Mensch, der bisher durch unterdrückende oder einengende Lebensverhältnisse reduziert in seiner Selbstgestaltung war, lebt im Wahn bisher ungekannte Facetten seiner Persönlichkeit aus. Diese progressive Auslegung des Wahngeschehens in Richtung einer Selbstbefreiung lässt Parallelen zu dem Ansatz des britischen Sozialpsychiaters und Psychoanalytikers Ronald D. Laing (1976) erkennen (siehe dazu Lütjen 2007).

2. Der zweite Grundtyp berührt ebenfalls das Thema von Selbstbefreiung, von »Realisierung eines unterdrückten vitalen Potenzials«, es ist der »Versuch der Identifizierung des Kranken mit seinem Idealbild. Dieses erscheint dann im Wahn des Kranken und gibt ihm, in verzerrter Weise, ein Allmachtsgefühl, das seine psychotische Existenz kompensieren soll. Ein Patient ist dann zum Beispiel Christus oder eine Patientin die Jungfrau Maria« (Benedetti 1998, S. 27).

Hier passt die psychotische Erfahrung von Frau V. aus dem ersten Fallbeispiel:

BEISPIEL Frau V. wirkt zufrieden mit ihrer jetzigen Lebenssituation. Im Nachhinein meint sie, dass ihre erste Psychose sie vor dem körperlichen Zusammenbruch bewahrt habe. In den weiteren Psychosen sei sie sich selbst nähergekommen, die Glücksgefühle, die sie in den ersten psychotischen Phasen erlebt habe, könne sie nun in moderater Form auch im Alltag erleben, ohne psychotische Verirrungen. In einer Phase, in der es ihr ganz schlecht gegangen sei, habe sie einen drastischen, wirklich ernst gemeinten Suizidversuch kurz »vor Abschluss« abgebrochen: »Alles schrie: ›Ich will leben!‹« Dies sei ein unheimlich befreiender Schritt gewesen, ein durchgängiges Bekenntnis zum Leben. Seitdem habe sie ihr Leben immer positiv gesehen. ×

3. Es gibt jedoch auch einen Grundtypus, in dem keine »versteckten« konstruktiven und selbsterweiternden Tendenzen aufzufinden sind. Bei diesem Typ wird vom Betroffenen »eine rein destruktive Tendenz ausagiert, die sich freilich gegen ihn selbst wendet« (ebd., S. 29). Extreme Ideen des Verfolgt- und Gequältwerdens durch andere müssen erst einmal als solche akzeptiert werden. Sie können vom Therapeuten dadurch »vermenschlicht« werden, indem dem Patienten vermittelt wird, dass dieser selbst der Verfolger und Quäler ist. Wir »müssen [...] hier eine negative Dimension der Person annehmen, die alles Erleben nur destruktiv verarbeitet, die Welt und das eigene Selbst zerstört« (ebd., S. 32).

Es bleibt also wichtig, bei bestimmten psychotischen Erscheinungsformen nicht zu beschönigen oder zu bagatellisieren, sondern die brutale Negativität, die Selbstzerstörung und den Selbsthass zu sehen. Jeder, der in psychiatrischen Arbeitsfeldern Erfahrungen sammeln konnte, wird solche Fälle kennen, in denen zumindest für eine Zeit ausschließlich solche Aspekte vorherrschen, die der Benedetti'schen Todeslandschaft entsprechen. Hier kann, wenn überhaupt, nur lange und intensive therapeutische Unterstützung diese psychische Landschaft neu beleben. Diesen Versuch unternimmt Benedetti in der »psychotherapeutischen Positivierung«.

Psychotherapeutische Positivierung

Der Therapeut begibt sich bei der therapeutischen Positivierung als »Übergangssubjekt« in die Welt des Erkrankten, versteht dessen Symbole auch in ihrer konstruktiven Bedeutung, wandelt sie in diesem Sinne für den Patienten um und versucht auf diese Art und Weise, etwas Neues, Gemeinsames in der Therapie entstehen zu lassen. Die Positivierung im Sinne der »progressiven Psychopathologie« war nach Benedetti für seine Behandlungserfolge der entscheidende therapeutische Faktor; sie weist folgende Elemente auf (Benedetti 1998, S. 50 ff.):

- lebensgeschichtliche Identitätsforschung, also das langsame und behutsame Klären früherer widersprüchlicher Erfahrungskomplexe;
- korrektive Fantasien und freie Assoziationen des Therapeuten zur Ausbildung eines »Komplementärverhältnisses« zum Patienten, damit dieser zu »berichtigenden« Erfahrungsmöglichkeiten gelangen kann;
- Wahrnehmen und Ansprechen der latent noch vorhandenen kreativen Seite des Patienten;
- Identifikation mit dem Patienten – der Psychotherapeut sollte sich so intensiv in seinen Patienten hineinversetzen können, dass er über die direkte persönliche Identifikation »manches begreifen kann, was dem Verstand nicht direkt zugänglich ist« (ebd., S. 51);
- Austragen von Situationen des Widerstandes, der Unverständlichkeit, der Kontaktlosigkeit, der Uneinsichtigkeit, der Leere, der Passivität oder Aggressivität des Erkrankten, der Wahnübertragung: »Austragen« meint dabei die Fähigkeit, solche Zustände auszuhalten, ohne die Motivation zu verlieren, noch eigene Insuffizienzgefühle zu entwickeln;
- Rückführung des Symptoms auf seinen tragischen Erlebensgrund, womit Benedetti so etwas meint wie die Würdigung des außerordentlichen Leides, das die Existenz des Patienten beeinträchtigt, das aber momentan nicht abzuwenden ist;

- korrigierende und konstruktive Begegnung mit der Destruktivität und dem Tod: »Die Todestriebe der Patienten auszuhalten, ohne negative Gegenübertragungen zu entwickeln, und die Patienten dabei aktiv in Schutz zu nehmen, hilft diesen, sich von den zersetzenden Urbildern zu distanzieren.«

Benedetti geht in diesen letzten Ausführungen sehr weit, was die Identifizierung des Therapeuten mit dem Patienten anbelangt. Stavros Mentzos steht dieser »heroischen« Form der therapeutischen Unterstützung skeptisch gegenüber (Mentzos 1992, S. 24). Nichtsdestotrotz ist Benedettis Position als eine der »Mitmenschlichkeit« sehr zu würdigen, in vielen seiner Ausführungen finden wir nutzbringende Gedanken für die subjektorientierte Betrachtung von Psychosen.

Mentzos: Psychose als Versuch der Bewältigung unlösbarer Dilemmata

Wenn man die beiden bisher behandelten speziellen tiefenpsychologischen Ansätze kurz auf den Punkt bringen will, könnte man sie vielleicht folgendermaßen charakterisieren:

- Searles gibt der Betrachtung eine neue Perspektive, indem er aufzeigt, dass psychotische Prozesse dem Individuum einen Schutz vor der bedrohlichen Ambivalenz von Wunsch nach und der gleichzeitigen immensen Angst vor Abhängigkeit bieten können.
- Benedetti hingegen sieht die Psychose als Rettungsversuch eines seiner Selbstkohärenz verlustig gegangenen, mit existenzieller Leere konfrontierten Menschen.

Im Fall von Harold F. Searles ist die Schutz- oder Bewältigungsfunktion der psychotischen Prozesse also eher auf bedrohliche Aspekte fokussiert, die dem Individuum von »außerhalb«, also der Welt der Beziehungsobjekte psychisch gefährlich werden könnten. Im Fall von Gaetano Benedetti geht es dagegen eher um »innere« Bedrohungen, die aus dem Erleben der wachsenden Selbst-Fragmentierung und der Auflösung der erlebten psychischen Existenz erwachsen.

Etwas pauschal könnte man das Werk von Stavros Mentzos so charakterisieren, dass sein Modell versucht, »innere« und »äußere« psychische Gefährdungen in ihrem Wechselverhältnis zu beschreiben. Um die fundamental widersprüchlichen Erlebnisstrukturen psychosegefährdeter Menschen darstellen zu können, prägte Mentzos den Begriff des »Dilemmas«. Er meint damit eine

grundsätzliche Ambivalenz, eine Gegenläufigkeit und Unvereinbarkeit von Tendenzen, die einerseits auf das Selbst gerichtet sind und zum anderen auf das Objekt, also auf Personen im Beziehungsumfeld.
Diese Bezeichnung als Dilemma wählt er, um sich von dem klassischen psychoanalytischen Konzept des »Konflikts« abzugrenzen. Das »klassische« Konfliktmodell der Tiefenpsychologie ist neurosenbezogen, so gibt es beispielsweise Konflikte zwischen Es und Ich, zwischen Über-Ich und Ich. Die sich im Konflikt befindlichen Elemente sind relativ klar umgrenzt, sie sind meist unbewusst für den Betroffenen, aber sie gefährden nicht grundsätzlich den Realitätskontakt und die Handlungsfähigkeit des Individuums. Ein Dilemma ist dagegen eine »Zwangslage« innerhalb des Ich bzw. des Selbst: »In sie gerät ein Betroffener durch gleichzeitig auftretende, aber einander widersprechende Wünsche, Bedürfnisse und Gefühle« (Hering 2004, S. 145).

BEISPIEL Herr B. aus dem vierten Fallbeispiel (S. 154) hofft sehnlichst auf ein Leben in kosmischer Aufgehobenheit bei den Wesen in höheren Dimensionen, die ihn vielleicht schon zum nächsten Weihnachtsfest abholen kommen. Damit schützt er sich vor den schwierigen »irdischen« Kontakten, von denen er in seinem Leben vielfach enttäuscht worden ist. Sein Wunsch nach Nähe entflieht ihm in kosmische Dimensionen. Er schwankt dilemmatisch zwischen – gelegentlich möglichen – kurzfristigem Sich-Einlassen auf reale Kontakte und – wenn man dann mit ihm ein Gespräch führt – schnellem Thematisieren seiner kosmischen Perspektiven, durch die er dem realen Kontakt unmittelbar wieder entflieht. Es besteht ein für ihn unüberbrückbarer psychischer Abgrund zwischen der entsetzlichen Verfolgung durch das grundlegend Böse, mit dem er seit 15 Jahren kämpft, und den rettenden himmlischen Wesen, die ihn in unbedrohliche Sphären führen können. Unter dem ständigen Eindruck einer solchen Last kann es dann nicht mehr verwundern, dass er sich nur noch »14-Tage-weises« Leben vorstellen kann. Geborgenheit und fürsorgliche Aufnahme kann er sich nur noch von weit entfernten Wesenheiten erhoffen, in seinem unmittelbaren Umfeld nicht mehr.
Biografisch betrachtet, lässt sich sein psychotisch umgeformtes Dilemma aufhellen: Er meint, keine Eltern zu haben, sondern dass er aus der Retorte komme, auch seine Eltern seien geklont gewesen. Das, was von ihm aus seiner Kindheit und Jugend in Erfahrung zu bringen ist, deutet darauf hin, dass seine Eltern anscheinend mit dramatischen Beziehungsproblemen ein chaotisch-unstetes Leben zwischen Kanada und Deutschland geführt haben. Für ihn gab es keinen sicheren Ort auf der Welt, im Gegenteil, durch die häufigen

Ortswechsel erfuhr er kaum soziale Beziehungen außerhalb der chaotischen Beziehungswelt seiner Eltern.

All das hat Herr B. meist mit sich selbst abgemacht, seine Betreuer werden erst dann auf seinen »inneren Atomkrieg« aufmerksam, als er massiven Alkoholmissbrauch betreibt. Es wäre besser gewesen, wenn man schon früher sensibel genug gewesen wäre für seine inneren Kämpfe zwischen Gut und Böse. ×

Solche Zwangslagen können für das Individuum so überfordernd sein, dass die Orientierung in der Welt verloren geht, die Fantasien und Impulse der Innenwelt die Außenwelt überschwemmen und es zu psychotischen Erscheinungen wie Halluzinationen und Wahnideen kommt – anders kann die erlebte innere Widersprüchlichkeit nicht mehr bewältigt werden. »Es gibt keinerlei Kompromiss, der Antagonismus kann weder durch Verdrängung (Neurose) noch Spaltung (Borderline) bearbeitet und entschärft werden. Es bleibt nur der psychotische Mechanismus, wodurch die Realität oder Teile der Realität von ihr verlassen werden und darauf umgeschaffen werden« (Lempa 2018, S. 57).

In solche »dilemmatischen« Erlebensstrukturen kann ein Mensch geraten, wenn bestimmte »frühe« Entwicklungsstadien und die daraus resultierenden Entwicklungsaufgaben ungünstig durchlaufen bzw. bewältigt wurden. In den Arbeiten von Mentzos werden mehrere grundlegende Dilemmata formuliert, hier soll auf das schizophren-psychotische und auf das affekt-psychotische Dilemma eingegangen werden.

Das schizophren-psychotische Dilemma: Symbiose/Fusion versus Individuation

Eine normalstabile Identität entsteht dadurch, dass über vielerlei Verinnerlichungen von »guten« Beziehungserfahrungen mit bedeutenden Anderen und daran gekoppelten positiven Emotionen langsam ein »gutes« Bild von sich selbst entsteht und innerlich situationsunabhängig und dauerhaft wirksam bleibt. Schlechte (»böse«) Beziehungserfahrungen sind nicht so gravierend, dass sie abgekapselt werden müssten, um Reste einer positiven Identität zu retten, sondern sie können moderierend das »gute« Bild von sich selbst und anderen ergänzen (dass jemand manchmal unangenehme Seiten hat, »ganz anders« ist, aber trotzdem dieselbe Person bleibt).

Im Gegensatz zur normalen Identitätsentwicklung stellt Mentzos das intrapsychische Dilemma von schizophren-psychosegefährdeten Menschen folgendermaßen dar: Diese Menschen leiden daran, dass sie starke Wünsche nach

Bindung, symbiotischem Zusammenfließen, Verpflichtungen und Orientiertheit an anderen nicht zusammenbringen können mit ihren Wünschen nach Eigenständigkeit, Eigensinn, Selbstbefreiung. »Es handelt sich um den dramatischen Gegensatz zwischen Selbstverlust und drohendem Objektverlust beziehungsweise des Verlassenwerdens mit der Folge einer existenziell bedrohlichen Vereinsamung« (Mentzos 2015, S. 345).
Solche Dilemmata entstehen nach Mentzos vor allem durch paradoxe Konstellationen in der Ursprungsfamilie, in der sich neben etwaigen Missbrauchs- oder traumatischen Erfahrungen auch symbiotische Tendenzen mit abgrenzungsloser Gebundenheit vermischt haben. Herrschen nur negative Erfahrungen wie bei extremem Missbrauch, sadistischer Quälerei oder anderweitigen intensiven Traumatisierungen vor, führt dies nach Mentzos eher zu einer »aggressiven Abnabelung« oder zu einer Identifikation mit dem frühen primitiven Angreifer, was dann in antisozialen Persönlichkeitsstrukturen mündet oder zum Rückzug in narzisstische Größenfantasien führen kann.
Schizophren Betroffene haben nach Mentzos meist keine konsequent feindliche Umwelt erlebt, eher eine dauernd schwankende, mal ablehnende oder desinteressierte, dann wieder extrem kontrollierende, häufig auch eine traumatisierende. Das Kind erfuhr angesichts solcher Lebenssituationen keine verlässliche Resonanz, im Gegenteil: »Das Kind befindet sich ständig in einer Situation, bei der es, egal, was es auch wählt, ›falsch‹ liegt« (ebd., S. 347). Dies geschieht vor allem in Konstellationen, in denen eine extrem ambivalente enge Beziehung zu einer Bezugsperson besteht und kein Ausgleich durch »Triangulierung« stattfinden kann, das heißt eine ausgleichende zweite elterliche Bezugsperson hinzutritt.

BEISPIEL Bei Herrn B. scheint es so gewesen zu sein, dass der Vater eine sehr wechselhafte Persönlichkeit war, dominant, wenn er sich einmal in der Familie aufhielt, meist aber nicht präsent wegen seiner vielen beruflichen Abwesenheiten in anderen Ländern. Die Beziehung zur Mutter wurde dadurch einerseits sehr eng, andererseits gelang es ihr nicht, ihrem Sohn eine stabile Struktur zu bieten. Da die Elternteile meist in Streit gerieten, wenn der Vater mal da war, war es für Herrn B. nahezu unmöglich, sich hier »richtig« zu verhalten, weil es immer irgendwelche realen oder angenommenen elterliche Gebote gab, gegen die er in seinem inneren Empfinden verstieß. ×

Solche widersprüchlichen, nicht überwindbaren Konstellationen in der frühen Erlebniswelt bewirken eine Schwächung bei der Ausbildung einer unabhängigen Identität und einer stabilen Konsistenz des Selbst. Die Betroffenen verbleiben in einer fundamentalen Unklarheit, wer sie selbst sind, was zu ihnen und was zum Gegenüber gehört, was die Innenwelt des anderen ist. Die Folge ist, dass beides nicht voneinander getrennt gehalten werden kann. »Man steht vor dem unlösbaren Problem, die eigene Identität, das Selbst zu verlieren oder aber das Objekt zu verlieren« (ebd., S. 346).

Konkret heißt das: Lasse ich meine eigene Realität gelten, lebe ich in meiner eigenen Wirklichkeit, dann gibt es keine Existenzmöglichkeit eines unabhängigen Anderen, ist kein Platz für ein Gegenüber, mit dem man sich gleichberechtigt austauschen kann. Versuche ich jedoch, den Anderen in meine Erlebniswelt hineinzunehmen, wird er durch mein Ich hinausgedrängt, zum Verschwinden gebracht. Manchmal fühlt Herr B. sich als alleinigen heroischen Kämpfer gegen alle möglichen destruktiven Mächte, als einzig Erleuchteten, dem gegenüber alle anderen bis zur Unkenntlichkeit verschwimmen, manchmal sind die Anderen, die feindlichen Mächte so stark, dass er sich im Atomkrieg wähnt, der ihn auslöschen könnte.

Variationen des schizophren-psychotischen Modus

Stavros Mentzos verwendet den Begriff »Modus«, um damit eine übergeordnete psychische Verarbeitungsweise von Konflikten, Traumata oder Überforderungen zu beschreiben. In einen Modus können mehrere Abwehrmechanismen einfließen, das Gesamt dient dann der Abwehr, Bewältigung oder Kompensation eines psychischen Dilemmas.

Mentzos benennt unter anderen folgende Formen des schizophren-psychotischen Modus, mit dem Betroffene versuchen, ihre unerträgliche innere Lage zu kompensieren, und ordnet sie klassischen psychiatrischen Diagnosen zu (Mentzos 2009, S. 224):

Größenwahn Das Objekt wird minimalisiert oder völlig ignoriert. Die Reduktion des anderen kann sich im Größenwahn zeigen, in leichteren Fällen in Quasi-Überheblichkeit oder Arroganz, die Ignorierung im »leeren Rückzug des Autismus«.

Hebephrenie Die Abgrenzung zwischen Selbst und Objekt löst sich völlig auf. »Dies ist der Fall bei den psychotischen fusionellen Zuständen, aber auch bei chronischen, früher meistens ›Hebephrenie‹ genannten Formen. Hebephrene Kommunikationsformen wurden in der Vergangenheit auch als »klebrig« bezeichnet, was so weit gehen kann, dass beim Therapeuten in der Gegenübertragung das Gefühl entstehen kann, nicht er selbst zu sein.

Katatonie Hier handelt es sich um einen körperbezogenen Rückzug zum Selbst-Pol hin. Die Katatonie ist dadurch gekennzeichnet, dass die Muskulatur einerseits innerviert ist, andererseits der Patient sich nicht mehr rührt. Es handelt sich quasi um eine Somatisierung des Dilemmas (die manchmal lebensbedrohlich werden kann).

Verfolgungswahn Hierauf ist Sigmund Freud schon eingegangen. Mentzos nennt mehrere Funktionen der Paranoia: erstens Distanzierung und Abgrenzung vom Objekt durch die Aufladung mit Feindseligkeit, zweitens »Entsorgung des abgespaltenen bösen Anteils« durch Projektion, drittens Strukturierung und Absicherung der Ich-Grenzen durch Etablierung eines Feindes.

Halluzinationen Auch hier findet eine Externalisierung böser Anteile statt, allerdings in überzeugenderer Form, weil sie in als real erlebte Sinneswahrnehmungen umgeformt werden (vergiftetes Essen; tödliches Gas; drohende Stimmen, die aus der Wand kommen; Teufel; die auf dem Kirchensims gesehen werden o. Ä.) werden. Mentzos geht über diese Sichtweise hinaus und sieht in den Halluzinationen auch die Schaffung einer inneren Objektwelt mit bösen und guten Stimmen, weil die äußeren verloren gegangen sind. Tatsächlich beschreiben insbesondere chronisch Erkrankte ihre Stimmen manchmal als freundschaftliche Alltagsbegleiter.

Koenästhetische Schizophrenie Wahnhaft veränderte oder neu entstehende körperliche Empfindungen dienen nach Mentzos einer »Korrektur oder Komplettierung des Körperbildes«. Nach ihm kann »dadurch wahrscheinlich eine Spannung, eine existenzielle Angst, ein Wunsch oder eine Befürchtung in einer Körpersprache ausgedrückt werden« (ebd., S. 227). Dies geschieht aber – anders als bei manchen leicht zu interpretierenden hysterischen Körpersymptomen – auf einer sehr tiefliegenden archaischen Ebene, durch die das Individuum zwar sein dilemmatisches Leiden ausdrückt, von seiner Umgebung aber nicht leicht verstanden wird.

Klassische diagnostische Festschreibungen werden hier dank Mentzos' Modell »verflüssigt« zu Kompensationsversuchen und somit in ihrer kommunikativen Verstörtheit nachvollziehbarer, weil Betroffene mit diesen Strategien versuchen, ihre äußerst schwerwiegenden psychischen Notlagen zu bewältigen.

Das affekt-psychotische Dilemma: selbstbezogene versus objektbezogene Selbstwertigkeit

Das Bild des psychotischen Dilemmas hat Mentzos ursprünglich anhand seiner therapeutischen Erfahrungen mit schizophren erkrankten Menschen entwickelt. Es wurde von ihm aber auch auf den Bereich der affektiven Psychosen übertragen. »Während bei der Schizophrenie das grundlegende Dilemma zwischen Selbstidentität versus Bindung und (durch sie drohende) Fusion besteht, geht es bei dem manisch Depressiven um eine Gegensätzlichkeit zwischen einer absolut selbstbezogenen Selbstwertigkeit und einer vom Objekt absolut abhängigen Selbstwertigkeit« (Mentzos 2009, S. 206).

Mentzos führt dazu aus, dass sich das Selbstwertgefühl eines Menschen auf eine emotionale Doppelerfahrung stützt: Einerseits benötigen wir ein stabiles Selbstvertrauen, das wir uns quasi durch uns selbst, durch Verarbeitung unserer Selbstwirksamkeits-Erfahrungen schaffen. Wir sind aber auch immer auf Zuwendung, Anerkennung, Liebe usw. durch andere Menschen angewiesen. Die gefestigte Identität eines Menschen, die »getragene, konstante, balancierte und stabile Selbstwertigkeit« in Mentzos' Worten, basiert auf diesen beiden Säulen.

Durch eine unglückliche Biografie (biologische Disponiertheiten einmal außer Acht gelassen) kann es nun zu drei schwierigen Konstellationen kommen:

Ein gewaltiges Größenselbst Konnte ein Individuum nur durch Angepasstheit und Leistungserbringung Anerkennung bei seinen Bezugspersonen erlangen und nicht durch empathische liebevolle Bezogenheit, so kann es bei Misserfolgen, Ablehnungserlebnissen oder Kränkungen sehr anfällig für heftige psychische Krisen werden. Die Krise kann so stark ausfallen, dass es nach Mentzos beim Betroffenen zu einer »selbstherrlichen Aufgabe des Objekts« (ebd., S. 206) kommen kann, zu einer alles überflutenden Aufblähung eines gewaltig werdenden Größenselbst. Andere Menschen zählen nicht mehr, das Individuum ist Beherrscher seiner Welt – in der Manie.

Selbstbezichtigung Bestehen aber noch ungelöste symbiotische Bindungen zum Objekt, dann kann ein Betroffener sich nicht in die manische Welt retten, in der er alles beherrscht. »So bleibt er womöglich lebenslang in der Unterwerfung, in der ständigen Bemühung, das Objekt für sich zu gewinnen [...]. Kommt es später zu einem realen oder symbolischen Verlust dieses Objekts, [...] so resultiert eine mit unterdrückter Wut, aber auch mit Schuld beladene Depression« (ebd.) – bis hin zu psychotischen Selbstbezichtigungen. Frau R. im dritten Fallbeispiel: »Ich bin der schuldigste Mensch der Welt, ich reiße die Klinik in den Abgrund« – man beachte, dass auch hier eine massive Größenfantasie verborgen ist.

Bipolarität Ein weiterer Weg, dem Selbstwertigkeitsdilemma zu begegnen, ist möglich, wenn der Betroffene zwischen dem Verzicht auf das Objekt und komplementärer Aufblähung des Selbst einerseits sowie der Abhängigkeit und Unterwerfung unter das Objekt andererseits wechselt. Dies beschreibt die Psychodynamik bipolarer Erkrankungen.

Affektive Psychosen, also Depressionen und Manien, werden von Mentzos als Selbstwertregulationsversuche bei dilemmatisch eingeengter Erfahrungsstruktur betrachtet. Die Manie stellt dabei nicht einfach einen oberflächlichen »antidepressiven Mechanismus« dar, sie ist vielmehr der Versuch, das Dilemma auf andere Art zu lösen. Während die Depression durch Unterwerfung unter das Über-Ich gekennzeichnet und von Selbsterniedrigung und -abwertung geprägt ist, was sehr langwierig sein kann, handelt es sich bei der Manie um den Lösungsversuch durch illusionäre Verleugnung und exzessive Selbstüberschätzung, was meist von kürzerer Dauer ist. Mentzos betont, dass der manische Weg längst nicht allen von Depression betroffenen Menschen offensteht. Dieser bedürfe wahrscheinlich einer Disposition in Form einer vermehrten Labilität des limbischen Systems. Eine solche neurobiologische Vulnerabilität müsse aber längst nicht immer als pathologisch angesehen werden, viele Menschen könnten die Zeiten leicht gehobener Stimmung für sich sehr produktiv nutzen, dies könne man auch bei bipolaren Patienten beobachten, die erfolgreich eine Psychotherapie gemacht hätten.

Auch die verrücktesten Symptome sind nicht »sinnlos« – der psychotische Mensch als (nur) schwieriger Mitmensch

Für einen erfolgreichen Umgang mit Menschen mit psychotischen Problematiken sind nach Stavros Mentzos zwei Voraussetzungen wesentlich (die in der Vergangenheit in der »klassischen« psychoanalytischen Vorgehensweise meist nicht erfüllt wurden):

1. Der Therapeut muss überzeugt sein, dass auch die schwersten, »verrücktesten« Symptome nicht »sinnlos« sind, sondern eine Funktion haben. Mentzos legt hier als Grundprinzip die »Funktionalität der Dysfunktionalität« zugrunde, so auch der Untertitel seines Lehrbuches (Mentzos 2009).
2. Die therapeutische Bezugsperson muss die Bedeutung der realen Beziehung anerkennen, die zum psychotischen Patienten besteht, sie darf sich nicht auf die bloße Analyse von Übertragung und Gegenübertragung beschränken. Die reale Beziehungsebene ist also wichtig, nicht nur die Ebene der Deutung der potenziellen psychischen Motivationen und Defekte. Im Sinne der progressiven Psychopathologie nach Benedetti kommt als entscheidender Faktor hinzu, selbst in sehr negativen, bizarren, zerstörerischen Prozessen Ansätze der Selbstrettung zu identifizieren.

Da die reale Beziehung, also die konkreten Inhalte und Äußerungsformen, die im Austausch zwischen Klient und Therapeut entstehen, im Vordergrund stehen, ist die Grundhaltung der therapeutischen Bezugsperson entscheidend: »Der Patient wird nicht als ein durch einen primären Defekt gehandicapter und zu normalen Beziehungen unfähiger, sondern lediglich als ein recht schwieriger und im unüberwindlichen Dilemma verwickelter Mensch gesehen« (ebd., S. 348). Aus der Sicht einer subjektorientierten sozialpsychiatrischen Grundhaltung mag dies als nicht besonders hervorhebenswert erscheinen – wie oben erwähnt, war und ist dies in der tiefenpsychologischen Therapiepraxis aber noch kein Gemeingut. Doch auch die sozialpsychiatrische Grundhaltung kann durch das Konzept des psychotischen Dilemmas angereichert oder ausdifferenziert werden. Sozialpsychiatrisch Tätige können innerlich wahrscheinlich besser einen empathischen Bezug zu »schwierigen«, wechselhaft-chaotischen und in ihrem Erleben unverständlichen Klienten herstellen, wenn sie sich innerlich die dilemmatische Situation der Klientinnen und Klienten veranschaulichen.

Mentzos bezeichnet diese Haltung auch als »empathische Teilnahme ohne Parteinahme« (ebd.). Er betont, dass diese Grundorientierung es einem erleichtert, eine konstante Beziehung auch bei einem Patienten aufrechtzuerhalten, der zu verschiedenen Zeitpunkten eine erhebliche Arroganz, Isolierungstendenz, Ablehnung jedes Kontakts und dann wieder eine übertriebene Anhänglichkeit und Identifizierung mit dem therapeutischen Gegenüber zeigt. In der praktischen sozialpsychiatrischen Arbeit ist zu beobachten, dass solche Klienten – vielleicht trotz aller anfänglichen optimistischen Einschätzung – irgendwann als nur noch schwierig oder unzugänglich angesehen werden, wodurch einer Chronifizierung Vorschub geleistet werden kann. Einem Menschen, dem wir gegenübertreten und bei dem wir anerkennen, dass er sich subjektiv in einem schier ausweglosen Dilemma befindet, können wir verständnisvoller begegnen als einem, den wir innerlich als »dauernd Probleme bereitend« und »jemand, der sich nicht helfen lassen will« klassifizieren. Außerdem ist Mentzos' etwas lapidare Feststellung, dass ein psychotisch leidender Mensch »praktisch weder mit anderen Menschen zusammen noch ohne sie leben kann« (Mentzos 1992, S. 11), von einer tiefen Bedeutung für uns als therapeutische oder beraterische Bezugspersonen: Wir müssen anerkennen, dass ein Klient vielleicht manchmal unsere Unterstützung und Gegenwart gut nutzen kann und zu anderen Zeitpunkten überhaupt nicht.

Und bei aller Schwierigkeit in der Kommunikation mit dem psychotischen Mitmenschen sollten wir stets feinfühlig auf »Wachstumssignale« der Klientin oder des Klienten achten. Wie weiter oben schon dargestellt, versteht Gaetano Benedetti unter progressiver Psychopathologie, dass sich bei günstiger therapeutischer Sensibilität im Umgang mit dem Patienten eine »Zweigleisigkeit« bzw. eine »Neuausgabe der Psychopathologie« ausbilden kann, und zwar in dem Sinn, dass man versucht, gemeinsam die antipsychotischen Tendenzen herauszufinden, die sich (nach Benedetti und auch nach Mentzos) immer in psychotischen Symptomatiken verbergen. Dies erfordert ein starkes Sich-Einlassen auf den Klienten, sodass der Therapeut manchmal selbst nach außen hin »psychotisch« verwirrt erscheinen mag.

An den anfangs dargestellten Fallbeispielen könnte man folgende Anzeichen »progressiver Psychopathologie« feststellen:

BEISPIEL 1 Frau V. vollführt als »Engel in Berlin« einen Ausbruch aus ihrer verzweifelten und massiv eingeengten Lebenssituation, die auch körperlich so belastend war, dass sie praktisch um ihr Leben fürchtet. Durch das psychotische Aufbegehren bahnt sie sich einen neuen Lebensweg, der zwar auch nicht frei ist von Krisen und »Auf-und-ab-Touren«, mit dem sie aber letztendlich zufriedener ist als mit ihrer früheren Lebensgestaltung. ×

BEISPIEL 2 Dadurch, dass Herr N. seine wenigen Besitztümer, über die er nach einer längeren Psychiatriekarriere überhaupt noch verfügt, des Öfteren aus dem Fenster wirft, macht er in extremer Form deutlich, was er von all den vom Vater für ihn vorgesehenen Lebensplänen nach Chefdasein, Reichtum und Besitz hält: nicht das Geringste! Indem er sich seines Hab und Guts entledigt, versucht er, sich aller väterlich-übermächtiger Einengung und Unterdrückung zu entledigen (eine ausführlichere Analyse seiner psychotischen Erfahrung findet sich in Lütjen 2014). ×

BEISPIEL 3 In ihrer manisch-depressiven Psychose ist bei Frau Reuter wie bei vielen bipolaren Patientinnen und Patienten in der Manie die exzessive Flucht aus der Minderwertigkeit beeindruckend, die in der depressiven Episode die Vorherrschaft ausübt. Solang das manische Chaos noch nicht überhandgenommen hat, kann dies sogar zu sehr konstruktiven Lebenserfahrungen führen: Sie erhält eine Zusage für eine anspruchsvolle Stelle, kann sich ihren Eltern gegenüber gut behaupten und sorgt gut für ihr Kind – all das, was ihr in der depressiven Phase als nicht möglich erscheint, gelingt jetzt fast »nebenbei«. ×

BEISPIEL 4 Bei Herrn B. sind weniger aufmüpfige Strebungen festzustellen als bei den ersten beiden Fallbeispielen. Er wählt eher den Rückzug aus den irdischen Beengungen, macht aber in seinen kosmischen Fantasien sehr deutlich, wie wichtig ihm Schutz und Geborgenheit durch elterlich-höhere Mächte sind. ×

Containing

Nach Wilfred R. Bion, einem englischen Psychoanalytiker, haben Betroffene mit psychotischen Symptomen in ihrer Entwicklung nicht die Gelegenheit bekommen, dass empathische Bezugspersonen ihnen die Erfahrung der äußeren Welt in einem stellvertretend-beschützenden Rahmen ermöglichten. Die elterliche Rahmung und ggf. Abmilderung von zu intensiven Reizerfahrungen aus der Umwelt, aber auch aus dem eigenen Körper bezeichnet Bion als »Containing«. Durch die empathisch-fürsorglich angepasste, also eine dem Kind gerechte Rückvermittlung der unmittelbaren Eindrücke von der Welt, werden diese für das Kind erträglich und verarbeitbar (»Du hast dir jetzt den Kopf gestoßen, das tut sehr weh, aber das wird gleich weniger«).

Menschen mit psychotisch labilen Denk- und Erlebensstrukturen und einer entsprechend fragmentierten Identität haben oft größte Schwierigkeiten, innere Eindrücke, Gefühlsanteile, innere Eindrücke anderer Personen symbolisch in sich abzubilden und damit stabil in sich festzuhalten. Dies kann bis zur grundsätzlichen Infragestellung der eigenen Identität gehen.

BEISPIEL Der seit Jahrzehnten chronisch psychotisch erkrankte Patient Herr W., der insgesamt ein sehr zurückgezogenes und nach außen schwankungsarm wirkendes Leben führt, erscheint manchmal innerlich angespannt und verzweifelt. In solchen Momenten richtet er mit einem flehentlichen Unterton eine Frage an den Therapeuten: »Herr L., gibt es mich?« ×

Für all diese fragilen Erlebnisinhalte und bei dem drängenden Bedürfnis nach »Identitätsbeweis« kann das therapeutische Gegenüber eine ungeheuer wichtige stabilisierende Funktion bekommen. Die therapeutische Person nimmt das auf, was dem Klienten aus den Händen rinnt, »hält« es und wird damit, profan ausgedrückt, zum »Container« wichtiger psychischer Inhalte, für die der Klient in unverdauter Form (noch) keine Möglichkeit des inneren Aufbewahrens hat.

Das Containing kann sehr große Bedeutung für eine produktive Beziehungsgestaltung im sozialpsychiatrischen Beziehungskontext (und nicht nur mit psychotisch Betroffenen) erlangen. Immer davon ausgehend, dass die entsprechenden Klientinnen und Klienten nicht genügend innere Verarbeitungspuffer für erlebte Eindrücke haben, vor allem negativer Art, kann es sehr wichtig werden, ihnen im Sinne eines Holding »die Welt zu erklären«, ihre intensiv geäußerten Ängste (»Ich weiß überhaupt nicht, wer ich bin, ich glaube, ich werde gleich langsam schrumpfen und verschwinden, wenn ich jetzt nach draußen gehe«) in gelassener Haltung aufzunehmen und in geschützt-angepasster Form zurückzugeben, zum Beispiel: »Sie sind sehr unsicher, was da draußen passieren könnte, ob es Sie völlig überfordern könnte, aber wenn Sie erst mal rausgegangen sind, wird es Ihnen wahrscheinlich gar nicht so schwerfallen.«

In seinen Ausführungen zur Phänomenologie psychotischer Zustände konkretisiert Hans-Peter Kapfhammer, wie psychotisch Leidende in ihrer Realitätserfahrung eingeschränkt sind. Es handelt sich um eine »selbstdestruktive Auflösung sensorisch-perzeptiver und kognitiver Funktionen und Strukturen, die Realität vermittelnd wahrzunehmen« (Kapfhammer 2006, S. 30). Im heute sehr verbreiteten ätiologischen Modell für Psychosen, dem sogenannten Vulnerabilitäts-Stress-Modell, wird die Folge dieses Defizits in Wahrnehmung und Denken oft als subjektiv empfundene »Reizüberflutung« beschrieben. Den Betroffenen fehlt sozusagen eine Schutzhülle von Verarbeitungsfunktionen, mit der Aspekte der umgebenden Realität eingeordnet, verstanden und in ihrer Bedeutung relativiert werden können. Es kommt zu einem »unmittelbaren Ausgeliefertsein an die ›Realität an sich‹« (ebd.).

Wenn Menschen ohne frühkindliche Containing-Erfahrung durch die Eltern aufgewachsen sind, so hat das eine innere Entleerung zur Folge, bei der innerseelische Verarbeitungsstrukturen gar nicht erst zustande gekommen sind. Das kann nun dazu führen, dass das eigene Körperbild, das Körperselbst als »nicht zuverlässig von der Außenwelt abgegrenzt« erlebt wird: »Die Haut ist nicht als quasi natürliche Grenze zwischen dem Selbst und dem Anderen verfügbar« (ebd., S. 31).

Begreifen wir dies, wird es verständlicher, wenn psychotisch Leidende im direkten Kontakt sehr auf eine räumliche Distanz achten, die gelegentlich weit über die normale Distanz bei einem Gesprächskontakt hinausgeht. Der weiter oben mit seiner Identitätsunsicherheit zitierte Herr W. legte bei Gesprächen manchmal Wert darauf, dass man sich in die gegenüberliegenden Ecken eines Raumes begab, um so innerhalb des Zimmers die größtmögliche Distanz zueinander zu halten.

Schizophrene Kommunikation

Harold F. SEARLES (1974) stellte fest, dass schizophrene Menschen kaum über verlässliche und realitätsangemessene kommunikative Techniken verfügten. Die Folge ist, dass fast alle ihre üblichen Aktivitäten von verborgenen kommunikativen Botschaften durchsetzt sind: »Selten, wenn überhaupt, gelingt es ihm, ›bloß‹ zu essen, zu gehen, zu lesen, Musik zu hören« (ebd., S. 123) – stattdessen werden in alle diese Aktivitäten kommunikative Absichten gelegt, die oft nur schwer zu entschlüsseln sind. Searles verdeutlicht damit, wie in der schizophrenen Kommunikation verdeckte Mitteilungen stecken können, die durch verschiedene Abwehrmechanismen quasi verschlüsselt wurden und so dem Interaktionspartner Schwierigkeiten beim Verständnis machen können.

Verschiebung Äußerungen von Patienten, die sich auf andere Personen oder auf andere Zeiträume beziehen, können Aussagen über unbewusste Impulse im Hier und Jetzt sein. Searles schildert eine Patientin, die über ihre frühere soziale Isolation in ihrer Heimatstadt grübelte, damit aber eigentlich ihre momentane Situation in der Klinik beschrieb. Bei einer Begegnung kritisierte sie ein Theaterstück, das sie vor ein paar Jahren gesehen hatte: »Das war dumm, dümmer ging's wirklich nicht«, und meint aber damit einen Vorschlag des Therapeuten, den sie unsinnig fand. Eine andere Patientin äußerte einer Krankenschwester gegenüber »Ich liebe Ihren Bruder« – den sie in Wirklichkeit gar nicht kannte und der lediglich als Stellvertreter für die Zuneigung stand, die die Patientin der Krankenschwester gegenüber empfand, die sie sich aber nicht zu äußern getraute.

Projektion Das klassische Beispiel für eine Projektion ist der Verfolgungswahn. Wie eingangs schon am »Fall Schreber« dargestellt, werden hierbei aus psychodynamischer Perspektive massiv bedrohliche und unerträgliche innere Impulse nach außen gewendet, auf externe Personen oder Instanzen ausgelagert, die dann stellvertretend für das eigene Selbst stehen. Das Individuum ist vordergründig von diesen bösen inneren Mächten (Wut auf Bezugspersonen) befreit oder mehr noch, es kann dann in der äußeren Instanz oder Person das eigene Unerträgliche attackieren und aus der Welt zu schaffen versuchen – was natürlich nur immer auf sehr brüchig-kurzfristige Art und Weise funktionieren kann.

In seinen projektionsbedingten Äußerungen kann ein schizophrener Mensch wertvolle Hinweise auf sein inneres Erleben geben. Wenn ein Betroffener sagt, dass jemand Löcher in die Köpfe seiner Mitpatienten gemacht habe, sodass sie jetzt besser kontrolliert werden können, kann das das Ausmaß zeigen, wie der Betroffene versucht, sich selbst unter Kontrolle zu halten.

Wenn Herr B. (Fallbeispiel 4) seinen Betreuer als »Marionette des 4. Reiches« ansieht, kann dies ebenfalls so verstanden werden, dass Herr B. den Verlust von Autonomie und Handlungsfähigkeit und die Erfahrung, von fremden Instanzen kontrolliert zu werden, auf sein Gegenüber projiziert.

Introjektion Bei der psychotischen Introjektion werden Erfahrungen – analog zu diesem Prozess in der frühen Kindheit – so intensiv aufgenommen, dass es – anders als bei der Identifikation – zu einer regelrechten Okkupation der Persönlichkeit durch das Introjekt kommt.

Eine Patientin sagt: »Ich hasse diese Frau in mir«, und meint damit ihr sehr negatives Mutterintrojekt, das manchmal so in ihr durchbricht, dass man tatsächlich meint, ihre Mutter spräche. Frau G. ist in der Wohneinrichtung eigentlich als freundlicher Mensch beliebt, aber in Krisen kippt sie manchmal in ein völlig entgegengesetztes Wesen um: Sie schimpft, wütet geradezu gegen alle, beschwert sich über »Edith« (ihr eigener Vorname), die Stimme bekommt einen so harten Klang, dass sie »männlich« und damit wohl wie die ihres misshandelnden Vaters klingt.

Verdichtung »Bei der Verdichtung werden die verschiedensten Bedeutungen und Gefühle in ihrer kommunikativen Ausdrucksweise zu einer vergleichsweise einfachen verbalen oder nichtverbalen Äußerung komprimiert« (Searles 1974, S. 134). Herr W. komprimierte seine psychische Befindlichkeit manchmal in kurzen Sätzen wie diesem: »Ich habe erst ein halbes Jahr gelebt.« Herr Z., ein jüngerer, in einer sozialpsychiatrischen Wohngruppe lebender Mann, symbolisierte sein Verhältnis zu einigen Mitbewohnerinnen dadurch, dass er versuchte, sie mit einem eigens dafür gefertigten Stempel als Engel auf der Haut »abzustempeln« (was von den Betroffenen natürlich meist als unangenehm und grenzüberschreitend erlebt wurde).

Verdichtungen werden dadurch begünstigt, dass psychotische Menschen kognitiv Schwierigkeiten haben, zwischen konkreten und symbolischen Bedeutungen zu unterscheiden. So können konkrete Äußerungen, die sich auf die Kleidung des Therapeuten beziehen (»Heute tragen Sie einen roten Pullover«) mit vielen Bedeutungen aufgeladen werden: aggressiv, anerkennend, bedrohlich usw.

Psychotische Verleugnung Eine Verleugnung besteht immer in der radikalen Nichtanerkennung bestehender objektiver Sachverhalte. Eine Verleugnung bezieht sich – im Gegensatz zur Verdrängung – auf äußere Erfahrungstatbestände. Ein klassisches Beispiel ist die Verleugnung eigener Schwächen und Begrenzungen in der Manie, also der manische Größenwahn. Sie kann sich aber auch auf äußere Einschränkungen oder Begrenzungen beziehen, die schlichtweg ausgeblendet werden.

Die Fallen der Gegenübertragung bei psychotisch beeinträchtigten Menschen

Das Thema »Gegenübertragung« wurde bereits in Kapitel 6 behandelt. Gerade für den therapeutischen Umgang mit psychotisch beeinträchtigten Menschen gilt: Gegenübertragungen sind nicht zu vermeiden. Die heutige intersubjektive Perspektive im psychodynamischen Ansatz betont, dass therapeutisches Geschehen nur im intersubjektiven Miteinander geschehen und wirken kann. Und das heißt, Gegenübertragungen passieren andauernd, und sie liefern einen wichtigen Beitrag für den gemeinsamen therapeutischen Prozess: »Nur wenn man sich verwickeln lässt, kann sich etwas entwickeln« (Piegler & Dümpelmann 2010, S. 185).

Josi Rom schreibt dazu: »Über lange Zeit ist die Gegenübertragung unsere einzige und nur ungenaue Orientierungsmöglichkeit. Medikamente haben nicht nur Wirkungen, sondern auch Nebenwirkungen – das trifft auf unsere Gegenübertragungsreaktionen ebenso zu. Ich nenne dies Gegenübertragungsfallen, weil sie eine gut angelaufene und nachhaltige Behandlung jederzeit beeinflussen oder sogar zerstören können« (Rom 2013, S. 172). Dabei ist zu beachten, dass es nicht die Gegenübertragung ist, die die Behandlung »zerstört« – Gegenübertragungen sind, wie erwähnt, unvermeidlich. Allenfalls die falsche Reaktion der therapeutischen oder beratenden Person auf ihre Gegenübertragung (Abwehr, Aggression, Desinteresse usw.) kann den Kontakt und die Behandlung schädigen.

Rom beschreibt folgende Typen von Gegenübertragungsfallen:

Die Gleichgültigkeitsfalle Eine Form der Gegenübertragungsfalle beschreibt Rom als »unbemerkte, nicht störende Gleichgültigkeit«. Dies ist eine Art »Negativsymptomatik des Therapeuten«: Der Therapeut hat sich an den Patienten gewöhnt, alles nimmt seinen Lauf, man hat Interaktionsrituale – der Patient wirkt nach außen hin eher passiv, dabei ist er innerlich »in höchstem Maße beschäftigt, auch mit dem Abdichten seiner Grenzen nach außen, und kann keine Energie mehr für das Geschehen außerhalb seiner Innenwelt aufbringen. Deswegen erscheint er uns fälschlicherweise passiv« (ebd., S. 175). Es ist also eine Pseudoruhe, in der die therapeutische Person sich wähnt, obwohl beim Patienten eventuell heftige Reaktionen bevorstehen. Mit einer solchen »Pseudoruhe« schützt man sich als Gegenüber eventuell vor etwas Angstmachendem im Klienten.

Die negative Gegenübertragungsfalle Bei einer negativen Gegenübertragung – wenn der Therapeut sich enttäuscht vom Patienten fühlt, weil dieser sich nach vielleicht jahrelanger Arbeit immer noch in einer schwierigen Phase befindet – besteht immer die Gefahr des Beziehungsabbruches.

Die positive Gegenübertragungsfalle Bei extrem positivem Gegenübertragungsgeschehen kann es passieren, »dass unser Mitgefühl zu einem realen Mitleiden wird [...]. Unbemerkt ins Symbiotische gezogen, verkennen und verlieren wir den Patienten. Wir können mit den eigenen Gefühlen von Ohnmacht und Hilflosigkeit nicht mehr therapeutisch umgehen, weil wir diese unbewusst auflösen wollen. Bei der positiven Gegenübertragungsfalle wird die Fürsorge des Therapeuten dem Patienten zu nah und zu viel. Dieser schützt sich, zum Beispiel durch Settingbrüche oder Abbruch der Behandlung, nicht selten durch eine psychotische Krise, welche ihn in die Klinik und weg vom Therapeuten bringt« (ebd., S. 176).

Nach meinen Erfahrungen in der Sozialpsychiatrie ist gerade diese »positive Gegenübertragungsfalle« eine Gefahr für Mitarbeiterinnen und Mitarbeiter: Man ist sehr engagiert, will den psychotisch leidenden Menschen nahe sein und ihnen aus uneigennützigen Motiven Nähe, Kontakt und Unterstützung bieten – und erntet dann diesen (häufig sehr negativ erlebten) beruflichen Misserfolg, dass ein Klient die Betreuung abrupt abbricht. Gerade wenn man noch nicht sehr praxiserfahren ist, liegt es nahe, dies als persönlichen Misserfolg, als fachliches oder therapeutisches Versagen zu erleben. Für psychotisch beeinträchtigte Menschen mit sehr labiler Identitätsstruktur kann es aber ein wichtiger Schutzmechanismus sein, sich nicht zu sehr auf eine Beziehung einzulassen und sie ggf. auch zu unterbrechen oder abzubrechen.

Hilfreich ist dabei sicherlich, sich immer wieder das psychotische Dilemma zwischen Nähe und Distanz zu vergegenwärtigen. Bei der »gleichgültigen« Gegenübertragungsfalle gerät dies einfach aus dem Blick- und Erlebensfeld des Therapeuten. Bei der negativen Falle ist die zu schnell hergestellte Distanz das Problem, bei der positiven Falle die zu schnell hergestellte Nähe.

Psychopharmaka machen »psychoseunfähig«

Die pharmakologische Behandlung von Psychosen mittels Neuroleptika wird seit Langem kritisch gesehen. Auf diese Debatte kann hier nicht eingegangen werden. Stavros Mentzos vertritt gegenüber der Neurotransmitterhypothese, nach der akute psychische Erkrankungen durch einen zu hohen oder zu niedrigen Spiegel von Neurotransmittern (vor allem durch einen erhöhten Dopaminspiegel) ausgelöst werden, die Auffassung, dass dies auch »normale Begleiterscheinung[en] von psychischen Auffälligkeiten [sein können], die eine andere Ursache haben« (Mentzos 2015, S. 349 f.).

Nach Mentzos' Ansicht besteht der Wirkmechanismus der Neuroleptika darin, dass sie die Ich-Leistungen blockieren, also die psychischen Fähigkeiten, durch die die psychotische Symptomatik hervorgebracht wird. In dem Abschnitt über sein Psychosemodell wurde schon herausgestellt, wie sehr er die psychotische Symptomatik als aktiven, zum Teil kreativen Anpassungs- oder Bewältigungsakt sieht, die die unerträgliche innere Spannung, die durch die psychotischen Erlebensdilemmata hervorgerufen wird, abmildern und beruhigen sollen.

Um überhaupt eine psychotische Symptomatik entwickeln zu können, muss man also über bestimmte schöpferische Talente verfügen, die die bizarren Veränderungen im Erleben, Denken und Handeln hervorbringen. Diese kreativen Potenziale werden nun durch Neuroleptika gestört: »Die Neuroleptika machen sozusagen den Patienten psychoseunfähig« (ebd., S. 350). Mentzos sieht seine Hypothese durch die vielen klinischen Beobachtungen gestützt, die belegen, dass körperliche Erkrankungen oder Behandlungen, die eine Beeinträchtigung der adaptiven Ich-Funktionen mit sich bringen (leichte Gehirnschädigungen, schwere fieberhafte internistische Erkrankungen, aber auch die früheren klassisch-psychiatrischen Behandlungen wie Elektro- oder Insulinschockverfahren), antipsychotische Wirkung haben.

Herr B. (S. 176), der auf die Rettung aus dem All hofft, hat sich ein höchst komplexes Denksystem mit sieben Schichten verschiedener beschützender Mächte aufgebaut. Wenn er davon erzählt, gerät man als Gegenüber, obwohl man weiß, dass dies »unsinnige« esoterische Fantasien sind, unweigerlich in eine Art faszinierter Anteilnahme darüber, wie ausdifferenziert und vielschichtig sein Denksystem ist. Es wird verständlich, dass er Psychopharmaka kategorisch ablehnt: Eine solche bizarre, ihm ja auch Schutz gebende kosmische Über-Welt ist unter Neuroleptikaeinnahme wohl kaum aufrechtzuerhalten.

Neuroleptika sollten auch nach Mentzos nicht abgeschafft werden, es ist nur in jedem Einzelfall ein sehr behutsamer Umgang damit erforderlich. In akuten Zuständen können sie unverzichtbar sein. Bei einer guten psychotherapeutischen Unterstützung ist »die gleichzeitige Verabreichung von Neuroleptika entweder nicht erforderlich oder, wenn überhaupt, dann in geringen Dosen und nicht über längere Zeit zu empfehlen« (ebd., S. 350).

Manches in diesem Kapitel Beschriebene mag sich kompliziert und schwer umsetzbar anhören. Deswegen hilft es vielleicht, an den Schluss ein längeres

Zitat zu stellen, in dem zusammenfassend beschrieben wird, was einen guten Umgang mit Menschen mit Psychosen ausmacht:

» Dem Patienten eine verlässliche Beziehung anbieten, die Sicht des Patienten teilen, Containen, das heißt die Klagen des Patienten aufnehmen und emotional verarbeiten, Holding-Funktionen übernehmen, Ich-Funktionen zur Verfügung stellen, das Prinzip Antwort umsetzen, das heißt den Patienten die emotionale Resonanz des Therapeuten sehen lassen, das Anders-Sein des Gegenübers betonen, sich als Beziehungspartner authentisch in die Beziehung einbringen (Intersubjektivität), konfrontieren mit Aspekten der Realität und eigener Verantwortung, anstehende Aufgaben sowie sich daraus möglicherweise ergebende Schwierigkeiten antizipieren und mitteilen, die Dinge gemeinsam aus der Vogelperspektive betrachten, das emotionale Erleben des Patienten gemeinsam erkunden, ihn bei seiner Selbstregulation unterstützen, das Erleben seiner Selbstwirksamkeit fördern usw. « (Piegler 2010, S. 15 f.).

Literatur

Benedetti, G. (1976): Der Geisteskranke als Mitmensch. Göttingen.

Benedetti, G. (1994): Todeslandschaften der Seele. Göttingen.

Benedetti, G. (1998): Psychotherapie als existentielle Herausforderung. Göttingen.

Benedetti, G. (2002): Aufschlüsse über die conditio humana in der Begegnung mit dem psychotischen Patienten. In: Lempa, G.; Troje, E. (Hg): Gesellschaft und Psychose – Forum der Psychoanalytischen Psychosentherapie, Band 7. Göttingen, S. 9–30.

Bock, T. (1997): Lichtjahre – Psychosen ohne Psychiatrie. Köln.

Bock, T.; Heinz, A. (2016): Psychosen – Ringen um Selbstverständlichkeit. Köln.

Ermann, M. (2009): Psychoanalyse in den Jahren nach Freud – Entwicklungen 1940–1975. Stuttgart.

Ermann, M. (2010): Psychoanalyse heute – Entwicklungen seit 1975 und aktuelle Bilanz. Stuttgart.

Freud, S. (1982): Zwei Falldarstellungen. Frankfurt a. M.

Hering, W. (2004): Schizoaffektive Psychose – Psychodynamik und Behandlungstechnik. Göttingen.

KAPFHAMMER, H.P. (2006): Zur Phänomenologie psychotischer Zustände. In: SCHWARZ, F. u.a. (Hg.): Psychodynamik und Psychotherapie der Psychosen. Stuttgart, S. 19–50.

KÜCHENHOFF, J. (2012): Psychose. Gießen.

LAING, R.D. (1976): Das geteilte Selbst. Reinbek.

LEMPA, G. (2018): Mentzos und die Schizophrenie. In: NAUMANN, M.; KRAUSE-GIRTH, C. (Hg.): Psychonalytisches Verstehen – von Liebe beseelt und von Wissen geleitet – Erinnerungen an Stavros Mentzos. Göttingen, S. 50–67.

LÜTJEN, R. (2007): Psychosen verstehen. Köln.

LÜTJEN, R. (2014): Zum Verständnis und zur Verstehbarkeit von Psychosen. In: BRENSSELL, A.; WEBER, K. (Hg.): Störungen – Texte Kritische Psychologie 4. Hamburg, S. 33–63.

MAIER, C. (2001): Konflikt und Ich-Störung – zur Ich-psychologischen Objektbeziehungstheorie der Psychosen. In: SCHWARZ, F.; MAIER, C. (Hg.): Psychotherapie der Psychosen. Stuttgart, S. 2–9.

MENTZOS, S. (Hg.) (1992): Psychose und Konflikt. Göttingen.

MENTZOS, S. (2009): Lehrbuch der Psychodynamik. Göttingen.

MENTZOS, S. (2015): Dilemmatische Gegensätze im Zentrum der Psychodynamik der Psychosen. In: Forum Psychoanalyse, 31, S. 341–352.

PIEGLER, T. (2010): Ohne Intersubjektivität geht es nicht. Die psychodynamische Psychotherapie der Schizophrenie. In: Selbstpsychologie, 40/41, 2–3, S. 211–240

ROM, J. (2013): Schizophrenien: Wissen – Handeln – Verstehen. Göttingen.

SCHOTT, H.; TÖLLE, R. (2006): Geschichte der Psychiatrie. München.

SEARLES, H.F. (1974): Der psychoanalytische Beitrag zur Schizophrenieforschung. München.

10. Gemeinsam das leuchtende Herbstlaub wahrnehmen: intersubjektive Bezogenheit und psychodynamische Achtsamkeit

In der heutigen Psychoanalyse findet man verschiedene Spielarten intersubjektiver Ansätze, die sich mehr als die früheren auf die gleichberechtigte wechselseitige Beziehungsdynamik zwischen Klient und Therapeut beziehen. Gemeinsam ist ihnen, dass sie sich konzentrieren »auf das Geschehen in der Beziehung [...]. Dabei steht im Zentrum der Betrachtung, was zwischen den beiden Partnern im psychoanalytischen Dialog, auf der Ebene der latenten Interaktion, das heißt nonverbal und paraverbal, also implizit geschieht [...]. Es geht hier nicht um richtig oder falsch, sondern es geht darum, was sich als Wirklichkeit zwischen beiden entfaltet und formulierbar wird« (Ermann 2012, S. 57).

BEISPIEL In der Wohneinrichtung für chronisch psychisch kranke Menschen wird ein neues Betreuungselement ausprobiert: das »Das wollte ich schon immer einmal machen«-Programm. Es geht dabei darum, dass einzelne Bewohnerinnen und Bewohner Wünsche äußern können, was sie schon länger gerne einmal gemacht hätten, wozu sie aber – aus welchen Gründen auch immer – nicht gekommen sind. Dies ist kein Gruppenangebot, sondern es erfolgt in Form einer »Eins-zu-eins«-Betreuung, das heißt, die einzelnen Klienten dürfen aus mehreren Personen vom Betreuungsteam jemanden auswählen, mit dem sie für 2–3 Stunden eine bestimmte Aktivität unternehmen möchten.
Das Angebot stößt zunächst auf etwas Verwunderung (»Etwas für mich allein?«), wird dann aber doch gerne in Anspruch genommen: Eine Klientin möchte ins Restaurant oben auf dem Fernsehturm, ein anderer würde gerne einfach mal ins Schwimmbad.
Herr M., ein langjähriger Bewohner der Einrichtung, möchte mit seinem Bezugsbetreuer, Herrn L., eine Fahrradtour in die bewaldete Umgebung machen. An einem schönen Oktobernachmittag fahren beide los: Es ist angenehm warm, herbstliche Gerüche liegen in der Luft, die Sonnenstrahlen fallen auf sich golden färbendes Laub. Die beiden tauchen ein in die Natur, die sie warm

und farbig umgibt. Der Betreuer hat das Gefühl, er müsse jetzt überhaupt nichts weiter tun, nur weiterfahren mit dem Rad, das tue ihm genauso gut wie seinem Klienten. Dieser sagt mit wehmütigem Unterton: »Das ist Goldener Oktober, so mochte ich es damals am liebsten.« Ihm ist anzusehen, wie alte Erinnerungen ihn beschäftigen: »Das war schön früher und jetzt ist es auch schön!« Damit spricht er seinem Betreuer Herrn L. aus der Seele, der solche Tage im Oktober auch schon immer geliebt hat. Herr L. spürt, dass sie beide eintauchen in ein gemeinsames Erlebnis, es muss nicht viel gesagt werden, man teilt innerlich eine Erfahrung, von der beide sehr berührt sind.
Irgendwann fängt Herr M. an, mehr als üblich von seiner Lebensgeschichte, über die er sich sonst recht bedeckt hält, zu offenbaren: Wie er früher mit seiner damaligen Partnerin am Wochenende mit Auto und Campingutensilien losgefahren ist, sie beide an einem schönen See gezeltet und den hereinbrechenden Abend genossen haben. Die beiden setzen sich auf eine Bank, Herr L. teilt ihm mit, dass er früher ebenfalls gerne einfach in der Natur gewandert sei und auch heute noch gerne daran denke und dass ihm das innerlich immer noch viel gebe. Herr M.: »Ja, das ist schade, dass das heute nicht mehr so einfach geht, mit anderen in die Natur zu fahren. Aber es stimmt, es ist schön, dass man das erlebt hat, da kann man jetzt noch von zehren.« ×

Intersubjektivität

Die Form der psychoanalytischen Begegnung hat sich in den letzten Jahrzehnten in vielerlei Hinsicht geändert: kein Gefälle mehr zwischen den Klienten und dem durch Expertenwissen ausgezeichneten und dadurch mit Deutungsmacht versehenen Therapeuten, sondern eine anteilnehmende Partnerschaft. »Der Therapeut nimmt die subjektive Welt des Klienten wertschätzend und einfühlsam auf und beschreitet mit ihm zusammen eine neue, gemeinsame Welt von reflektierter Erfahrung. [...] Es geht hier nicht um richtig oder falsch, sondern es geht darum, was sich als Wirklichkeit zwischen beiden entfaltet und formulierbar wird« (ebd., S. 57, siehe dazu auch die kurze Schilderung einer persönlichen Erfahrung von Michael Ermann in Kapitel 2).
Der therapeutische Prozess wird zu einer »Ko-Konstruktion in der Begegnung«, Klient und Therapeut dringen in ihrem Austausch zu einem vertieften Erleben und Verständnis von explizit und implizit ausgedrückten Inhalten vor. Im einleitenden Fallbeispiel ist so eine »Ko-Konstruktion« beschrieben: Herr M.

drückt das aus, was durch das gemeinsame Radfahren auch im Betreuer angestoßen worden ist: schöne Erinnerungen an frühere »Goldene Oktober«. Die therapeutische Person ist von ähnlichen Erinnerungen wie der Klient berührt, man sinnt darüber nach, dass es einerseits traurig ist, viel zu wenig Zeit für solche Erlebnisse zu haben, dass man aber solche Erinnerungen als inneren Reichtum in sich tragen und teilen kann.

Hier findet sich ein Übergangspunkt zwischen gelingender intersubjektiver Erfahrung und dem Phänomen der Achtsamkeit. Das Prinzip der Achtsamkeit, dessen Wurzeln sich auf mehr als zweitausendjährige buddhistische Quellen zurückführen lässt (Anderssen-Reuster u. a. 2013), wird seit einiger Zeit in eher technisch-neutraler Form in Psychotherapien als Element zur psychischen Entspannung und Stabilisierung eingesetzt. Achtsamkeit heißt vor allem: Man sensibilisiert sich für seine Gefühle, Wahrnehmungen, Eindrücke in der unmittelbar gegebenen Situation, man lässt die Eindrücke fließen, ohne sie beeinflussen und bewerten zu wollen.

Ralf Zwiebel, der sich in seinen Veröffentlichungen mit Bezügen zwischen Psychoanalyse und Buddhismus befasst, beschreibt Achtsamkeit als »ein umfassendes Gewahrsein des gegenwärtigen Moments als Ausdruck einer situativen Anwesenheit« (Zwiebel 2017, S. 18). Wenn dies Gewahrsein im gegenseitigen Bezogensein auf ein Gegenüber, wie im Fallbeispiel, geschieht, kann sich die Intensität des Erlebten noch verstärken. Wären Herr M. oder Herr L. für sich allein in den Wald des »Goldenen Oktobers« gefahren, hätte die gegenseitige Aktivierung von Erinnerungen gefehlt und sie wären vielleicht nicht so stark in ihrem früheren Erleben versunken.

Luise Reddemann stellt die intersubjektive Ausrichtung der Psychoanalyse als »mitfühlende psychodynamische Psychotherapie« (Reddemann 2016, S. 24) vor und geht ebenfalls auf eine achtsamkeitsorientierte Haltung ein. Von ihr stammt folgendes Fallbeispiel, in dem ihr eine Klientin vorwirft, dass sie als Therapeutin sie in ihrem Schmerz nicht wahrnehme, genau wie sie es von ihren Eltern kenne:

BEISPIEL »Ich bemerke bei mir Unverständnis für ihr ›Gejammer‹ und zunächst sträubt sich etwas in mir, dass sie mir nun ›unterstellt‹, ich sei genauso uneinfühlsam wie ihre Eltern. Es wird mir aber meine Schwierigkeit bewusst, mich in ihre Not nicht nur einzufühlen, sondern ihr auch mit Mitgefühl zu begegnen. Ich sage ihr, sie habe recht, es sei mir schwergefallen, ihr mit Mitgefühl zu begegnen. Danach kann ich ihr sagen, ich hätte mich für einen Moment ganz überwältigt gefühlt, das habe aber mit mir zu tun und sie habe recht, dass ich sie da im Stich gelassen hätte. Daraus entwickelt sich eine fruchtbare Analyse ihrer verschiedenen Gefühlszustände, insbesondere ihrer Wut, die dem Schutz vor tiefen Verlassenheitsgefühlen und Verzweiflung diente. Unsere Zusammenarbeit hat sich vertieft« (ebd., S. 42). ×

Mitgefühl bedeutet »Respekt vor dem Leiden der Patienten«, wie Donna M. Orange (2006), eine der Protagonistinnen der intersubjektiven Ansätze, es formuliert (siehe Reddemann 2016, S. 24). Über das Mitgefühl können wir achtsamer für uns werden, das heißt den Klienten und uns selbst, toleranter im Umgang mit Fehlern, und wir werden achtsamer in Bezug auf die therapeutische Beziehung. »Darüber hinaus kann Mitgefühl den Dialog mit der Patientin und den Respekt vor ihrem Leiden verstärken« (ebd.).

Abschließend geht es mir darum, all die theoretischen und praxisbezogenen Erkenntnisse, die im Einzelfall ein tieferes Verständnis für Menschen mit schweren psychischen Problemen ermöglichen können und die in den vorangehenden Kapiteln dargelegt wurden, wieder etwas in den Hintergrund treten zu lassen und noch einmal auf die Bedeutung einer respektvollen, sensiblen und eben »achtsamen« Beziehungsgestaltung hinzuweisen. Wie kann also »Beziehungsachtsamkeit« durch psychodynamisches Wissen gefördert werden?

Die Trias »Präsenz – Gegenübertragung – Einsicht«

Wenn man als betreuerische Fachperson in sensibler Weise die fragileren emotionalen Momente einer Klientin oder eines Klienten wahrnehmen und berücksichtigen will, ist der achtsame Umgang mit der eigenen Gegenübertragung von großer Bedeutung. Ralf Zwiebel beschreibt einen Prozess, in dem die hier erwähnten Prinzipien von Achtsamkeit, Gegenübertragung und intersubjektiver Erkenntniserweiterung zusammenfließen, als Trias von »Präsenz – Gegenübertragung – Einsicht«. Er sieht diese Trias nicht als ausschließliches Modell für die intime psychotherapeutische Situation, sondern als Alltagsmodell, also auch als Modell für die hier im Vordergrund stehenden schwierigen Betreuungssituationen der sozialpsychiatrischen Praxis.

Die Bestandteile der Trias sollen kurz erläutert werden:

Präsenz »[E]ine Form von (Selbst-)Bewusstheit, in der die Person die äußere und innere Realität in einem möglichst umfassenden Sinne wahrnimmt und sich ihrer bewusst ist« (Zwiebel 2017, S. 28). Im therapeutischen Umgang heißt das, seine Sinne möglichst für alles zu öffnen, was einem in der konkreten Situation gegenübertritt. Im Fallbeispiel zu Beginn des Kapitels zeigt sich, wie sich aus dem »therapeutischen Programmelement der gemeinsamen Fahrradtour« eine neue geteilte Erfahrung zwischen Herrn M. und seinem Betreuer herausschält. Beide tauchen in die Herbstwelt ein, nehmen die Natur in sich auf und begegnen sich dadurch auf einer neuen therapeutischen und gleichzeitig auch »außertherapeutischen« Ebene. Sie begegnen sich als Menschen.

Gegenübertragung Diesem wichtigen Konzept ist das Kapitel 6 gewidmet. Im Modell der Triade von Zwiebel kann in der Gegenübertragung ein Element gesehen werden, das zeitweilig der Präsenz im Weg steht, weil die unvoreingenommene Wahrnehmung des Klienten und seiner Befindlichkeit durch sie »beeinflusst und getrübt« (ebd., S. 12) werden könne. Wenn die therapeutische Person jedoch solche Trübungen bei sich feststellt und ihnen nachgeht, kann sie gerade dadurch wiederum wichtige Informationen über die aktuelle subjektive Situation des Klienten gewinnen. Wenn der Therapeut seine »Selbstklärung« der Gegenübertragung fruchtbar einsetzt, kann der Klient wiederum ganzheitlicher und unmittelbarer in der gegenwärtigen Situation erfahren werden: Die Präsenz ist also wiederhergestellt oder gar intensiviert.

Einsicht Nach Zwiebel geht es hier »weniger um Wissen [...] als um den Prozess des Erkennens«. »Einsicht« beschreibt kein letztgültiges Wissen, eher eine »fragende Grundeinstellung« (ebd., S. 24). Es geht um »den Prozess der Selbsterkenntnis der lebensgeschichtlich geprägten unbewussten Wirklichkeit, wie sie sich vor allem in den unbewussten Beziehungsmustern manifestiert« (ebd., S. 25).

Wir entdecken also immer nur Bruchstücke unserer unbewussten Wirklichkeiten, wir können uns nie auf endgültige Wahrheiten beziehen, im intersubjektiven Geschehen und in der Wechselseitigkeit der Beziehung tauchen ständig neue Aspekte auf, die wir möglichst achtsam aufnehmen sollten. Nur dann beginnen wir, der vielschichtigen Innenwelt unseres Gegenübers gerecht zu werden.

Herr M. und Herr L. fahren gemeinsam zurück in die Wohneinrichtung. Sie reden dabei nicht mehr viel miteinander. Sie sind etwas erschöpft, aber beide erleben eine Art »emotionale Gesättigtheit«, die man ohne viele Worte genießen kann. Beide, der »Klient« und der »Betreuer«, sind heute in eine vergangene biografische Situation zurückgereist. Gemeinsam und gegenseitig haben sie gespürt, dass sie wertvolle Erinnerungen in sich tragen, die einem auch heute noch guttun. Oder wie Herr M. es etwas lakonisch in der Sprache eines technischen Ingenieurs ausdrückt: »Das hat sich gelohnt heute.«

Literatur

Anderssen-Reuster, U.; Meibert, P.; Meck, S. (2013): Psychotherapie und buddhistisches Geistestraining. Stuttgart.

Ermann, M. (2012): Psychoanalyse heute. Stuttgart.

Orange, D. M. (2006): For whom the bell tolls. Context, complexity, and compassion in psychoanalysis. In: International Journal of Psychoanalytic Self Psychology, 1, S. 5–21.

Reddemann, L. (2016): Mitgefühl, Trauma und Achtsamkeit in psychodynamischen Therapien. Göttingen.

Zwiebel, R. (2017): Was macht einen guten Psychoanalytiker aus? Stuttgart.

MIX
Papier | Fördert gute Waldnutzung
FSC® C083411

Zeitfracht Medien GmbH
Ferdinand-Jühlke-Straße 7
99095 Erfurt, Deutschland
produktsicherheit@kolibri360.de